JN234621

【図説】1 神経科学

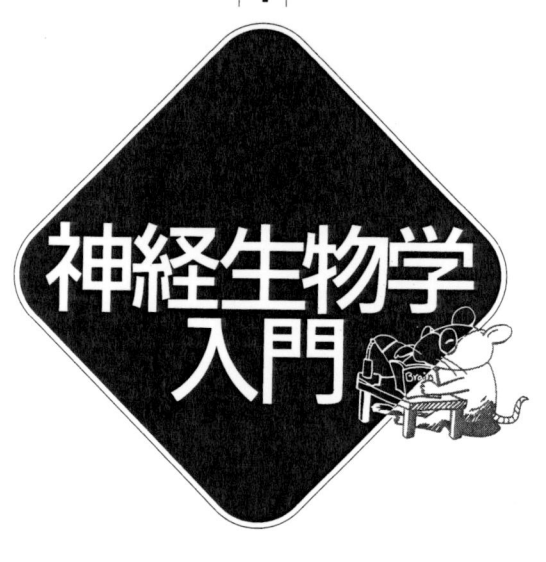

神経生物学入門

工藤佳久
【著】

朝倉書店

はじめに

　1978年に大学を飛び出して，1995年まで，基礎研究所の研究者として研究三昧の日々を送ってきたが，ひょんなことから再び教育に携わることになった．脳の講義を頼むとのことであったので，それならば何とかなると，気楽に考えていた．しかし，構えて講義をするとなると脳機能における自分の専門分野は実に狭く，知識の曖昧な部分が非常に多いことを自覚させられ，講義をするにはとても不十分であることを思い知らされた．講義ノートを作るにしても，どの部分をどのように強調し，どの部分は表面的に済ますかなど，17年間もの間，まともな講義をしていなかった「つけ」がどっと回ってきた．ともかく，よい参考書を入手しようと様々な本を買いあさっては見たが，どれもどこか満足できない．そうこうしているうちに，M. F. Bearらの著書，"Neuroscience : Exploring the Brain"（Williams and Wilkins）に出会った．これはアメリカの学部学生の講義用に書かれたものであるが，実によい本である．文章が非常に読みやすいばかりではなく，素晴らしいカラー図が至るところにちりばめられており，みごとに説明を補助している．最近，わが国でも図がきれいな教科書や参考書が多く出版されるようになっているが，残念ながらこの著書の図の素晴らしさにはかなわない．1年目にこの本をもとにして，講義ノートを作り始めたが，このような図を見ていると，イラストレーションを趣味とする私としては何だか落ち着かない．何とか自分の手でこのような本を作ってみたいと思い始めた．そこで，左ページには文章，右ページにはその説明図，小項目の説明がページをまたがないようにする方針で作ってみようと無謀にも準備を始めたのである．90分間で15回の講義ですべて終わることができるくらいのページ数にまとめ，「神経生物学入門」と初歩の初歩を目指せば，それほど時間はかかるまいと高をくくったわけである．ちょうど，昔からおつきあいのあった朝倉書店の企画担当者が私の講義ノートを見て，この形での神経科学関連の教科書をシリーズで作りましょうと勧めて下さったので，渡りに船とばかりにその申し出に乗ってしまった．しかし，思いと実際のギャップは極めて大きく，このような形ができるまでに4年もかかってしまった．

　神経生物学研究は驚異的な速度で進歩している．30年前，20年前，10年前，5年前と，自分が神経研究に携わって以来の実感では，まさに指数関数的な急速な伸びである．したがって，書こうと考えてから，現在までにすでにおもしろい研究が次々に発表されて，脳についての新しい側面が見えてきている．新しいところも取り入れたいが，古典的な基礎の部分も必要である．そこそこに折り合いをつけながら，やっと，不満足ながらもとりあえず書き終わった．

　なお，本書では神経生物学として重要なテーマである自律神経についてはあえて述べなかった．これについては続刊を予定している本シリーズの『神経薬理学入門』に詳しく解説する予定である．

　最初自分が考えていた本とはほど遠いが，それでもこれまでにはあまりないタイプの本にはなったと思っている．読者の方々のご批判に耐え得るかどうか心配であるが，もし，ご不満があれば，是非，お知らせいただきたい．

　ここまで，忍耐強くつきあってくれた編集部の方には心から感謝する．『神経薬理学入門』の執筆でも，またまた，朝倉書店の忍耐力を期待することになりそうである．

　2001年2月

工藤佳久

目　　次

1. **神経生物学の基礎と歴史**　2
   - 1-1　生命維持のための多様な情報の一つとしての神経系　2
   - 1-2　神経系研究の難しさ　4
   - 1-3　生命情報のいろいろ　6
     - 1-3-1　遺伝情報　6
     - 1-3-2　細胞間情報　6
     - 1-3-3　細胞内情報　6
     - 1-3-4　外部からの情報収集　6
     - 1-3-5　外部への情報発信　6
   - 1-4　脳の研究の歴史（その1：古代の脳観）　8
     - 1-4-1　古代からエジプト時代までの脳　8
     - 1-4-2　ギリシャ時代の脳　8
     - 1-4-3　ローマ時代の脳　8
   - 1-5　脳の研究の歴史（その2：近代の脳観）　10
     - 1-5-1　ルネッサンス時代の脳　10
     - 1-5-2　19世紀の脳　10
     - 1-5-3　機能局在の考え方の芽生え　10
   - 1-6　脳の研究の歴史（その3：細胞の発見と脳研究の発達）　12
     - 1-6-1　細胞の発見と脳研究の進歩　12
     - 1-6-2　染色法の発明，新しい脳研究の始まり　12
     - 1-6-3　現代の脳研究　12

2. **脳を構成する神経細胞とグリア細胞**　14
   - 2-1　神経細胞（ニューロン）の特徴　14
   - 2-2　ニューロンの基本形と形の多様性　14
   - 2-3　ニューロンの形を維持する分子群　16
     - 2-3-1　ミクロチューブル（微小管）　16
     - 2-3-2　ニューロフィラメント　16
     - 2-3-3　ミクロフィラメント　16
   - 2-4　軸索輸送　16
   - 2-5　ニューロンの分類　18
     - 2-5-1　軸索の数による分類　18
     - 2-5-2　細胞の形による分類　18
     - 2-5-3　長さによる分類　18
     - 2-5-4　結合による分類　18
     - 2-5-5　伝達物質による分類　18
   - 2-6　シナプス：ニューロンとニューロンのつなぎ目　20
     - 2-6-1　シナプス　20
     - 2-6-2　神経伝達物質とシナプス小胞　20
     - 2-6-3　伝達物質受容体　20
   - 2-7　グリア細胞　22
     - 2-7-1　アストログリア　22
     - 2-7-2　オリゴデンドログリア　22
     - 2-7-3　ミクログリア　22

3. **神経細胞における情報の発生と伝導**　24
   - 3-1　生体における情報の形　24
   - 3-2　神経線維における信号（電線を流れる電流とどこが違うのか）　24
   - 3-3　静止膜電位を発生させる役者たち　26
     - 3-3-1　細胞内液と細胞外液　26
     - 3-3-2　神経細胞膜（脂質二重膜）　26
     - 3-3-3　イオンチャンネルを構成するタンパク質　26
     - 3-3-4　イオン勾配を保つためのポンプ　26
   - 3-4　イオンの動きを促す因子　28
     - 3-4-1　拡散　28
     - 3-4-2　電場電位　28
   - 3-5　静止膜電位の発生　28
     - 3-5-1　平衡電位　28
     - 3-5-2　イオンの膜透過性と静止膜電位　28
   - 3-6　活動電位発生のメカニズム　30
     - 3-6-1　活動電位のイオン機構　30

3-6-2　活動電位発生のメカニズム　30
3-6-3　活動電位群発のメカニズム　30
3-7　活動電位の伝導　32
　3-7-1　伝導の仕組み　32
　3-7-2　伝導速度を決める因子　32
　3-7-3　活動電位の通り道　32
　3-7-4　活動電位を"見る"　32
3-8　神経活動の測定法　34
　3-8-1　電気生理学手法　34
　3-8-2　光学的手法　36

4. シナプス伝達と神経伝達物質　38
4-1　シナプスの形態と機能　38
　4-1-1　シナプス伝達の様式　38
　4-1-2　シナプスの種類　38
　4-1-3　神経筋接合部　38
4-2　電気シナプスと化学シナプス　40
　4-2-1　電気シナプス　40
　4-2-2　化学シナプス　40
　4-2-3　化学シナプスが電気シナプスに勝る理由　40
4-3　神経伝達物質　42
　4-3-1　神経伝達物質の研究　42
　4-3-2　神経伝達物質のカテゴリーとDaleの法則　42
4-4　神経伝達物質の種類と性質　44
　4-4-1　コリン作動性ニューロン　44
　4-4-2　カテコールアミン作動性ニューロン　44
　4-4-3　セロトニン作動性ニューロン　44
　4-4-4　アミノ酸作動性ニューロン　44
　4-4-5　ペプチド作動性ニューロン　46
　4-4-6　その他の神経伝達物質候補と細胞間情報伝達物質　46
4-5　神経伝達物質の合成と貯蔵　46
4-6　神経伝達物質の遊離　48
　4-6-1　神経伝達物質遊離のCa^{2+}依存性と量子放出　48
　4-6-2　シナプス小胞からの伝達物質放出のメカニズム　48
　4-6-3　貯蔵顆粒(有芯顆粒)からのペプチド伝達物質の遊離のメカニズム　48
4-7　神経伝達物質の局在性と伝達物質合成酵素の解析　50
　4-7-1　免疫細胞化学的方法　50
　4-7-2　インジツハイブリダイゼーション　50
4-8　遊離された神経伝達物質の解析法　52
4-9　神経伝達物質同定の薬理学的研究法　52
4-10　シナプス間隙からの神経伝達物質の消去(回収と分解)とその重要性　54
　4-10-1　酵素分解による消去(アセチルコリン)　54
　4-10-2　トランスポーターによる消去(アミノ酸,アミン類)　54

5. 神経伝達物質受容体の多様性　56
5-1　イオンチャンネル連動型受容体　56
5-2　イオンチャンネル連動型受容体機構によるシナプス電位　58
　5-2-1　興奮性シナプス後電位　58
　5-2-2　抑制性シナプス後電位　58
　5-2-3　シナプス前抑制　58
5-3　G-タンパク質連動型受容体　60
　5-3-1　G-タンパク質連動型受容体の構造と細胞内情報伝達の様式　60
　5-3-2　G-タンパク質の多様性と毒素感受性　60
　5-3-3　G-タンパク質連動型受容体に連動する効果機能とシナプス信号の統合　62
　5-3-4　G-タンパク質連動型受容体における信号の増幅　62
5-4　神経伝達物質受容体の研究　64
　5-4-1　薬理学的研究法　64
　5-4-2　アイソトープ標識法　64
　5-4-3　特異的抗体による受容体標識法　64
　5-4-4　受容体をコードするmRNAを利用する方法　64

6. 脳の形と機能　66
- 6-1　脳の形　66
- 6-2　脳を保護する膜と髄液　66
- 6-3　大脳皮質の構造と機能　68
  - 6-3-1　機能の局在　68
  - 6-3-2　カラム構造説　68
  - 6-3-3　連合領の種類と特徴　70
  - 6-3-4　失語症　72
  - 6-3-5　右脳と左脳　72
- 6-4　大脳基底核　74
  - 6-4-1　大脳基底核の解剖　74
  - 6-4-2　大脳基底核の機能　74
  - 6-4-3　大脳基底核の傷害　74
- 6-5　大脳辺縁系の構造と機能　76
- 6-6　脳幹の構造と機能　76
- 6-7　小脳の構造と機能　78
  - 6-7-1　小脳の構造　78
  - 6-7-2　小脳の神経回路　78
  - 6-7-3　小脳の働き　78
- 6-8　脊髄の構造と機能　80
  - 6-8-1　脊髄の構造　80
  - 6-8-2　脊髄の機能　80
  - 6-8-3　単シナプス反射と多シナプス反射　80
  - 6-8-4　後根電位とシナプス前抑制　80

7. 体性感覚　82
- 7-1　感覚の一般的知識　82
  - 7-1-1　感覚の概念　82
  - 7-1-2　感覚の種類と分類　82
  - 7-1-3　感覚受容器の分類　82
  - 7-1-4　感覚投射の法則　82
  - 7-1-5　感覚の順応　82
- 7-2　体性感覚　84
  - 7-2-1　体性感覚の定義と体性感覚の受容器　84
  - 7-2-2　皮膚の機械刺激受容器　84
  - 7-2-3　深部の機械受容器　84
  - 7-2-4　温度受容器　84
  - 7-2-5　痛覚受容器　86
  - 7-2-6　発痛物質　86
  - 7-2-7　関連痛　86
- 7-3　体性感覚の伝導路　86
  - 7-3-1　脊髄伝導路　86
  - 7-3-2　三叉神経系　86

8. 特殊感覚　88
- 8-1　視　覚　88
  - 8-1-1　眼球における信号処理　88
  - 8-1-2　視細胞の波長応答性と電位の発生　88
  - 8-1-3　暗順応と明順応, Na^+ チャンネルと Ca^{2+} チャンネルを介した調節　90
  - 8-1-4　過分極電位から視覚信号が発生する過程　90
  - 8-1-5　水平細胞とアマクリン細胞　90
  - 8-1-6　神経節細胞　92
  - 8-1-7　視覚の経路　92
- 8-2　聴　覚　94
  - 8-2-1　伝音系の構造　94
  - 8-2-2　周波数を分析する仕組み　94
  - 8-2-3　基底膜の振動を音として感じる仕組み　94
  - 8-2-4　内有毛細胞における信号の発生　96
  - 8-2-5　内耳における電気現象　96
  - 8-2-6　聴覚伝導路　96
  - 8-2-7　脳における音情報処理機構　96
  - 8-2-8　言語野との関連　96
- 8-3　味　覚　98
  - 8-3-1　味覚の受容体　98
  - 8-3-2　味覚における化学刺激の信号変換　98
  - 8-3-3　味覚の神経回路　98
- 8-4　嗅　覚　100
  - 8-4-1　匂い分子受容タンパク質　100
  - 8-4-2　匂い刺激の信号変換　100
  - 8-4-3　匂いの神経回路と嗅覚　100
  - 8-4-4　匂い感覚の発達と大脳皮質の発達　100

9. 運動制御機構　102

- 9-1　行動における骨格筋群の協調　102
  - 9-1-1　骨格筋を支配する神経（α-運動ニューロン）　102
  - 9-1-2　α-運動ニューロンの興奮から骨格筋の収縮まで　104
  - 9-1-3　速い筋肉と遅い筋肉　104
- 9-2　筋紡錘と腱器官筋　106
  - 9-2-1　筋紡錘　106
  - 9-2-2　腱器官　106
  - 9-2-3　筋感覚情報による屈筋と伸筋の同調　106
- 9-3　運動領から脊髄運動ニューロンへの命令系統　108
  - 9-3-1　錐体路　108
  - 9-3-2　錐体外路　108
  - 9-3-3　除脳固縮　108
  - 9-3-4　パーキンソン病　108
- 9-4　意識的運動を司る脳領域　110
  - 9-4-1　運動野の多様性　110
  - 9-4-2　高次運動野　110
  - 9-4-3　運動における大脳基底核と小脳の重要性　110

10. 記憶の神経機構　112

- 10-1　記憶の概念　112
- 10-2　記憶の素過程としてのシナプスの可塑性　114
- 10-3　記憶・学習機構解明への様々なアプローチ　114
- 10-4　アメフラシの学習（学習の神経科学的研究の始まり）　116
  - 10-4-1　なぜアメフラシなのか　116
  - 10-4-2　アメフラシに見られる学習行動（慣れ）　116
  - 10-4-3　アメフラシに見られる学習行動（感作）　116
- 10-5　海馬における学習　118
- 10-6　長期増強現象成立とグルタミン酸受容体　120
- 10-7　長期増強現象の成立の初期過程　120
- 10-8　長期増強現象の持続機構　122
- 10-9　海馬は記憶の座ではない　122
- 10-10　海馬が関わる記憶学習の研究　122
- 10-11　小脳における学習　124
- 10-12　健忘症　126
- 10-13　記憶研究の今後　126

11. 情動の神経機構　128

- 11-1　情動発現の学説　128
- 11-2　情動の神経機構　128
  - 11-2-1　情動の中枢としての辺縁系皮質　128
  - 11-2-2　ペーペズ回路　130
  - 11-2-3　情動の発達　130
- 11-3　情動発現に関わる脳部位の複雑さ　130
  - 11-3-1　恐れと不安に関わる脳部位，扁桃核　130
  - 11-3-2　怒りと攻撃性に関わる脳部位，視床下部　130

12. 心　132

- 12-1　「心」解釈の歴史　132
- 12-2　心の基本としての感覚情報　134
- 12-3　感覚と記憶　134
- 12-4　感覚で作られる世界　136
- 12-5　大脳皮質の機能局在と連合野　136
- 12-6　心は連合野にあるのか　138
- 12-7　感覚と言葉と心　138

巻末注　140
参考文献　142
索引　145

図説神経科学 1
神経生物学入門

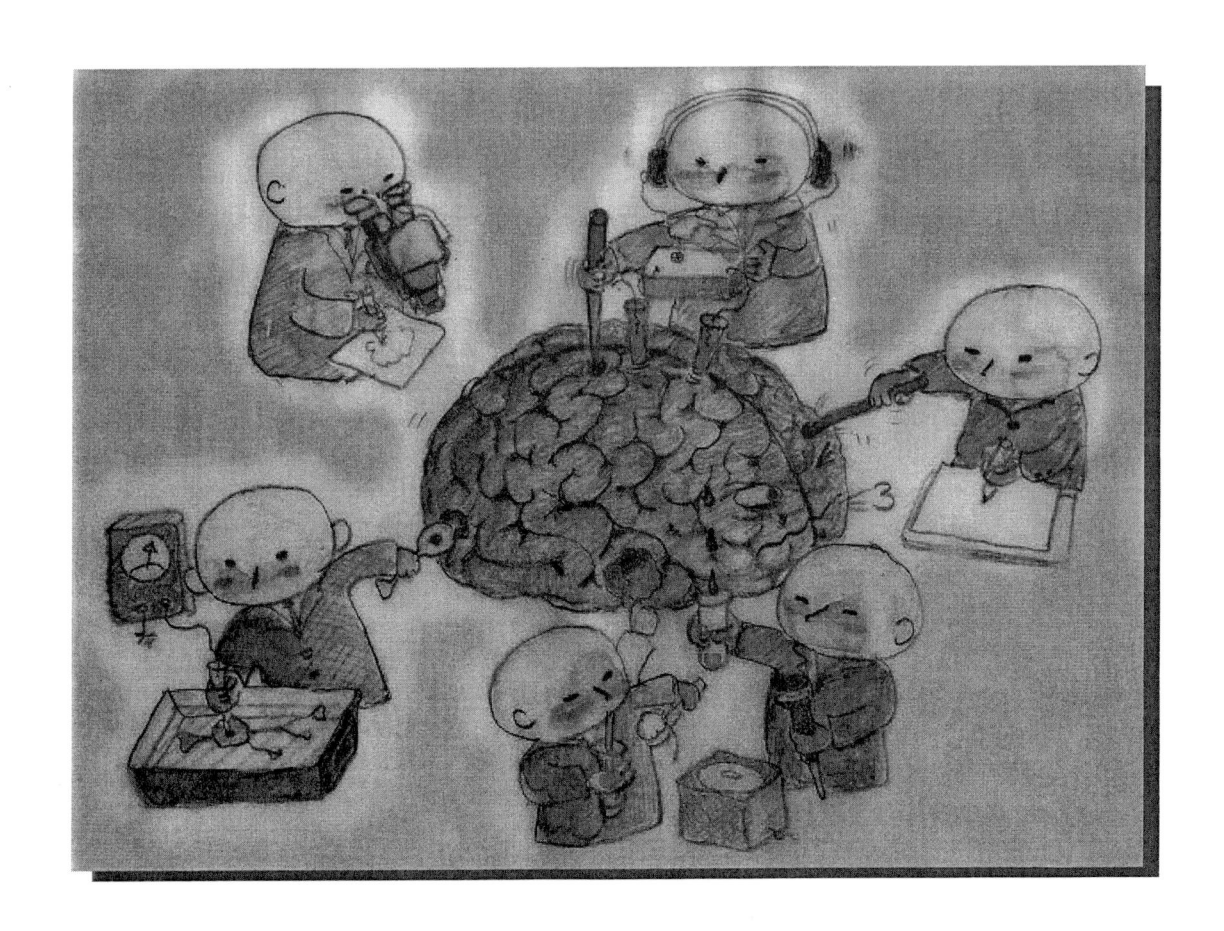

1. 神経生物学の基礎と歴史

1-1 生命維持のための多様な情報の一つとしての神経系（図1-1）

　バクテリアやゾウリムシのような単細胞の生物でもそれらが繁殖し，生きながらえるためには，栄養物と外敵との区別をする情報処理とそれに対処する（栄養物に寄っていく，毒物や危険物から逃げるなど）能力と，子孫を増やすための生殖能力が必要である．これらの基本的な能力は，多細胞動物においても同様に要求される能力である．しかし，それを遂行するための機構や戦略は進化の程度により高度化し複雑になる．

　単細胞動物から多細胞動物への進化は個々の細胞の目的に応じた分化が伴う．それぞれに分化した細胞で構成された個体が全体として生きていくためには，それぞれに特殊に分化した細胞が協調して機能する必要がある．初期のわずかな数の細胞で構成されていた段階では，細胞間に液性物質を遊離することで足りていたのであろうが，さらに複雑化すると，細胞間の情報伝達を司るための特殊細胞群が必要になる．神経系や内分泌系がその代表である．

　ヒトの脳として発達した神経細胞系は情報伝達システムの究極的な形である．内分泌は血液を介して，広範囲に情報を伝えるのに対して，神経系は特定の部位に直接情報を伝える．どちらも，重要な伝達システムであるが，ここではより特殊化された情報伝達機構としての神経系の機能について考えていくことにしよう．

　ヒドラ（腔腸動物）やプラナリア（扁形動物）などのような原始的動物にもすでにはっきりとした神経系が形成されている．ヒドラの神経系は**散在神経系**であるが，プラナリアには脳の原型ともいうべき集中型の神経組織（**かご状神経系**）が形成されている．動物は進化によってさらに複雑な神経系を発達させていく．情報を受け，処理し，そしてそれに対処するという一連の活動がより効率よく行われるように少しずつ進化していく．このような過程で形成された形質は遺伝子によって子孫に伝えられていく．進化は非常に遅いが，悠久の時間の流れの中で，少しずつ変化を遂げ，その結果，昆虫に見られる**はしご状神経系**や脊椎動物の**管状神経系**のような高度に発達した神経系が形成され，さらに人類の脳のような複雑で高度な機能を営むことができる器官が形成されたのである．

　分子生物学的手法を取り入れた神経発生学の発達により，受精卵が分割し，発生して神経系が生ずるまでに見え隠れする遺伝子が明らかにされつつある．神経系が発生し，神経回路を形成して，脳機能を成立させる過程に関わる遺伝子群は膨大であり，さらに時間と空間の要素を加えると，その絶妙な発現の調節，維持の仕組みのみごとさは想像を絶するものがある．この神経発生に関してはこの入門シリーズに叢書として加えられることになっているので，参考にしていただきたい．

参考：脳の研究の戦略の一つとして，系統発生的に下等動物の未発達な脳をモデルとする場合がある．神経細胞の総数も少なく，回路も単純であるが，使われている基本的なシステムは共通であるという考えに基づいている．実際に，軟体動物のアメフラシ，ウミウシが記憶学習の研究に重要な手がかりを与えているし，遺伝子研究の分野で非常に有効な実験動物とされてきたショウジョウバエの神経系の研究からも重要な成果があがっている．また，個体発生における初期段階での神経系の形成に関わる遺伝子を解析することによって，神経系構築を解析する試みも成功しつつある．

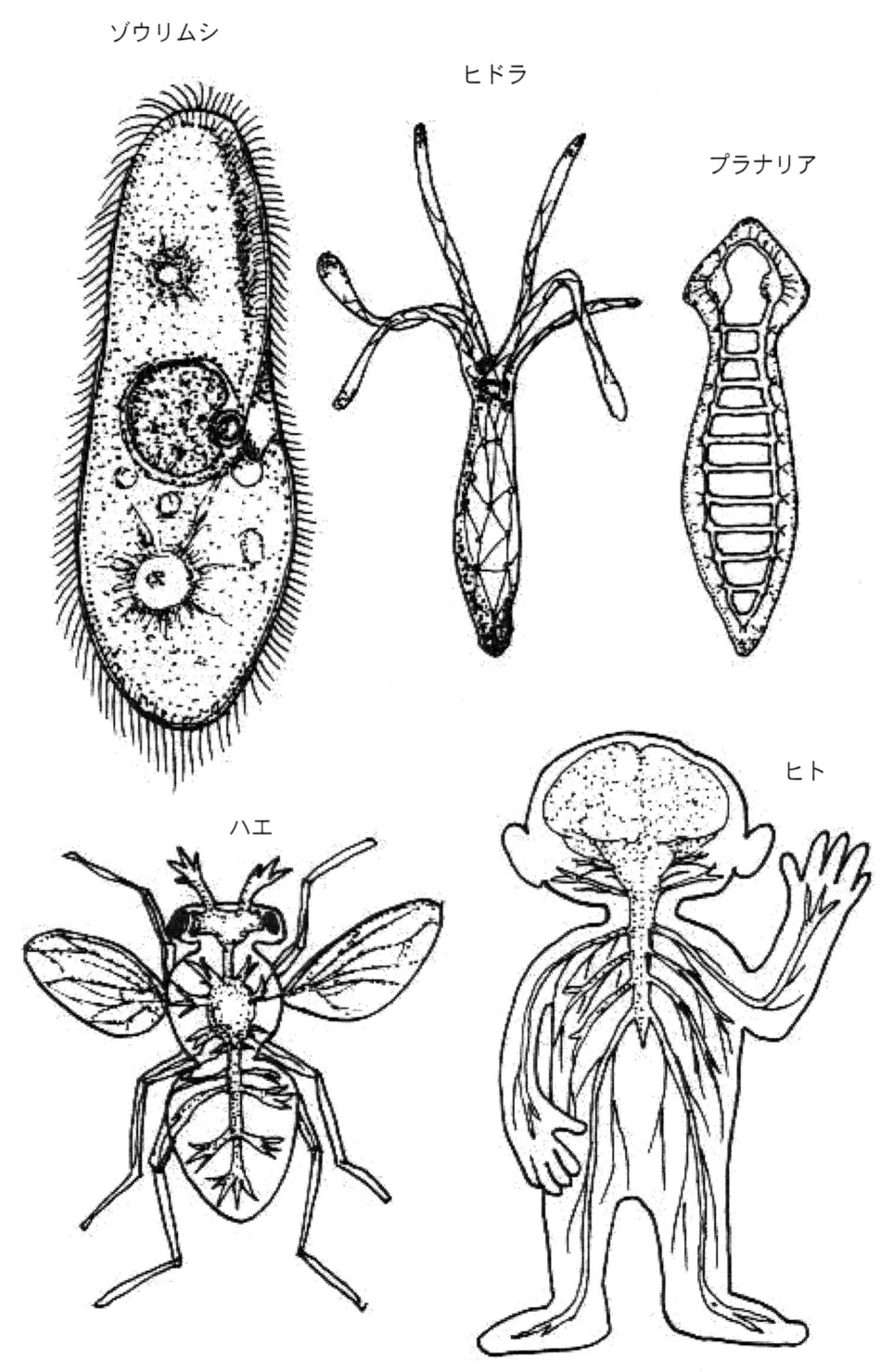

図 1-1 単細胞動物と多細胞動物における情報処理システム
神経系はヒドラ（クラゲの仲間）の散在（網状）神経系から，プラナリアのかご状神経系，昆虫のはしご状神経系そして，ヒトなどの脊椎動物の管状神経系に進化していく．

1-2 神経系研究の難しさ（図1-2）

　生命維持情報に関わるシステムは，遺伝情報に始まり高次機能としての言語に至るまで広範囲に及び，単純に進化のなせる技と言及するにはあまりにも複雑で高度な機能である．現代の科学はめざましい発展を遂げており，その情報や統御のシステムとメカニズムを急速に解明しつつある．その結果，われわれの体の仕組みのかなりの部分が解き明かされており，それに基づいた生命現象のさらに深い解析が行われ，健康管理そして疾病の治療に成功しつつある．しかし，こと神経系の仕組みとなるとその解明がそれほど進んでいるとは言い難い．これは心臓や腎臓，消化器系などのようなアナログ的機能を持つ臓器に比べて，脳がまさにコンピュータと同様なデジタル機械であることが原因である．しかもそのシステムの基本的な材料はタンパク質であり，その消長は遺伝子情報によって制御されており，その性質の中に，現在汎用されているコンピュータとはまったく異なった自己制御・自己完結型の情報処理システムを完成させているという複雑さも研究を困難にしている．しかし，遺伝子の制御を受けていることはむしろ脳機能解明には有利な面もあり，最近の遺伝子解析技術の発達は脳機能の解明に重要な手がかりを提供している．脳機能に関わる機能分子をコードする遺伝子を解明することにより，その機能分子の全構造や他の機能分子との類似性などを知ることができる．そればかりか，特定の機能分子の遺伝子が発現しないようにしたり（「**ノックアウト法**；knock out」），過剰に発現させたり（「**オーバーエクスプレッション法**；over expression」），特定のタンパク分子に蛍光発光タンパク質を連動して発現させたり（**緑蛍光タンパク質**，green fluorescence protein；GFP）などの操作をすることによって，機能分子の役割を解析することができるようになってきた（3-8-2項参照）．しかし，神経の機能，脳の機能は多数の分子が複雑に絡み合って生じているので，一つ一つの分子を解析するだけでは最終的な解決には至らない．

　おそらく，ヒトゲノム計画は予定より早く完成するであろうが，それですべてが解決されるわけではない，あくまで役者が紹介されたにすぎない．これらの役者が生命維持のうち脳機能発現の大河ドラマの脚本に従って，いつどこで登場し，どのような役を演じているのかということが問題なのである．遺伝子の解明は新しい生物科学の出発点である（**ポストゲノム計画**）．

　さらに大きな問題も含まれている．遺伝子で制御されているのはタンパク質の部分のみであり，その遺伝子産物にその後加えられる糖鎖の負荷については十分な情報は得られない．さらに酵素によるリン酸化やタンパク質の部分分解，さらに他の分子との相互作用の結果生ずる立体構造の変化など一見小さな分子の変化がダイナミックで重要な生命現象発現の鍵になっているので，いつどのタイミングでそれらが生ずるかを解析することも必要である．

　実際，重要であると考えられる特定の遺伝子をノックアウトした個体での学習能力が低下していることを根拠にその遺伝子産物が学習記憶に重要であるとの研究報告もなされ，一分子と行動を結びつける重要な研究と話題になったこともある．しかし，この結論をめぐって様々な論議が巻き起こった．これがなぜ議論の対象になるのかを考えてほしい．

参考：ヒトゲノム解析はほぼ終わろうとしている．「ポストゲノム計画」はゲノム解析に続く遺伝子関連研究計画ということであるが，考えてみれば，それはすでにこれまでに手がけられてきた研究を遺伝子という情報を加えて発展させていくことにすぎない．遺伝子配列の解明によってタンパク質のアミノ酸配列が正確に解き明かされるのは確かに極めて重要な手がかりにはなるが，その機能を解析するためにはごく一部の手がかりにすぎない．タンパク質の「翻訳後修飾；post-translational modification」を含めて，生命現象発現における特定分子の関与の解析には，生理学をはじめとする機能解析が必須である．

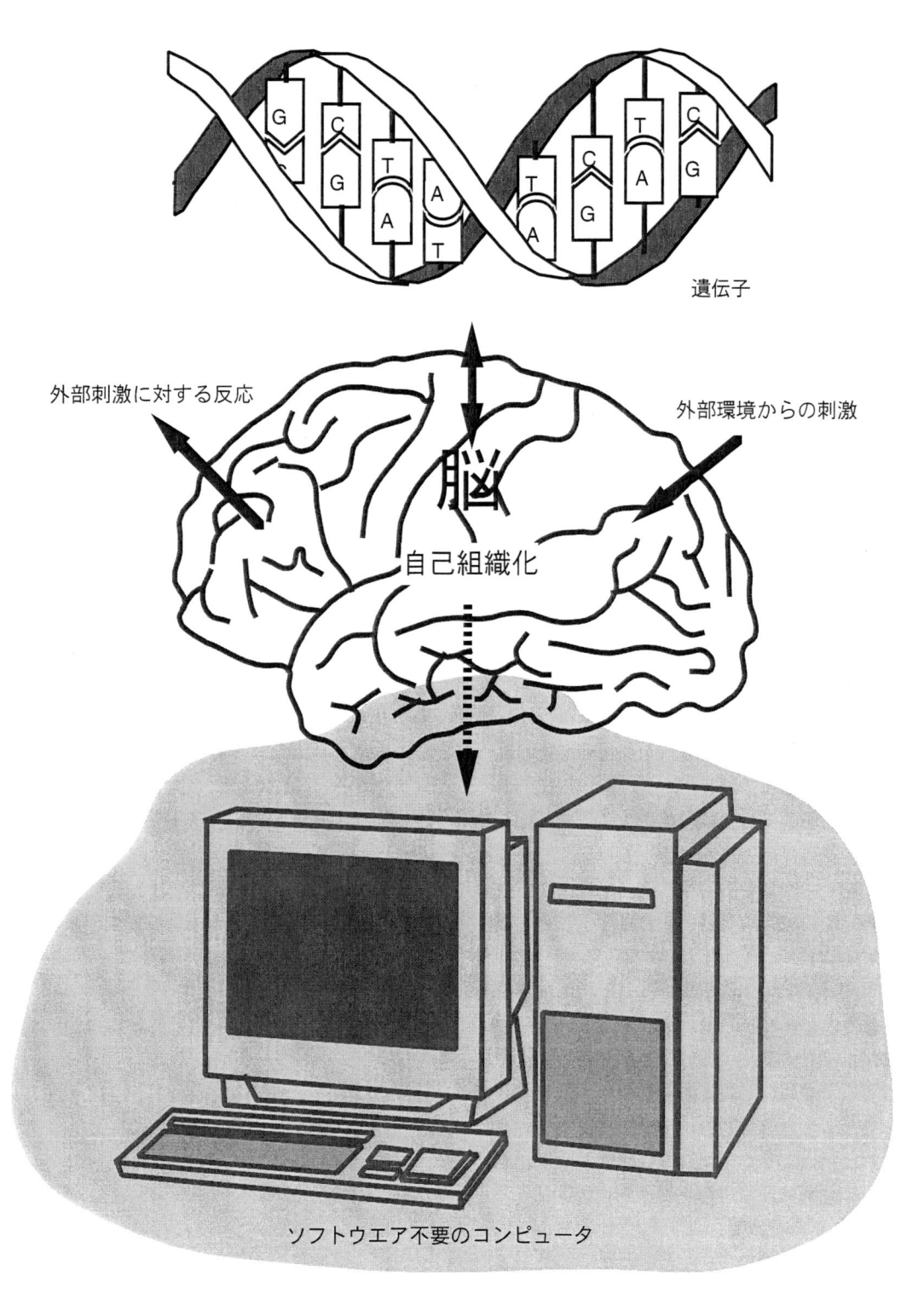

図1-2 遺伝子情報によってニューロンやグリア細胞が発現し，さらに基本的な神経回路が構築される．その神経回路の上に脳機能が発現する．その機能はコンピュータに例えられるが，脳にはソフトウエアは必要ない．

1-3 生命情報のいろいろ（図1-3）

　神経情報について解説するのが本書の目的であるが，若干次元の異なるカテゴリーも含めて生体が使っている情報に関するシステムを列挙してみると，次のようなものが考えられ，すべてが何らかの形で神経系の情報として重要であることがうかがえる．

1-3-1　遺伝情報

　生命情報として最も基本的であり，個から個への情報の伝達手段としてのシステム．個体の発生・分化のプログラムである．現在では，さまざまな機能分子の解析や理解のために，これらの発現を操作することが可能になり，生命現象発現機構の解析の手がかりを与えている（遺伝情報については特別な章は設けないが，必要に応じて神経系に関わる遺伝子についても解説する）．

1-3-2　細胞間情報

　生体はそれぞれに分化した細胞から成り立っている．この細胞が他の細胞と協調して活動するためには必要な情報を発信すること，また，それを受容することが必要である．その目的で使われているのが細胞間伝達物質であり，情報伝達のために進化した神経系では**神経伝達物質**と呼ばれる比較的低分子の物質を巧みに使っている．これらは特定の神経の終末から遊離されて，接触する他の神経細胞や筋組織，腺組織に発現している**神経伝達物質受容体**に作用することによって極めて厳密で局所的な情報の伝達を行う．一方，内分泌腺から遊離されるホルモンは血液に乗って，遠隔の標的細胞に存在するホルモン受容体を介して情報を伝達する．単純に神経伝達物質やホルモンと分類できないような細胞間情報伝達物質もあり，情報物質の種類および伝達物質受容体の種類と機能は極めて広範囲に及ぶ（第4章で詳述する）．

1-3-3　細胞内情報

　細胞は細胞膜で包まれた限られた空間である．他の細胞からの情報を受容体で受けた細胞はその細胞内空間に情報を送り込み，その情報に対応する細胞機能を惹起する．たとえば，神経信号を得た骨格筋では脱分極反応を介して細胞内の筋小胞からのカルシウムイオンの放出を引き起こす．このカルシウムイオンは筋収縮制御タンパク質トロポニンと結合して，アクチンとミオシンのスライディングすなわち，筋収縮を引き起こす．カルシウムイオンは非常に広範囲に**細胞内情報伝達物質**として使われている．そのほかにもcAMP，cGMP，IP_3など様々な細胞内情報伝達物質が使われている（第4章で詳述する）．

1-3-4　外部から情報収集

　生命体が個体として外部からの情報を収集するために発達した器官が多種の感覚器である．一般に五感と呼ばれる，視覚，聴覚，味覚，嗅覚，皮膚感覚はみごとに特殊分化した神経細胞である．これらは生命維持のための情報として極めて重要であり，進化の早い段階で発達している（第7～8章で詳述する）．

1-3-5　外部への情報発信

　生命体間での情報の伝達として最も進化した形が**言語**である．ヒトは言語を情報伝達の手段として発達させてきた．イルカにも言語があるらしく，サルにも単純であるが言語に近い情報伝達手段はある．ネコもイヌも言語とは言えないにしても意思を伝えるための声がある．しかし，ヒトが発達させてきた言語は情報として圧倒的に高レベルであり，さらに文字としての言語を加えたことによって情報としてのレベルは完成されてきた．言語の発達がヒトの脳の発達の基礎になっているといっても過言ではない（第6章などで詳述する）．

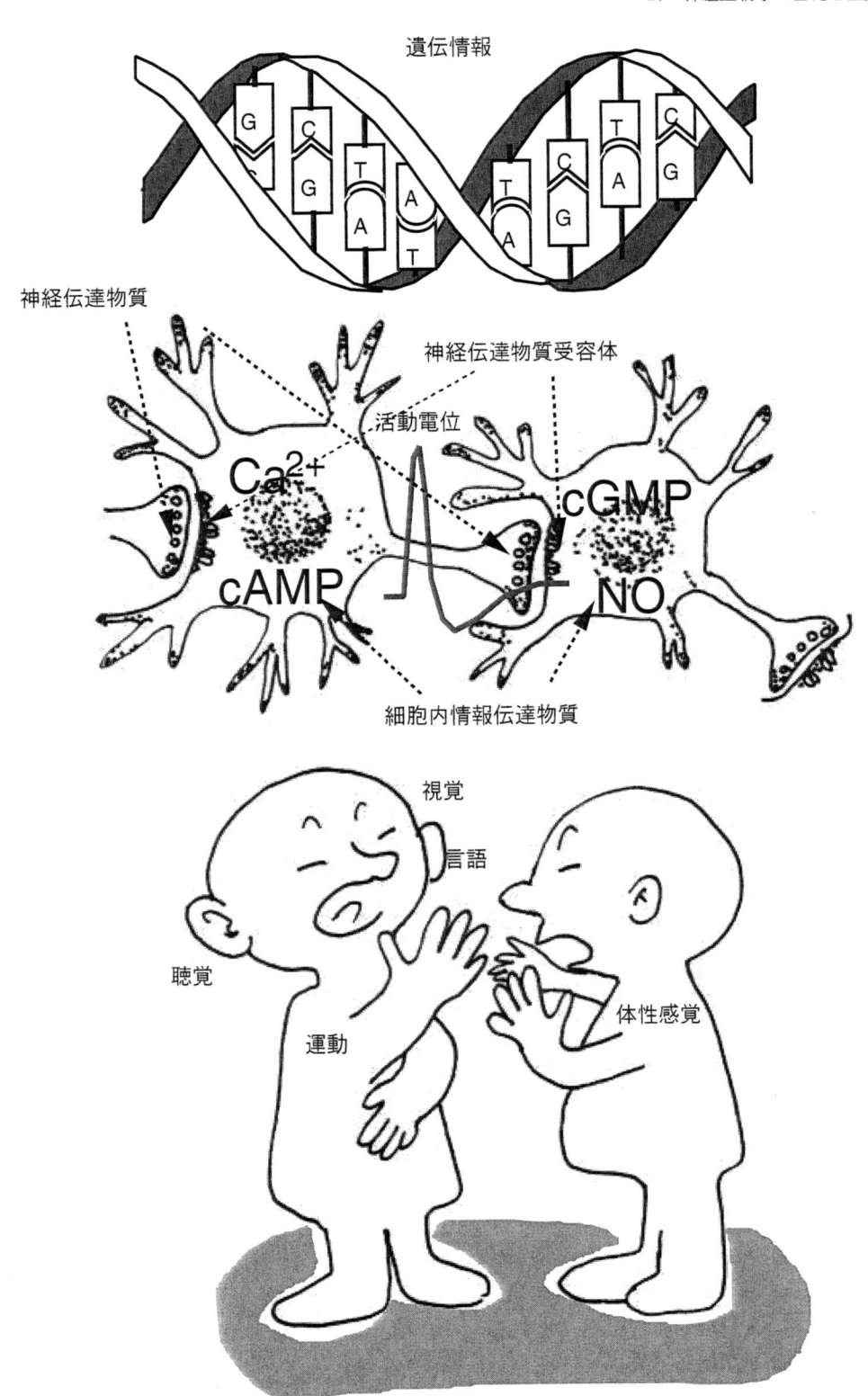

図1-3 遺伝子レベル，細胞レベル，個体レベルそれぞれ次元は異なるが様々な生体情報伝達手段が生命現象を支えている．

1-4 脳の研究の歴史（その1：古代の脳観）

人類は過酷な環境の中で生きて，子孫を残すために，情報を処理し，蓄積し，対処するために脳を発達させてきた．しかし，それを可能にしているのが脳であることを人類はいつごろから意識したのであろうか．

1-4-1 古代からエジプト時代までの脳

古いインカの遺跡から発掘されたヒトの頭骨に，明らかに外科手術を受けたと見られる穴が開けられているものが発見されている（図1-4）．しかもその傷口はかなり修復されており，手術後，なお数年間は生き残っていたと考えられる．どのような目的で手術をしたのかその確かなところは不明であるが，何らかの病気の原因が脳にあると考えていたことの証である．

記述された脳に関する書物としては"The Edwin Smith Surgical Papyrus"と呼ばれている古文書が最も古い．これは1862年に考古学者のEdwin Smithがエジプトのルクソールの市場で発見した巻物である．この巻物は2種のインクでパピルス紙に書かれており全長で4.7 mにも及ぶ．その後，Smithはこの書物の翻訳を試みたらしいのであるが，その成果は発表されることはなかった．彼の死後，この書物はニューヨークの歴史協会に寄付され，そこで，James Breastedによって翻訳作業が進められたのである．1930年になってようやくその全貌が明らかにされた．これはエジプト時代（BC 3000-2500）に，戦いで頭部にけがをした兵士に現れた様々な運動障害や感覚障害について詳細に記載したものであり，オリジナルの記載を200年から300年後にパピルス紙に書き写したものであることが判明した（図1-5）．すでに，脳が運動や感覚の機能の中心的役割をしていることを見破っているのである．

1-4-2 ギリシャ時代の脳

エムペドクレス（Empedocles：BC 490-430）をはじめとするギリシャ時代の哲学者たちは心の座が心臓にあるとの考え方を展開していた．しかし，ヒポクラテス（Hippocrates：BC 460-370）は右のBOX 1に示した文章にあるように，脳が重要な役割をしていることを述べている．おそらく，それまでの書物や自分の経験からの結論であろうが，驚くべき洞察力である．この考え方はヒポクラテスの同期生であったデモクリトス（Democritus：BC 460-370）とプラトン（Platon：BC 429-348）に受け入れられ，さらに発展するかに見えた．ところが，その後，プラトンの弟子である，アリストテレス（Aristoteles：BC 384-322）が心臓に心の座があるとの考え方を再び展開し，脳は血液を冷やすためのラジエーターのようなものであるといった．これが宗教的な支持もあって支配的な考えとなった．その影響は，現在までまだ根強く残っている．

1-4-3 ローマ時代の脳

この時代でも外科的な観察から脳の機能が類推されていた．医学史に名を残しているギリシャ人医師ガレン（Galen：AD 130-200）は脊髄や脳に損傷を受けた患者の注意深い観察から，脳が運動や感覚の中枢であることを見ぬいていた．彼は，ヒツジの脳を解剖して，その形をつぶさに観察する．そして，大脳が柔らかく，小脳が比較的堅いことに注目して，前者が感覚の中枢であり，後者が運動の中枢であるとした．しかも，彼は記憶は脳の中に刻み込まれると述べているのである．彼は脳を解剖して脳室を発見し，その形が心臓の中の心房や心室と類似していることから，脳は精気を送り出したり，取り込んだりするための器官と考えたのである．神経線維は血管と同じようなパイプであって，精気を体に送り込むための管だと考えたのである．この考え方はその後の脳の機能解釈に大きく影響を及ぼしている．

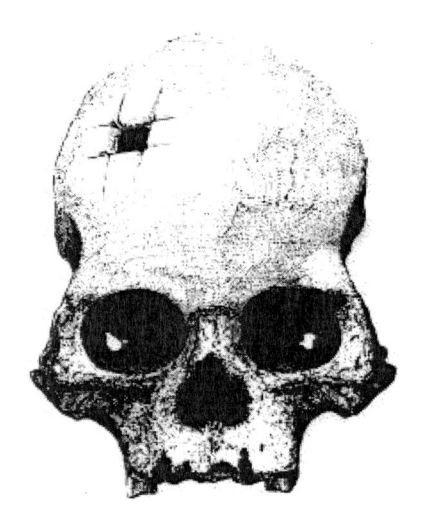

図1-4 ペルーで発見された開口手術を受けた頭蓋骨．傷口の修復具合から手術後1〜2週間は生存していたものと考えられている．

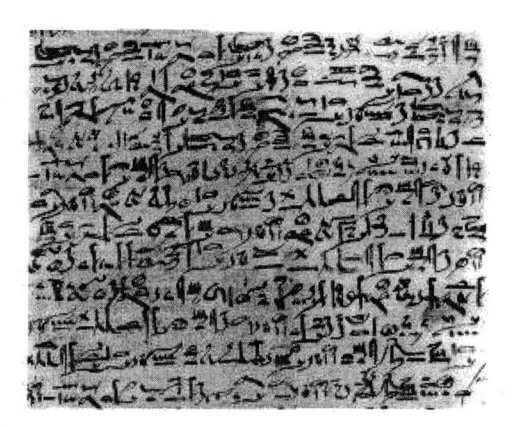

図1-5 "Edwin Smith Surgical Papyrus"．もっと古い書物から書き写したものと見られる．この文章は2種のインクで書かれている．

BOX 1

Men ought to know that from nothing else but the brain come joys, delights, laughter and sports, and sorrows, griefs, despondency, and lamentations. And by this, in an especial manner, we acquire wisdom and knowledge, and see and hear and know what are foul and what are fair, what are bad and what are good, what are sweet and what are unsavory..... And by the same organ we become mad and delirious, fears and terrors assail us..... All these things we endure from the brain when it is not healthy.... In these ways I am of the opinion that the brain exercises the greatest power in the man.

―ヒポクラテス "On the Sacred Disease"（紀元前4世紀）より―

1-5 脳の研究の歴史（その2：近代の脳観）

1-5-1 ルネッサンス時代の脳

ガレンの脳についての考え方はそのまま1500年もの間，受け入れられていた．さらにルネッサンス時代になって解剖学者，ベサリウス（Andreas Vesalius：1514-1564）が人の脳についてもう少し詳しい記載を残している（図1-6）．しかし，これもガレンの考え方と基本的には同じであった．脳が精気（animal spirits）を送り出す機械であるという考え方をさらに支持し，広げたのがフランスの哲学者デカルト（Rene Descartes：1596-1650）である．彼は人間の行動と他の動物との違いを，神が与えた魂の差であると考えた．脳そのものは心の座ではなく，心は別のところに存在すると考えたのである．心は精神的な存在であり，これが松果体を経て脳に入ってくるのであると考えた（二元説）（図1-7）．同時にデカルトは脳は無意識でも様々な反応を起こし得る「**反射機械**」であると解説している．彼がどの程度，現在の脳機能における反射機能を意識していたかは計り知れないが，鋭い洞察である．

1-5-2 19世紀の脳

この時代になって神経を伝わる情報が一種の電気であることが発見される．イタリアの学者，ガルバニー（Luigi Galvani：1737-1798）がカエルの筋肉に座骨神経をつけた標本おいて，神経を**電気ピンセット**（ピンセットの一方を銅，もう一方を亜鉛で作ったもの，これに神経などの組織を接触させるとイオン化傾向の差で，電流が流れる）で刺激すると収縮することを発見した．この発見は神経が電線のような役割をしていることを明らかにした．座骨神経を切ってしまうと，感覚機能と運動機能が同時に失われてしまうので，感覚の信号と運動の信号は同じ神経を使って行き来するものと考えられた．では，どのようにして運動の情報（脳から出ていく），感覚の情報（脳に入ってくる）を区別するかという疑問が生まれた．この疑問は，イギリスの医者，ベル（Charles Bell：1774-1842）とフランスの医者，マゲンジー（Francois Magendie：1783-1855）の動物実験（前根と後根の切断）によって明らかにされた．

1-5-3 機能局在の考え方の芽生え

前根と後根の切断でもう一つわかったことがある．切る根の位置によって，失われる運動や感覚の部位が異なることである．そこで，脳には機能の局在があるのではないかと考えられるようになった．

大脳皮質における**機能局在説**にはオーストリアの医学生，ガル（Franz Joseph Gall：1757-1828）の**骨相学**（phrenology）という書物がよく引用される（図1-8）．この本はヒトの性格が脳の特定の部位の発達と関連しており，頭蓋骨の形を見れば性格が類推できることを説いたものである．しかし，学問的な根拠はなく，単に読み物としての域を出なかった．

機能局在が学問的にはっきりと示されたのは，フランスの学者，ブローカ（Paul Broca：1824-1880）の臨床的および解剖学的研究による．言語は理解できるが，しゃべることができなくなった患者を詳しく診察し，この患者が亡くなった後に解剖してみたら，シルビウス回の横の部位に損傷があることが判明した（図1-9）．その結果から言語中枢はここに局在すると類推したのである．

運動領の発見もこの頃続いてなされた．フリッツ（Gustav Fritsch：1838-1927）とヒテッヒ（Eduard Hitzig：1838-1907）はイヌの大脳皮質を電気刺激すると場所によって異なった筋肉が収縮することを発見した．さらに，フェリエ（David Ferrier：1843-1928）はこれをさらにサルの脳で確かめた．

ヒトの脳においてどの部位に，どんな機能が局在しているかは，その後，第一次世界大戦において脳に傷を負った患者が失った機能の研究によりさらに明らかにされた．

1. 神経生物学の基礎と歴史　11

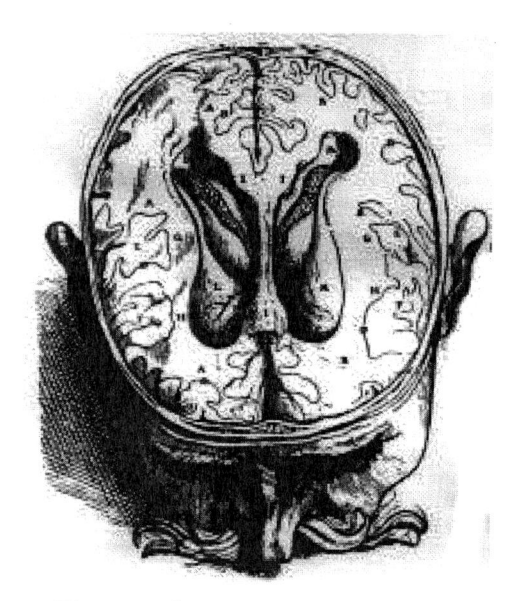

図 1-6 ルネッサンス時代の科学者，Vesalius の著書 "De Humani corporis fabrica"（1543）に見られるヒトの脳の解剖図．脳室の形と大きさに注目している．

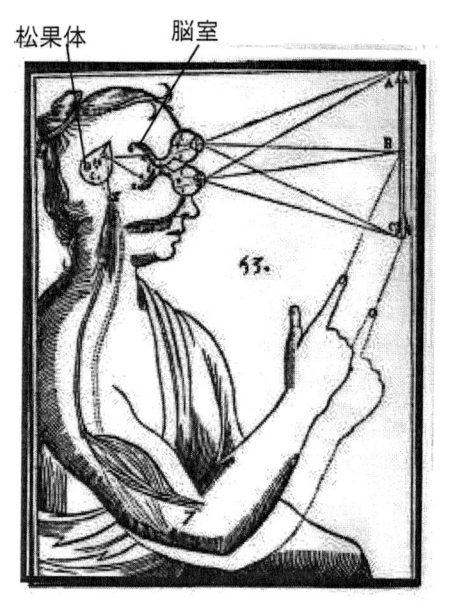

図 1-7 Descartes の著書 "De Homine"（1662）に描かれた図．目から入った光が脳室に投射されると，松果体から精気（animal spirits）が運動神経に注入されて，それに応じた動きができるという説明．

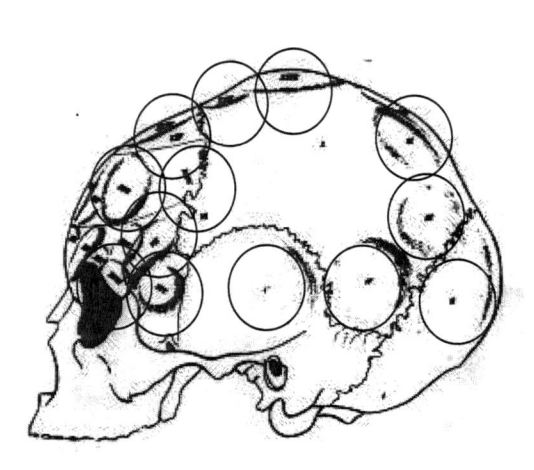

図 1-8 Gall の骨相学（phrenology）：頭のどの位置にどのような「心」が宿っているかを説明するのに用いた図の一つ．丸で囲んだ部位に「やさしさ」，「残忍さ」などの「心」を割り付けている（19 世紀の初め）．

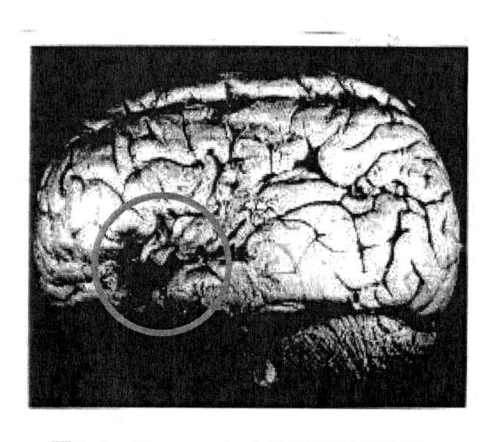

図 1-9 Broca による言語野の発見．1861 年に臨床的な症例から，脳の丸で囲んだ部位に損傷を受けると言語障害が生ずると報告した．大脳皮質における機能局在に関する初めての報告とされている．

1-6 脳の研究の歴史（その3：細胞の発見と脳研究の発達）

1-6-1 細胞の発見と脳研究の進歩

17世紀に発明された顕微鏡は，19世紀に入って実用レベルにまで発達した．そして，すべての組織が細胞からなっていることが明らかにされた(Theodor Schwann, 1839)．この技術が脳の研究にも応用された．1865年には当時の顕微鏡で観察された神経細胞がみごとにスケッチされている．しかし，当時の顕微鏡では，実際に脳内に存在する神経細胞がどのようにつながっているかまでは解析することはできなかった．

1-6-2 染色法の発明，新しい脳研究の始まり

組織を構成する細胞の形を見るにはその組織を細胞の大きさ近くまで薄くして，顕微鏡で見えるようにしなければならない．ところが脳は柔らかい組織であり，そのままで，薄切片を作ることは難しい．ホルマリンやアルコールでタンパク質を変成させて，堅くし，さらにパラフィンに埋め込んで，数十ミクロンの厚さの標本を作る技術が発明された．また，特定の細胞を染め出す染色法が考えられた．一つは**ニッスル染色**（Nissl stain；ニッスル小体を染色する），もう一つは**ゴルジ染色**（Golgi stain；神経細胞に銀を沈着させる）である．前者は核の周りしか染まらないので，細胞体しか見えない．一方，後者は細胞の全体を染めることができるが，すべての細胞が染色されるのではなく，ごく限られた細胞だけが染まる．そのため神経細胞の形や，神経線維の走行を調べるのに非常に具合がよい．ゴルジ(Camillo Golgi)はこの染色法を1873年に発表している(**図1-10**)．

この染色法を1888年に学んだカハール(Ramón y Cajal)はその後の25年間に驚くべき数の論文を発表する．彼の描いた脳の神経回路の図は現在も十分に使える（**図1-11**）．彼は，結局，Golgiとは全く異なる結論に達する．Golgiが神経細胞は互いに融合していると主張した（**網状説**）に対して，Cajalは神経細胞はneuron（**神経単位**）として互いに接触しあって，その部位で，情報を伝えていると主張（neuron doctrine；**神経単位学説**）した．結局，二人は，互いに相いれることなく，1906年にノーベル賞を同時受賞する．

この論争の結論は電子顕微鏡が発明されるまで得られなかった．神経細胞と神経細胞の間は互いの細胞膜で区切られており，低倍率の光学顕微鏡ではあたかも網の目のようにつながって見えた神経回路網は，電子顕微鏡レベルの解像力で，初めて独立の神経細胞が接触しあって構成されていたものであることが証明された（**図1-12**）．

1-6-3 現代の脳研究

20世紀の後半から脳研究は急速に進歩する．特に，1980年以降の研究の発達は驚くべき勢いである．電子顕微鏡による微細形態解析技術，パッチクランプ法などの電気生理学技術，生化学的解析技術，免疫染色法，細胞内カルシウム濃度計測技術などによる細胞レベルの研究法（cellular neuroscience）の発達は神経系の構造と機能を明らかにしてきた，細胞膜や細胞内の機能分子を遺伝子レベルから解析する分子生物学的手法（molecular neuroscience）の導入はさらに機能分子の同定とその人工的操作までを可能にした．コンピュータを駆使した神経回路とその作動原理の解析（systems neuroscience）は実験では到達することができない部分に新しい解釈を与えた．脳機能の表れとしての行動の解析を中心とした研究(behavioral neuroscience)も着実に進められている．さらには心理学的にヒトの心，自我意識，言語などに関する研究である認知神経科学（cognitive neuroscience）についても，最近はPETやfunctional MRIを用いて解析しようとするなどその研究の範囲は広がっている．さらに，各分野で得られた成果が他分野にも新しい切り口を開くきっかけとなっている．このような発達はコンピュータ技術や様々な光学的手法など周辺技術の発達に負うところが大きい．本書では各章において，これらの先端技術についても解説する．

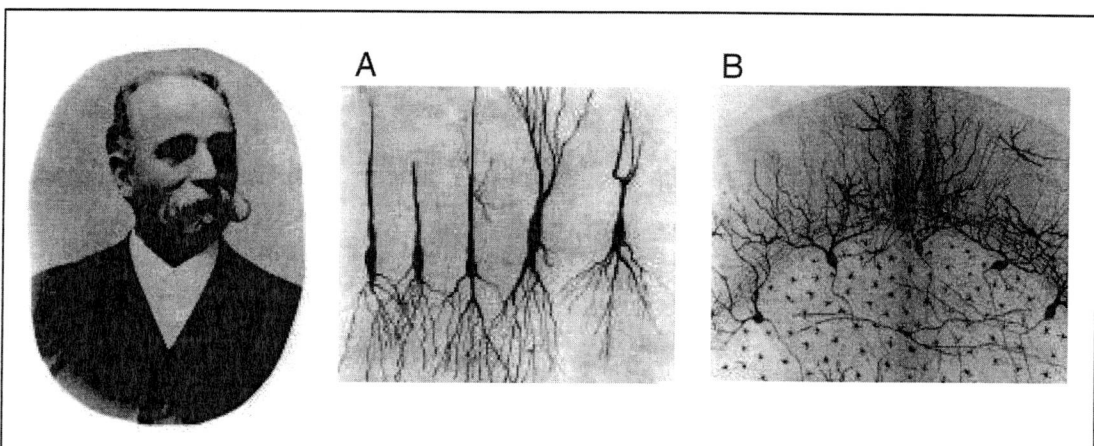

図 1-10　Golgi と彼が考案した染色法で浮かび上がらせた神経細胞のスケッチ
A：様々なニューロンの形
B：小脳に見られる神経細胞（プルキンエ細胞がみごとに描かれている）

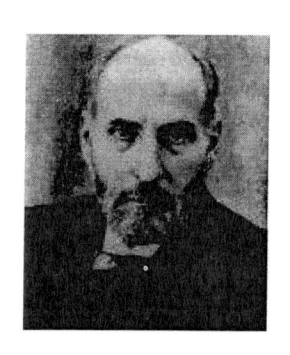

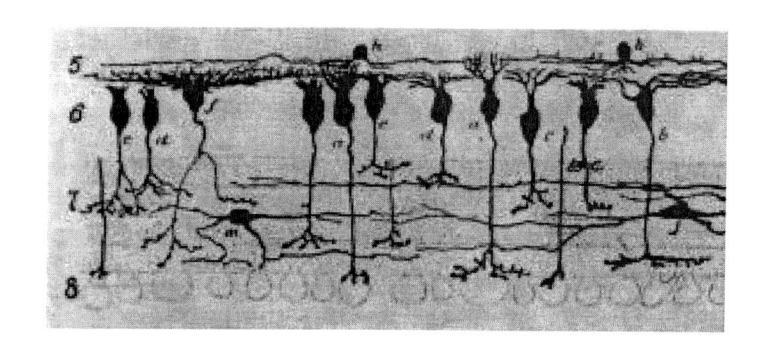

図 1-11　Cajal と彼による Golgi 法で染色されたウシの網膜の神経細胞のスケッチ
Cajal は脳の様々な部位の神経回路のスケッチを残している．

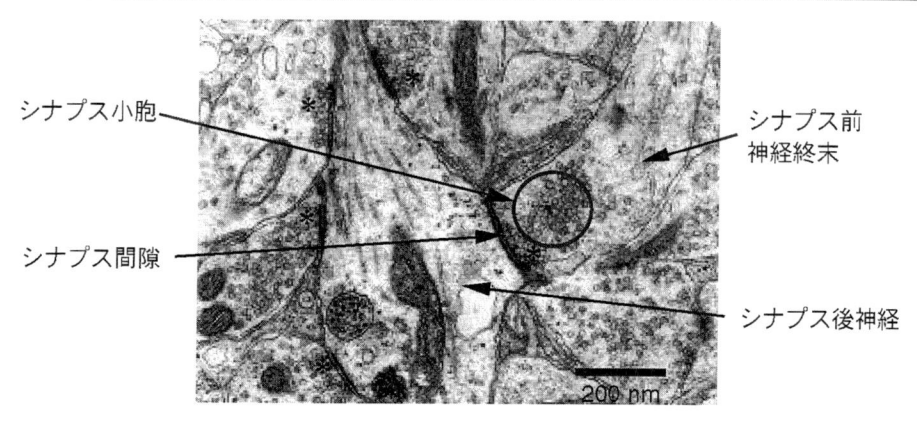

図 1-12　電子顕微鏡で見た神経と神経の連結部（シナプス）
一つの神経細胞にたくさんの神経終末がシナプス（＊）を形成していることが観察できる（三菱化学生命研・近藤俊三氏提供）．

2. 脳を構成する神経細胞とグリア細胞

2-1 神経細胞（ニューロン）の特徴

ニューロン（neuron；神経単位）は情報伝達，情報処理のために分化した細胞であり，興奮性（各種のイオンチャンネル）を持ち，さらに別の細胞に情報を伝えるための軸索と，その終末からの神経伝達物質の遊離機構を持っている．また，別の神経細胞からの情報を受けるための受容体を細胞体や**樹状突起**上に多数発現している（図2-1）．

ニューロンも細胞の一種であり，核に存在するDNAは他の細胞と同様な遺伝子情報を蓄えている．神経細胞は特殊に分化した形であり，われわれが持つDNA情報のかなりの部分が脳の機能に関わっていることが明らかにされている．神経細胞も他の細胞と同じように，細胞膜に囲まれ，細胞内にはオルガネラ（核，ミトコンドリア，小胞体，ゴルジ装置など）をすべて備えている．さらに，神経としての特徴的な機能を保つために必要な**機能性膜タンパク質**（神経伝達物質受容体，各種イオンチャンネル，各種イオンポンプ），細胞内酵素系さらに細胞機能維持のために必要な物質のターンオーバーのためのタンパク質の新生の能力を持っている．しかし，分裂能はなく，生後，細胞の数が増えることはない．われわれの脳を構成する神経細胞は生まれた時に与えられた数で生涯まかなわれており，再生することはないので，年齢とともに減少する運命にある．

2-2 ニューロンの基本形と形の多様性

ニューロンは**細胞体**（cell body, soma）とそこから出る細い**神経突起**（neurites）で構成される．神経突起は**神経軸索**（axon）と**樹状突起**（dendrite）に分けられる．この二つは似ているようで，かなり異なる．軸索は信号を導くケーブルの役割を果たす．ヒトの脊髄運動ニューロンから発して足の指先に達する軸索は1mにも達する．神経軸索には表面に**グリア細胞**（Schwan細胞）が巻き付いた**有髄神経線維**（myelinated nerve fiber）と何も巻き付いていない**無髄神経線維**（non-myelinated nerve fiber）とがある．この差は後に述べる神経情報である活動電位の伝導速度に大きな影響を与える．一方，樹状突起は信号受信部位であり，この上にはさらに多数の**棘突起**（spine）が突き出しており，この上に別の神経線維とのつながり，**シナプス**（synapse）が作られる（図2-1）．ニューロンの形状は存在する部位や機能によりかなり異なっているが，シナプスで情報を受けて，その出力を軸索を介して別のニューロンに伝えるという基本的な機能は同じである（図2-4参照）．

参考：これまで神経細胞は再生できず，生後その数が増えることはないと考えられてきた．確かに，**最終分化**（terminal differentiation）を遂げた神経細胞は再生できないが，成熟した脳内にも神経細胞に分化できる可能性を残した細胞，**幹細胞**（stem cells）が存在していることが明らかにされてきた．もしこの幹細胞を脳から取り出して，培養などの方法で増やすことができれば，それを移植することによって失われた脳機能を取り戻すことができるかもしれないと期待されている．

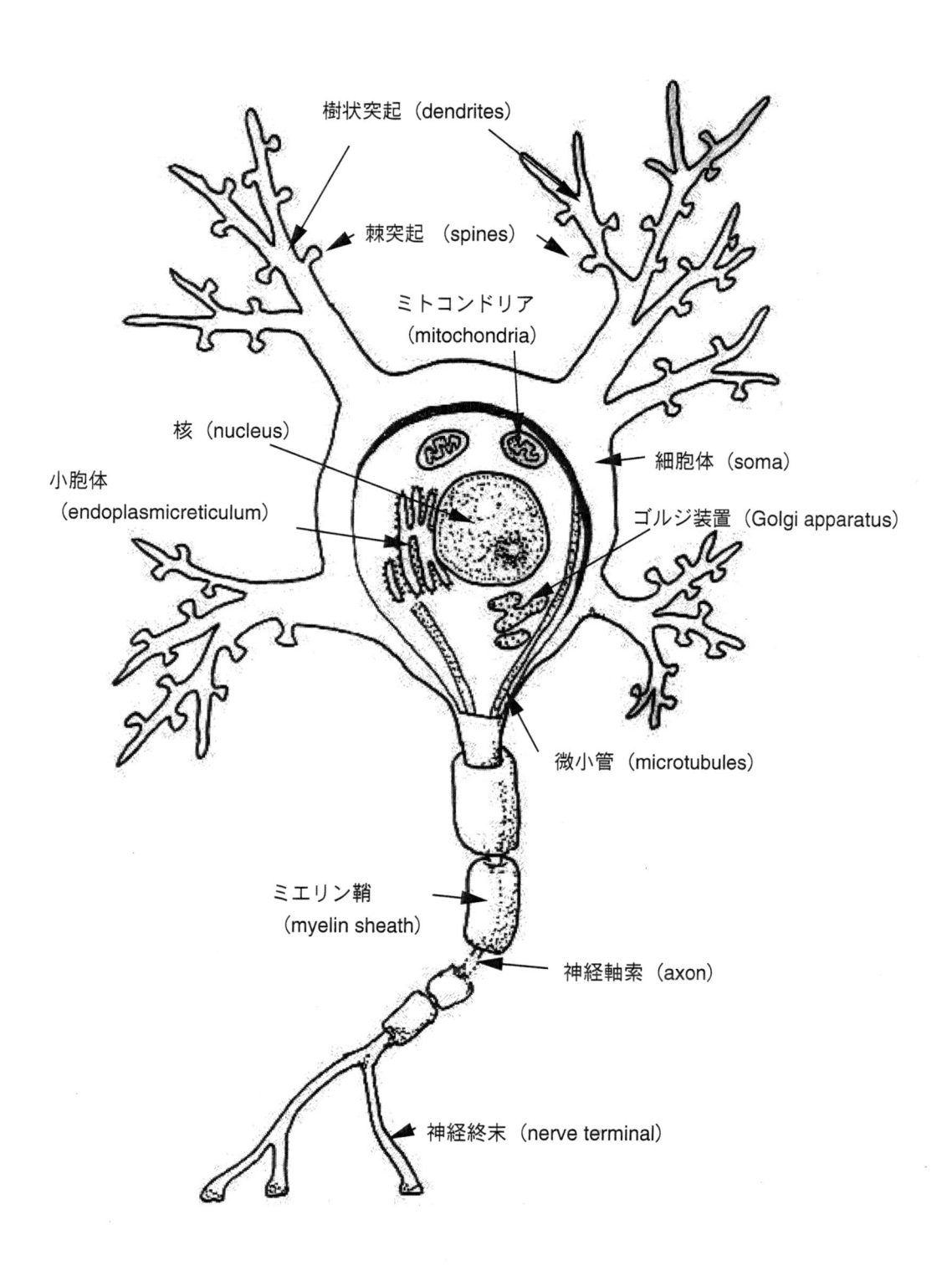

図 2-1　ニューロン（神経単位）の基本構造

2-3 ニューロンの形を維持する分子群

細くて長く，遠くまで情報を伝えるケーブルとしての神経軸索や，アンテナのように四方八方に伸びる樹状突起の形を整えるには細胞骨格と呼ばれる線維性の特殊な分子が必要である．この研究は最近特に進んできた．現在，長さ方向に寄与する分子としては次の3種の分子が考えられる（図2-2）．

2-3-1 ミクロチューブル（微小管；microtubules）

直径20 nmの中空の線維，**チューブリン**（tubulin）という小さなユニット（分子量，120 KDの二量体で，αとβの2種のサブユニットからなる）のタンパク質がぐるぐるとくっつきあった重合体（polymer）であり，パイプ状のロープのような構造を作る（図2-2右側）．このミクロチューブルが集まって軸索が形成される．他の細胞でも同様に見られる構造であるが，ニューロンでは特に，**ニューロチューブル**（neurotubules；**神経微小管**）と呼ばれる．ミクロチューブルをくっつけ合わせて，束にするための長さの異なるタンパク質，**微小管関連タンパク** microtubules associated proteins（**MAPs**）もあり，これは神経軸索のよいマーカーとなっている．このミクロチューブルは次に述べる細胞内の物質輸送におけるレールの役割として重要である．

2-3-2 ニューロフィラメント（neurofilaments）

10 nmほどの線維で中間的な太さであり，中間径線維と呼ばれる．神経以外の細胞にも存在するが，神経にあるものを**ニューロフィラメント**と呼ぶ．これは長いタンパク質が寄り集まってできているものであり，コイル状に，スプリングのような形をとっているので，非常に丈夫である．しかし，この線維は他の二つの線維に比べて，長さを簡単に変えるようなダイナミックさはない．細胞体にも存在するが軸索に特に多く存在しており，長くて安定な構造を作り出すための要素となっている．

2-3-3 ミクロフィラメント（microfilaments）

5 nmほどの細い線維，アクチンが重合したものであり，これが2本より合わさっている．細胞の至るところに見られる．これは膜と結合する性質があり，膜の構造やそのダイナミックな変化に関わっている．たとえば，神経軸索の先端がその標的を求めて伸びていく過程に重要な役割を果たしている．

2-4 軸索輸送（図2-3）

神経細胞は上述のように非常に長い軸索を持つという特殊性がある．樹状突起では局所でタンパク質の新生ができることが明らかにされているが，軸索の終末部分にはタンパク質の新生能はほとんどないので，ここでは必要な物質は細胞体で作って軸索に沿って運んでいく必要がある．これが**軸索輸送**（axonal transport）であり，上述の微小管の上を動いていく．特殊な**顕微鏡画像処理法**（微分干渉顕微鏡画像-ビデオコントラスト増強法）によって，目の当たりに見ることができる．軸索輸送のうち細胞体から末梢方向に向かう**順行性軸索輸送**（anterograde transport）では非常に速い1日400 mmも輸送する**速い輸送**（fast axonal transport）から1日0.5 mmと**遅い輸送**（slow axonal transport）までいろいろな速度の輸送が知られている．一方，末梢から細胞体に向かう**逆行性軸索輸送**（retrograde transport）では1日200 mm程度の速度1種類だけが知られている．この輸送によって運ばれるのはタンパク質だけではなく，ミトコンドリアや小胞なども運ばれる．順行性の輸送には**キネシン**（kinesin），逆行性の輸送には**ダイニン**（dynein）と呼ばれる**モータータンパク質**が使われており，ATPを物理的エネルギーに変えて，微小管の上を歩くように動いていく．モータータンパク質は7種以上あり，**キネシン族タンパク質**と総称されている．

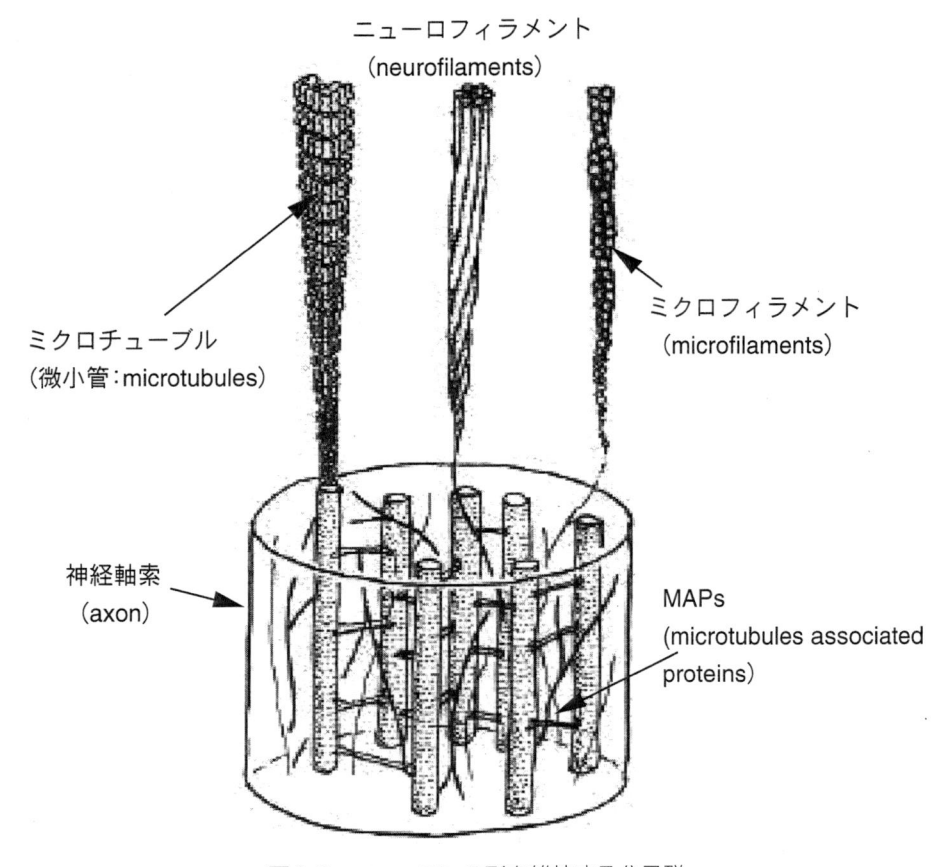

図 2-2 ニューロンの形を維持する分子群

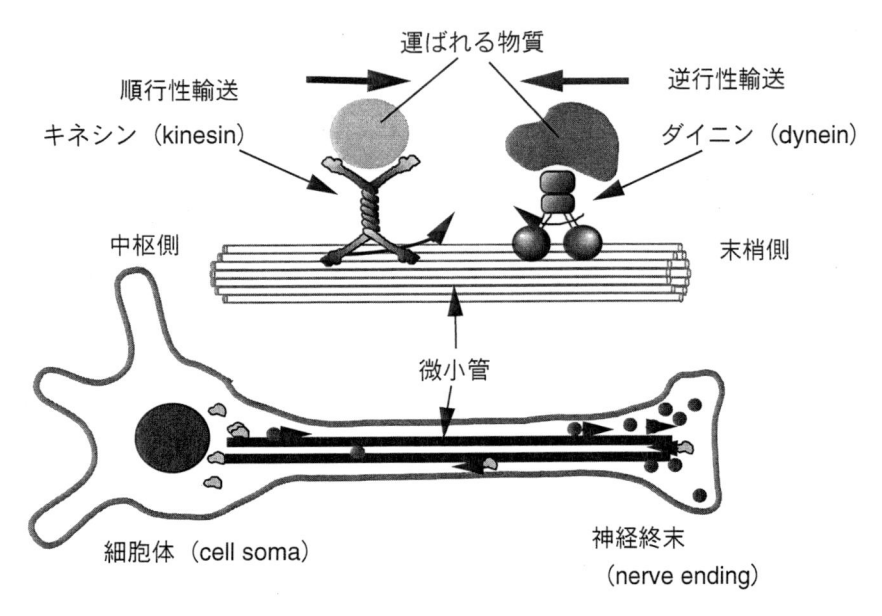

図 2-3 軸索輸送に関わる分子

2-5 ニューロンの分類

ニューロンにはいろいろな役割がある．その役割に従って特殊な形をとり，特定な部位に位置し，さらに伝達物質の種類の差と受容体の種類により目的の機能を発揮する（図2-4）．ニューロンの形や機能の多様性は脳での神経系の多様性を担う重要な因子である．以下に述べるような様々な分類がなされる．このような分類は解剖学的，組織学的，生理学的，薬理学的などの研究分野において頻繁に使われている．

2-5-1 軸索の数による分類

無軸索ニューロン（anaxonal neurons）
（例：聴覚神経有毛細胞）

単極性ニューロン（unipolar neurons）
（例：感覚ニューロン）

双極性ニューロン（bipolar neurons）
（例：網膜双極ニューロン）

多極性ニューロン（multipolar neurons）
（例：運動ニューロン，小脳プルキンエ細胞）

2-5-2 細胞の形による分類

錐体細胞（pyramidal cells）
（例：大脳皮質錐体細胞）

星状細胞（stellate cells）
（例：介在ニューロン）

2-5-3 長さによる分類

Golgi type I ニューロン：長い神経軸索を持ち，主に錐体細胞のような大型の細胞から発して，離れたところに位置する別の細胞や組織に結合する．

Golgi type II ニューロン：星状細胞のような小型の細胞で短い軸索を持つニューロン．介在ニューロンとして働く．

2-5-4 結合による分類

一次感覚ニューロン（primary sensory neurons）：その細胞体を脊髄の外に持ち，細胞体から出た1本の軸索が二つに別れ，一方の軸索の先端は特殊に分化した感覚器となり，もう一方の先端は脊髄の中に潜り込み，中枢神経系ニューロンとシナプスを作る．

運動ニューロン（motor neurons）：脊髄の前角に大きな細胞体を有し，その非常に長い軸索をはるか離れた骨格筋にまで送る．

介在ニューロン（interneurons）：短い軸索を持ち近傍のニューロンに局所的な信号を送る．抑制性ニューロンに多い．

2-5-5 伝達物質による分類

神経伝達物質種類については後で詳しく述べるが，興奮性，抑制性さらに細胞機能調節に関わる伝達物質が10種以上もある．それぞれのニューロンはその軸索の終末に特有の神経伝達物質を持っている．どのような伝達物質を持っているかによってニューロンを分類する場合は非常に多い．たとえば次のようなニューロンがあり，神経系の複雑多様な機能の重要な基礎になっている．

コリン作動性ニューロン（cholinergic neuron）：運動神経などのようにアセチルコリンを伝達物質とするニューロン．

ドーパミン作動性ニューロン（dopaminergic neuron）：中脳黒質ニューロン

グルタミン酸作動性ニューロン（glutamatergic neuron）：興奮性ニューロン

γ-アミノ酪酸（GABA）作動性ニューロン（GABAergic neuron）：抑制性介在ニューロン

参考：ここでは様々なニューロンの分類を示したが，これらは顕微鏡下で観察した時の形をもとに分類したり，特定の酵素や機能タンパク質の存在を免疫組織化学によって検出することによって分類されたものである．実際には脳のどの部位に存在するかが重要であり，形だけの分類にはあまり意味がない．ラットやマウスの胎児や新生児の脳から神経細胞を取り出して培養することができるが，その培養細胞だけを見ても脳のどの部位の細胞かを言い当てることは困難である．様々な染色法や免疫組織染色，in situ hybridization などの方法を使って一つ一つの細胞の素性を初めて知ることができる．

2. 脳を構成する神経細胞とグリア細胞　19

小型介在ニューロン
（interneuron）（Golgi type II）
星状細胞（stellate cells）

錐体細胞
（pyramidal cells）
（Golgi type I）

一次感覚ニューロン
（primary sensory neurons）

プルキンエ細胞
（Purkinje cells）

運動ニューロン
（motor neurons）

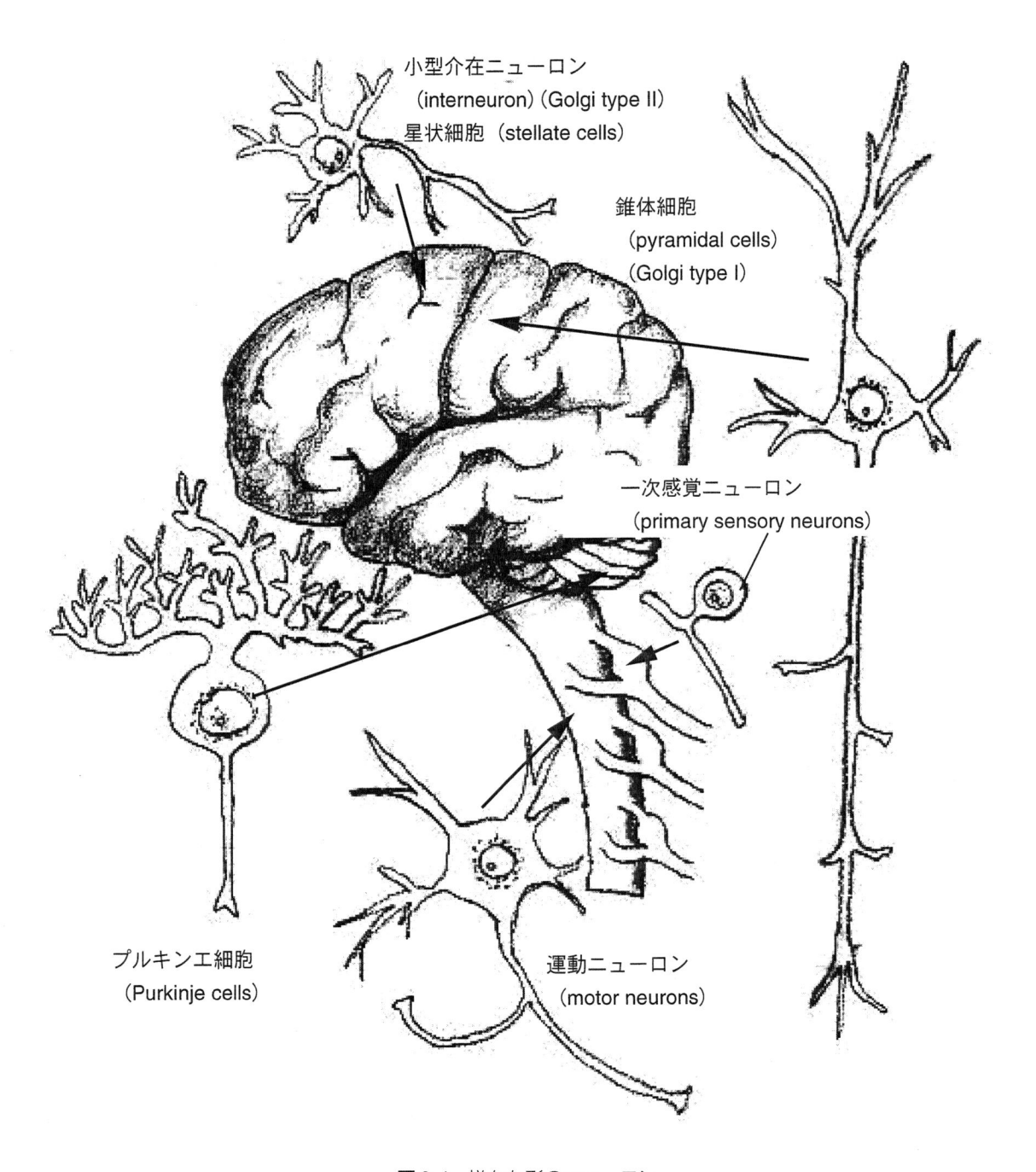

図 2-4　様々な形のニューロン

2-6 シナプス：ニューロンとニューロンのつなぎ目（図2-5）

ニューロンも独立した細胞であるが，他の細胞とは異なり情報を受け取り，処理し，さらに別のニューロンに伝える機能を持つ．シナプスはまさに情報の伝達の場所である．

2-6-1 シナプス（synapse）

神経と別の神経のつなぎ目をシナプスと呼ぶ．これはギリシャ語の「包み込む」という言葉から来たという．神経細胞の接点であり，20～50 nmの隙間がある（**シナプス間隙**；synaptic cleft）．シナプスの部分は少し膨れており，その形からシナプスボタン（synapse bouton；button のフランス語）と呼ばれる．このギャップを乗り越えて，情報を伝達しなければならない．その手段として**神経伝達物質**（neurotransmitters）が使われている．樹状突起のシナプスは**棘突起**（spine）の上に作られ，これが脳内での最も一般的なシナプス形態である．運動ニューロンが骨格筋と作るシナプスを**神経筋接合部**（neuromuscular junction；NMJ）と呼ぶが，これもシナプスの一つの形態である．一方，自律神経の終末が平滑筋と接触する所は，神経の膨らみがいくつも連なっており，それぞれの膨らみの所で，シナプスを作る形をとる．これは bouton en passant（フランス語，buttons in passage の意味）と呼ばれる．

2-6-2 神経伝達物質とシナプス小胞

神経終末の電子顕微鏡像を見ると，小さな粒が非常にたくさん終末部の細胞壁の周りに見える．これが**シナプス小胞**（synaptic vesicle）と呼ばれる組織である．この中には神経伝達物質が高濃度に蓄えられており，終末部に電気的信号が到達すると終末の膜との融合を起こし，中に蓄えられていた伝達物質を**シナプス間隙**に遊離する．この過程には終末部に分布するCa^{2+}**チャンネル**の活性化を介して細胞内に増加したCa^{2+}をはじめ複雑なシステムが必要である．この過程に関わる神経伝達物質の種類や伝達物質遊離の機構については第4章で詳しく解説する．

2-6-3 伝達物質受容体

シナプスの受容部には，**伝達物質受容体**（neurotransmitter receptor）と呼ばれる特殊な機能分子が存在する．その分子構造は分子生物学的研究によりほとんどが解析されている．大きく分けると，イオンチャンネルを形成するタイプの受容体（4～5個の類似のタンパク質サブユニットの集まり）とG-タンパク質と連動するタイプの受容体（単一の分子）がある．その機能については第4章で詳しく解説する．

イオンチャンネル連動型受容体では伝達物質が結合するとイオンチャンネルが開き，興奮の伝達（脱分極）または伝達の抑制（過分極：静止電位によっては無変化か，むしろ見かけの脱分極を起こす場合もある）を生ずる．一方，**G-タンパク質連動型受容体**では，伝達物質の結合が受容体に連動したG-タンパク質を活性化し，これに連動する効果器が活性化され，**細胞内二次伝達物質**の生成などを介して，電位の変化や機能分子の修飾による調節を生ずる．同じ神経伝達物質に反応するイオンチャンネル型受容体とG-タンパク質連動型受容体が多く存在し，伝達物質だけではシナプス反応は予測できない．

一つのニューロンには数千から数万のシナプスが形成されている．個々のシナプスには様々な部位からの情報が伝えられるが，それを受けたニューロンの反応は伝達物質の種類やそれに対する受容体の種類，さらにその受容体に連動する細胞内情報伝達システムによって異なる．したがって，一つのニューロンで行われる情報処理の複雑さは驚異的なものになる．これを理解することが本書の目的の一つである．

参考：シナプスはほとんど樹状突起の上に形成されている．したがって，ある神経情報が一つの神経細胞に伝えられる場合，その神経の樹状突起のどの部位に入力したかが重要な問題になるはずである．現在，樹状突起上での神経情報の処理についての研究が進められており，細胞体から長く突き出した樹状突起の先端に入力された情報の意義についても明らかになりつつある．

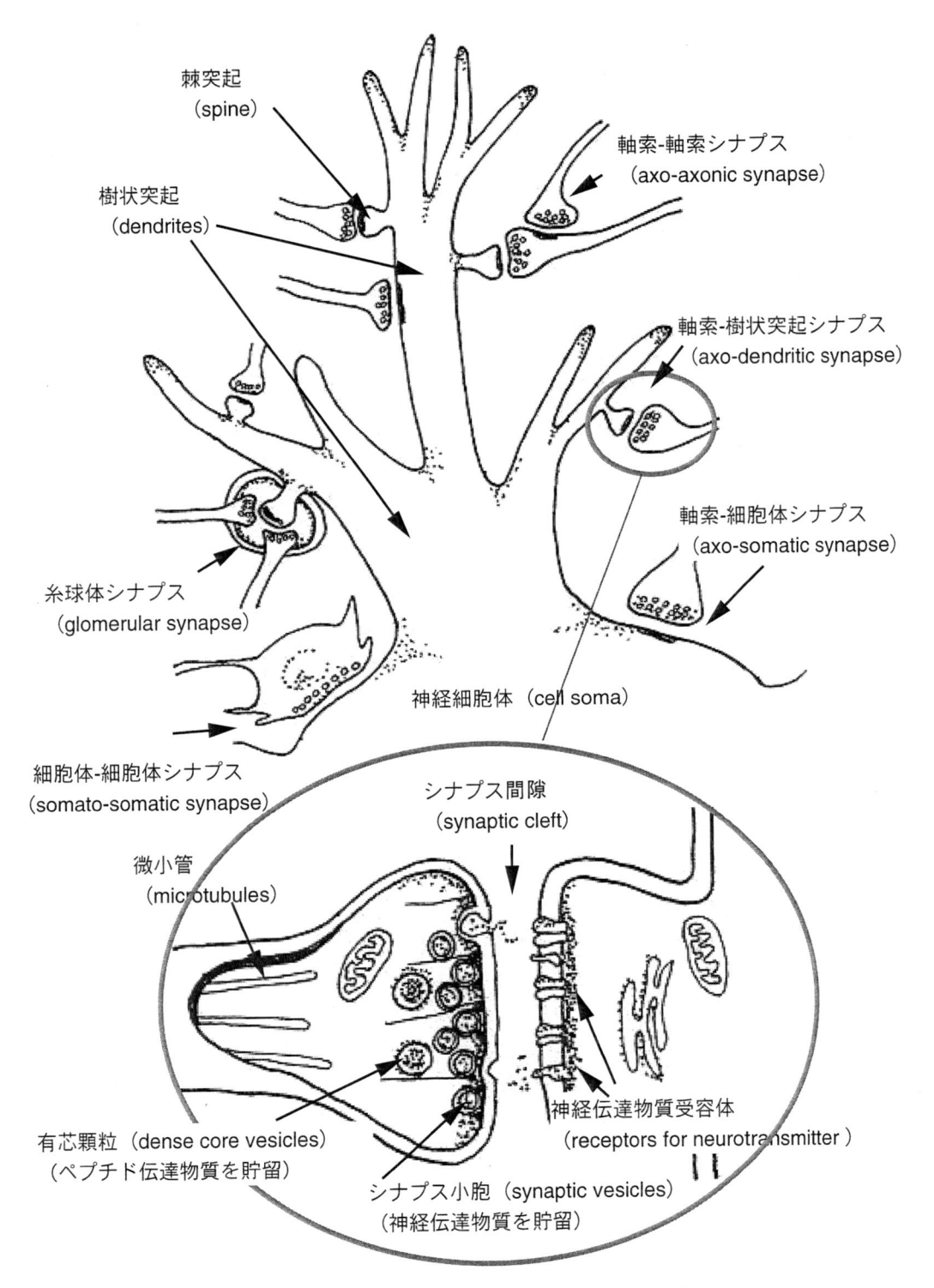

図 2-5 シナプス：ニューロンとニューロンのつなぎ目
様々な結合様式があるが，ほとんどのシナプスでの情報伝達は神経終末からの化学物質の遊離と，それを受容するニューロンや筋細胞，腺細胞に分布する特異的な受容体の反応の形で伝えられる．

2-7 グリア細胞（図 2-6）

グリア細胞(glia)は**膠細胞**と呼ばれ、ごく最近までは神経と神経の間を埋める細胞とぐらいに考えられていた。これまでも、グリア細胞は血管と神経細胞の間を取り持つような形で存在しており、血管からの栄養を神経に伝える役割、その時に、毒性の強い物を直接、神経細胞に行かないような関所の役割（**血液脳関門**, blood brain barrier; BBB）を果たしていることはよく知られている。ところが最近になってグリア細胞は「眠れる巨人」（単なる膠細胞ではない）と見られ、ひょっとすると脳機能の発現に直接的にかなり重要な役割を果たしている細胞ではないかと考えられるようになっている。グリア細胞に神経細胞と同じような神経伝達物質受容体が発現していること、細胞内二次情報伝達系が発達していることがわかってきたからである。また、下等動物の脳におけるグリア細胞とニューロンの数と存在比率(1:1)を比べてみると、高等動物ではニューロンの数も多いがグリア細胞の存在比（1:5）も非常に大きくなっている。このことから、高等脳機能維持にはニューロンばかりではなくグリア細胞も必要であると考えられるようになったことも当然かもしれない。グリア細胞には次のような種類がある。

2-7-1 アストログリア (astroglia)

最も多く存在するグリア細胞であり、アストロサイト (astrocyte) とも呼ばれる。血管の周りを取り囲み、神経の周りを取り囲んでいる。その様子から星状膠細胞という名前が付けられた。培養してみると、多角形で平面に伸び、突起の少ないタイプの細胞 (type 1) と神経のように突起を伸ばすもの (type 2) が区別できる。どちらの細胞も glial fibrillary acidic protein (GFAP) の抗体で免疫染色できる。しかし、すべてのアストログリアが染色できるわけではない。一方、type 2 は A2B5 というモノクローン抗体で認識できる。両者の機能の差はまだ解明されていない。脳に損傷があると、その周辺部に急速に増殖して、その損傷部位を埋める**グリオーシス** (gliosis) と呼ばれる組織を作る。これが神経回路の再生の促進に関与するのか、脳機能の低下の原因であるのかについても結論は出ていない。様々な神経伝達物質受容体を発現しているほか、興奮性神経伝達物質、グルタミン酸を取り込むトランスポーターが発現しており、さらに様々な栄養因子を分泌する。これらの機能から見てもアストログリアがシナプス伝達とその調節に直接的、間接的に関与していることは確かである。

2-7-2 オリゴデンドログリア (oligodendroglia)

オリゴデンドロサイト (oligodendrocyte) とも呼ばれる。脳・脊髄における神経細胞の軸索の周辺を覆う髄鞘を形成する。同様な構造は末梢では**シュワン細胞** (Schwann cells) と呼ばれるオリゴデンドログリア細胞の一種でも形成される。これらの細胞は神経軸索に一定間隔にぐるぐると巻き付き、絶縁状態を作る。これは**ミエリン鞘** (myelin sheath) と呼ばれる。ミエリン鞘とミエリン鞘の間は**ランビエー絞輪** (node of Ranvier) と呼ばれて、ここは軸索膜がむき出しになっている。跳躍伝導はこの部位を使って行われる（3-7節参照）。

2-7-3 ミクログリア (microglia)

最も小さなグリア細胞である。働きは血液の中にいるマクロファージに似ている。死にかけた、または死んだ神経細胞を食べてしまう。脳の中は免疫的にはかなり不十分であり、外敵に対する防御が甘い。その中にあって、ミクログリアは積極的に外部からの侵襲に対処する働きを持つ。通常はほぼ円形の細胞だが、軸索部分にアタックする時には長くなったり、細胞体にアタックする時は平板な構造をとる（**アメーバ型ミクログリア**）。様々な栄養因子を分泌することも知られている。

参考1：損傷を受けた脳の部位には GFAP の抗体でよく染まるグリア細胞が多数発見できる。これらは**反応性アストログリア** (reactive astroglia) と呼ばれる。おそらく、損傷部位の修復や保護のために動員されたと考えられる。

参考2：ミクログリアの異常活性化がアルツハイマー病やパーキンソン病の発症の原因であるとの考え方もある。

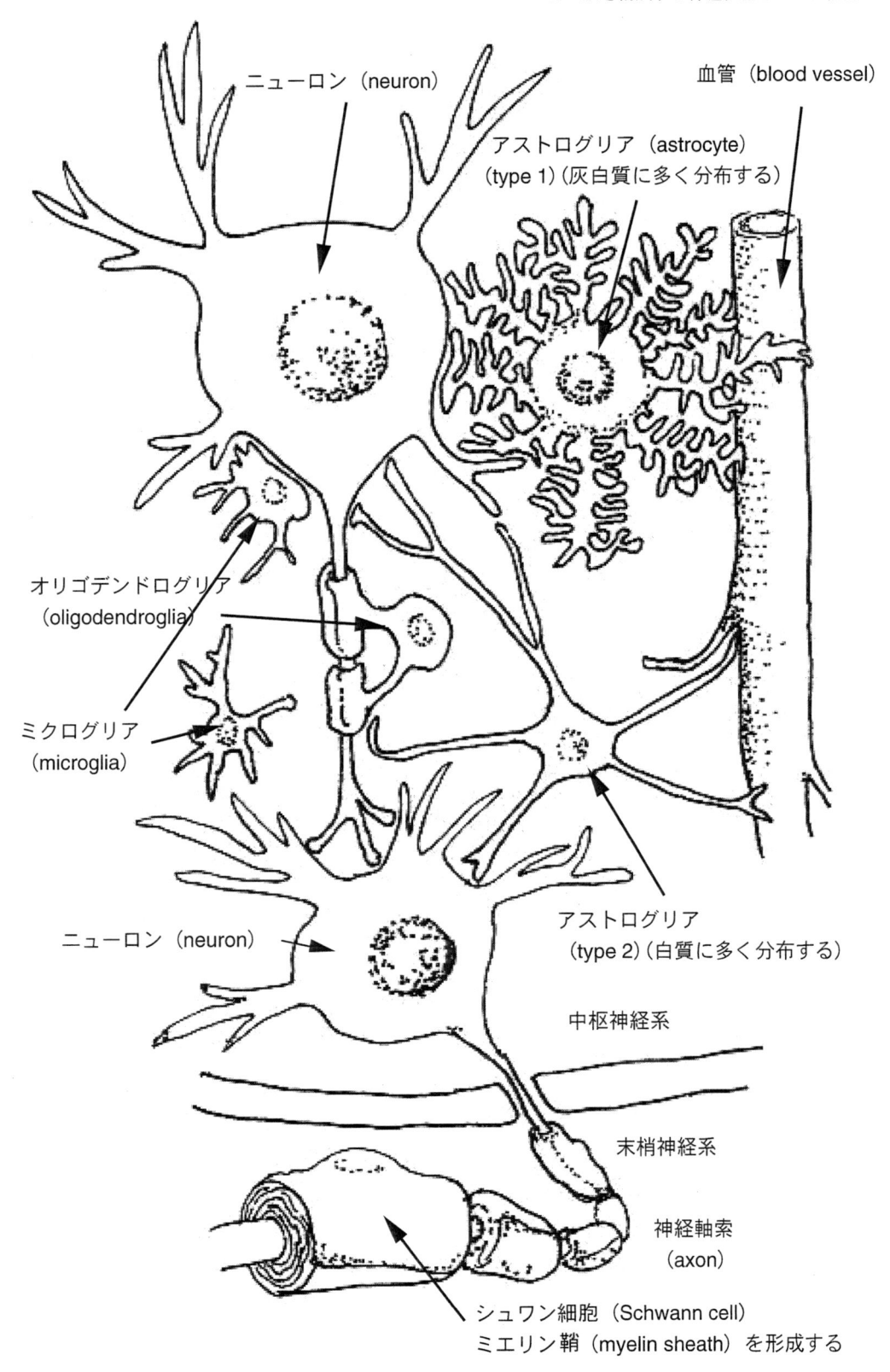

図 2-6　様々なグリア細胞

3. 神経細胞における情報の発生と伝導

3-1 生体における情報の形（図3-1）

われわれが日常何気なくこなしている様々な行動は非常に複雑な神経系とその効果器官の活動が関与している．たとえば，裸足で床を歩いている時に，画鋲を踏んでしまったと考えてみよう．ふんづけた瞬間に猛烈な痛みが感じられ，ふんづけた側の足をその場から急いで引き上げる．その時に身体のバランスをとるように反対側の脚に体重をかける．これらの反応には神経系の様々な基本的機能，すなわち感覚信号の発生と伝導，シナプスにおける刺激の伝達，運動ニューロンの興奮と抑制などが秩序正しく生じ，その結果，足の様々な筋肉があるものは収縮し，あるものは弛緩することによって，一連の行動を生じさせている．この行動に関わる神経細胞や筋肉（骨格筋）の機能の中に神経機能の基本形が含まれている．画鋲をふんづけた時の痛みの信号は感覚ニューロンの神経線維の末梢部の痛覚受容体（**神経線維の自由終末**；free nerve ending）の刺激により発生される．その信号は**知覚神経線維**を伝導して，脊髄の後角から中枢神経に入る．痛みとしての信号は脊髄でシナプスを乗り換えて，上位中枢に登り，脚の裏の部分の感覚に関わる大脳皮質領域まで達する（ここで，どこの部位に痛みがあるかを感ずる）（7-3節参照）．一方で，上位中枢の命令を待つことなく，なるべく早く痛みの原因から足を引っ込める反応として，感覚信号が直接または**介在ニューロン**（interneuron）を介して**運動ニューロン**を興奮させて，足を引っ込めるための一連の骨格筋の運動を生じさせる（**脊髄反射**, spinal reflex）（6-8節参照）．この運動が円滑に成立するためには一部の骨格筋は収縮するが，その筋と逆側に分布する骨格筋はむしろ収縮しないように，それを支配している運動ニューロンが抑制されている．こうした反応に関わる神経信号の発生とその伝導の機序が神経活動の理解のための第一段階である．この章では，神経系における信号の形とその発生のメカニズムを理解する．

3-2 神経線維における信号（電線を流れる電流とどこが違うのか）（図3-2）

神経線維（nerve fiber）を信号が伝わっていく様子は，電線を電流が流れるのと同じように見える．電線は銅線などの電子を通しやすい素材でできている．また表面はエナメルやゴムの皮膜で絶縁されており，空気層に配線されるので，電流（電子の移動）は電線から漏れることなく効率よく流れていく．しかし，どのような素材にも電気抵抗があり，熱の発生などで電気エネルギーにはロスが生ずる．そのために遠くまで送電されるような場合かなり減衰する．一方，神経線維は脂質二重膜で構成された細いパイプに電解質を溶かした液体を詰めたものであり，銅線のように伝導効率は良くない．また，神経線維はやはり電解質液である体液の中に配線されているので，電流は外液に漏れてしまって，電線としての効率は極めて悪い．しかし，神経線維は1m以上もの長さにわたって，まったく減衰することなく，信号を伝導することができるのである．これは「**活動電位**, action potential」という特殊な伝導法を使うからである．神経細胞は興奮していない時は「**静止状態にある**, at rest」といわれ，**静止膜電位**, （resting membrane potential）を保っている．この状態が，活動電位を発生させるための必須条件である．

3. 神経細胞における情報の発生と伝導　25

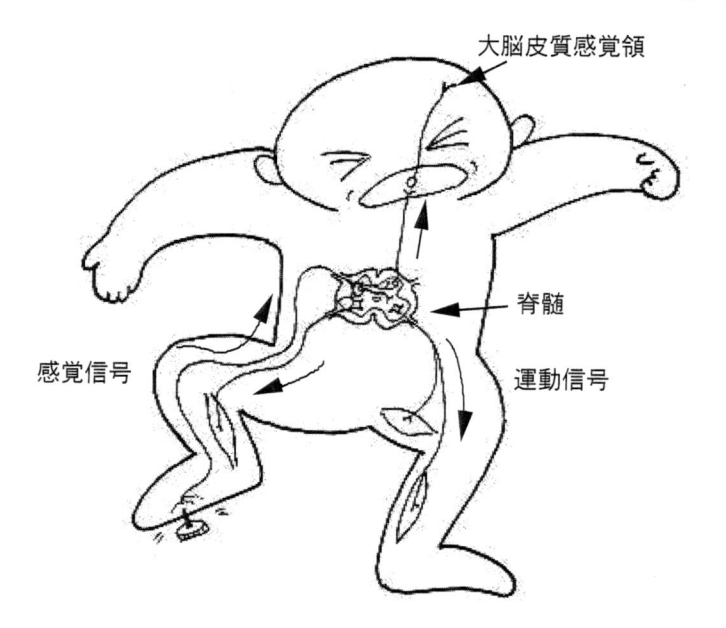

図 3-1 生体における情報の形：たとえば，足の裏に画鋲が刺さった時その痛みは痛覚受容体で発生する神経信号（活動電位）の形で神経を伝導して，脊髄を経て，さらにシナプスを乗り換えて大脳皮質感覚領に至りその部位の痛みと認識される．一方，脊髄では，痛みからの防御のために速やかに回避反応を行うための運動信号を送り出す（脊髄反射）（6-8 節参照）．

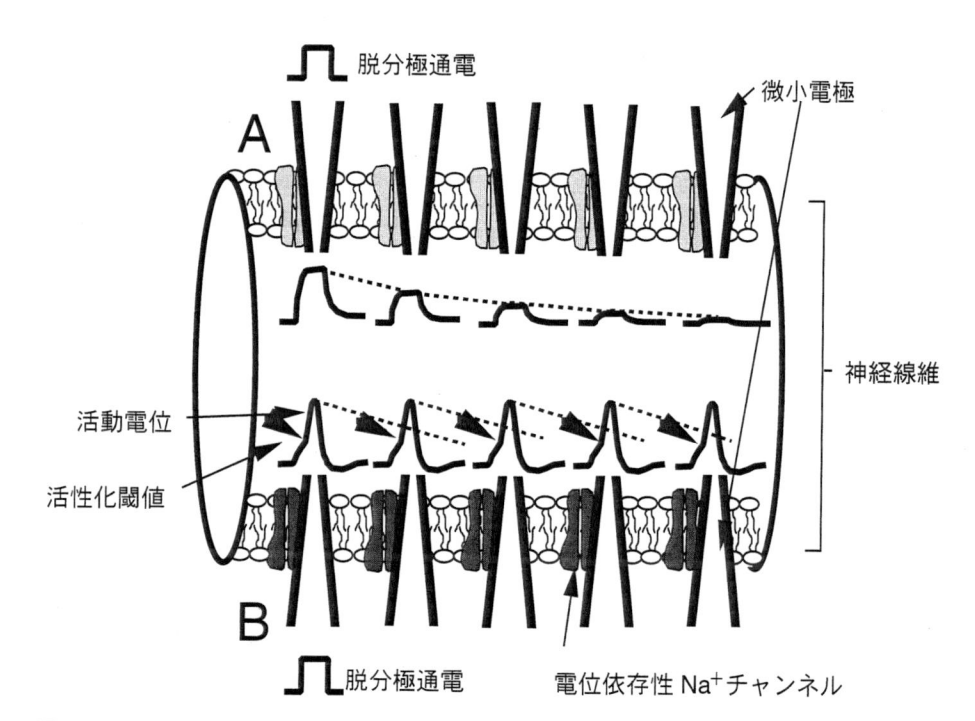

図 3-2 神経線維における信号：神経線維にガラス微小電極を連続的に差し込んで，電気現象を連続的に計測したと仮定した図．上段に示すように電位依存性 Na^+ チャンネルがない場合，電極Aから電流を流し，脱分極を生じさせても，電気抵抗が高く，また外液への漏洩が大きいので速やかに減衰してしまう．一方，下段に示すように電位依存性 Na^+ チャンネルが存在すると，電極Bで生じさせた脱分極が近傍に存在する電位依存性 Na^+ チャンネルを活性化して，活動電位を発生させる．したがって，上段と同じように減衰する傾向にあっても，次々に新しい活動電位が生ずるので，減衰することなく伝えられる．

3-3 静止膜電位を発生させる役者たち（図3-3）

神経細胞に限らず，細胞内イオン組成は細胞外のイオン組成とは大きく異なっている．細胞膜にはさらに特定のイオンのみを選択して通し得る様々なイオンチャンネルやイオンの恒常性を保つためのイオンポンプが発現している．静止膜電位を作り出すには次のような役者たちが必要である．

1) 細胞内外に分布する各種イオン
2) 細胞膜（脂質二重膜）
3) 膜上に存在しているイオンチャンネルタンパク質
4) イオン勾配を保つためのポンプ

3-3-1 細胞内液と細胞外液

われわれの体液（**細胞外液**，extracellular fluid）の組成は太古の海水の組成を受け継いでいるともいわれ，Na^+とCl^-を主イオンとし，これにわずかなK^+，Ca^{2+}およびMg^{2+}が含まれている．これらのイオン，電解質は水によく溶ける．その理由は，水の性質にある．水（H_2O）は酸素と水素の共有結合による安定な物質であるが，酸素原子は陰性，水素原子は陽性の極性を持っているので，**極性溶媒**（polar solvent）として働き，荷電を持つ物質の周りを取り囲むようにして溶解する．

一方，**細胞内液**（cytosol）も電解質を含む液であるが，細胞内の様々な機能を維持するための機能タンパク質や有機イオンも含んでいる．内液の主な陽イオンはK^+であり，陰イオンは有機イオン（イセチオン酸，isethionateなど）である．このイオン分布の不均一性の維持が静止電位発生の重要な因子である．

3-3-2 神経細胞膜（plasma membrane）（**脂質二重膜**；phospholipid bilayer）

細胞膜の成分はリン脂質であり，脂質部分の疎水性（hydrophobic）とリン酸部分の親水性（hydrophilic）が作る二重構造膜が細胞外液と内液を隔絶している．しかし，**リン脂質二重膜**だけでは，膜電位は発生しないし，活動電位も発生しない．この膜の中に機能タンパク質としての**イオンチャンネル**や**イオンポンプ**が組み込まれていることが必要である．興奮性を持つ神経細胞と興奮性を持たない細胞との差は膜上に発現しているイオンチャンネル種類と性質による．

3-3-3 イオンチャンネルを構成するタンパク質

膜電位が発生するためには脂質の二重膜を通ってイオンが移動できなければならない．これを可能にするのが，イオンチャンネル（ion channel）である．イオンチャンネルは膜を貫通する構造を持ったタンパク質のサブユニットで構成される．Na^+，K^+，Ca^{2+}，Cl^-などのイオンに選択的なチャンネルが発見され，構造が明らかにされている．神経細胞には電位の変化によって大きくイオン透過性を変化させるタイプのイオンチャンネル（**電位依存性イオンチャンネル**）や**細胞内二次情報伝達物質**で開口調節を受けるタイプのイオンチャンネルなど多種多様のイオンチャンネルが発現している．

3-3-4 イオン勾配を保つためのポンプ

静止状態での細胞内外のイオン組成を一定に保つためには，細胞内の過剰なNa^+やCa^{2+}を外にくみ出し，細胞外のK^+を取り込むための装置が必要である．これには二つの重要なポンプの存在があげられる．1) **Na^+-K^+ポンプ**（sodium-potassium pump）と 2) **Ca^{2+}ポンプ**（calcium pump）である．この場合は，イオンチャンネルとは異なり濃度勾配に逆らって働かねばならず，高いエネルギーを必要とし，ATPを分解してそのエネルギーを得ている．このイオンポンプタンパク質自体がATP分解酵素として働きながらその立体構造を変化させることによってイオンを押し込んだり，押し出したりしている．これらのポンプが脳のエネルギーの70％を使っていると考えられている．

細胞外液

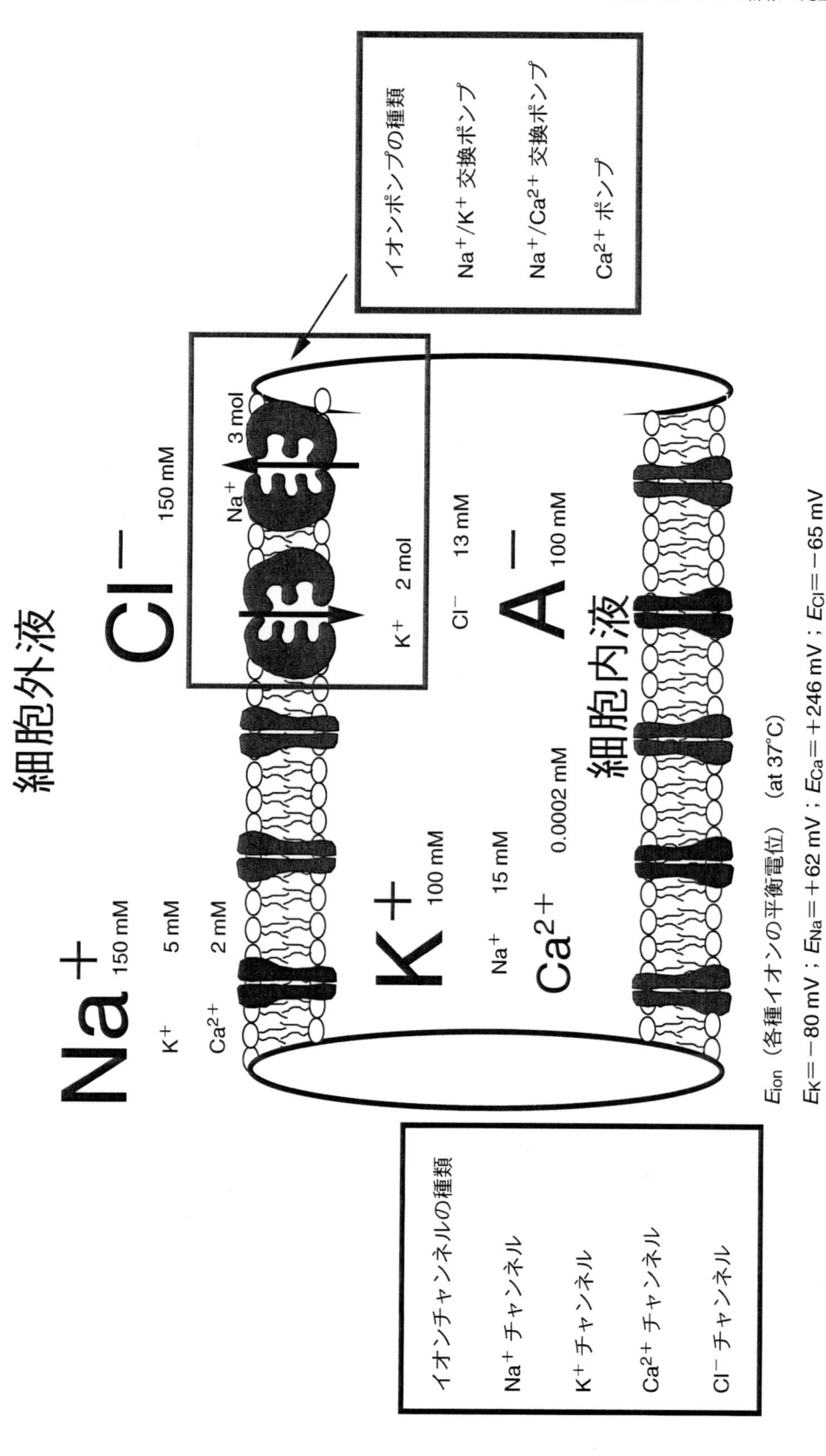

Na⁺ 150 mM
K⁺ 5 mM
Ca²⁺ 2 mM
Cl⁻ 150 mM

イオンチャンネルの種類

Na⁺ チャンネル
K⁺ チャンネル
Ca²⁺ チャンネル
Cl⁻ チャンネル

イオンポンプの種類

Na⁺/K⁺ 交換ポンプ
Na⁺/Ca²⁺ 交換ポンプ
Ca²⁺ ポンプ

Na⁺ 3 mol
K⁺ 2 mol

細胞内液

K⁺ 100 mM
Na⁺ 15 mM
Ca²⁺ 0.0002 mM
Cl⁻ 13 mM
A⁻ 100 mM

E_{ion} (各種イオンの平衡電位) (at 37℃)

$E_K = -80$ mV ; $E_{Na} = +62$ mV ; $E_{Ca} = +246$ mV ; $E_{Cl} = -65$ mV

図 3-3 静止膜電位を発生させる役者たち

神経細胞の膜には様々な機能タンパク質が組み込まれている。各種イオンチャンネルやイオンポンプなどである。細胞膜を隔てて、細胞内外のイオン組成は大きく異なる。それぞれのイオンの濃度について平衡電位が成立するが、静止状態では、K⁺ と Cl⁻ の透過性が高く、静止膜電位はそれらのイオンの平衡電位に近い値になる。

3-4 イオンの動きを促す因子

3-4-1 拡散 (diffusion)

水に溶解された電解質は時間がたてば均一に分散する．これは温度依存性であり，ランダムなイオンの動きによるもである．常に，濃度の高いところから，低いところへの移動が生ずる．たとえば，脂質二重膜で左右に仕切られた液層の右側にNaClの溶液を入れた場合，右側の液中では均一な分散は生ずるが，左側には移行できない．この膜にNa^+とCl^-を通すチャンネルを組み込んだと考えると，イオンは自由に動き，チャンネルを行き来することになる．その結果，右側の液中のNa^+とCl^-はイオン勾配に従って，チャンネルを通って左側に動き，やがて両側が同じ濃度になる．これが拡散である．

3-4-2 電場電位 (electrical field potential)

静止電位の発生のメカニズムを理解する時に，イオン勾配のほかに考えなければならない因子が**電場電位**である．3-4-1項で拡散を調べたイオンチャンネルを埋め込んだ膜をはさみ，NaClを溶かした二つの液層をおき，ここに電位 (electrical potential; voltage) をかけると陽イオンはマイナス極に陰イオンはプラス極に引き寄せられていく．その動きやすさはチャンネルの**コンダクタンス** (conductance; g) で表され，単位はシーメンス (siemens; S) で表される．その逆数が**抵抗** (resistance; $R=1/g$) である．このようにイオンには濃度勾配に従った拡散と電場電位による力の両者がかかることになる．

3-5 静止膜電位の発生

神経細胞内に微小ガラス電極を刺入して，細胞内の電位差を記録してみると，$-60 \sim -70$ mV の値が得られる．これが神経細胞の**静止膜電位**である．

3-5-1 平衡電位 (equilibrium potential) (図3-4)

二つの液層を隔てた膜にK^+チャンネルだけが挿入されていると考えてみよう（これは静止時の神経細胞膜のモデルとされる状態である）．K^+はイオンの濃度勾配に従って，拡散していく．しかし，陰イオンの動きはないので，膜の両側には電場電位が発生する．濃度の勾配に従って拡散しようとするイオンを発生した電位が引き戻す形になり，平衡状態になる．この時の電位をK^+の**平衡電位** (E_{ion}) と呼び，**図3-3**に示した神経細胞の場合は細胞内K^+濃度が100 mM，細胞外K^+濃度が5 mMと20倍の差があるので平衡電位は-80 mVになる (BOX 2に示した**Nernstの式**で計算できる)．この電位には次のような特徴がある．

1) 直径50 μm の神経細胞で，細胞内K^+濃度が100 mMとすると，-80 mVを生ずるのにわずかに 0.00001 mM が動けばよい（**巻末注1参照**）．
2) この電位が生ずるのは膜の表面である．
3) 膜電位と平衡電位の差 ($V_m - E_{ion}$) が**イオン駆動力**と呼ばれる．
4) あるイオンチャンネルを流れる電流 (I_{ion}) は静止膜電位，イオン駆動力とイオンのコンダクタンスから求められる：$I_{ion} = g_{ion}(V_m - E_{ion})$（**巻末注2参照**）．

3-5-2 イオンの膜透過性と静止膜電位

静止レベルにおける神経膜での透過性はK^+に対して非常に高い．しかし，他のイオンに対する透過性が0というわけではない．そこで細胞内外に分布する主要なイオンのすべてに拡張したのが，**Goldman and Katzの式**である (BOX 3)．こうして，静止膜電位が計算できる．外液のK^+濃度を上昇させると静止電位は0に近づいていくこと，すなわち脱分極することが理解できる．

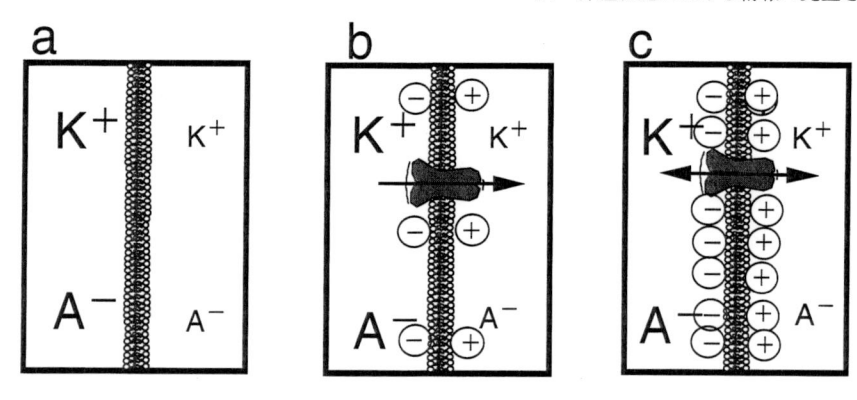

図 3-4 特定イオンについての平衡電位の発生
a）脂質二重膜で仕切られた容器の左側には高濃度の K^+ とそれに対応する濃度の陰イオンが，右側には低濃度の K^+ とそれに対応する濃度の陰イオンが分布している．b）細胞膜に K^+ のみを通すチャンネルを入れると，K^+ が濃度勾配に従って左から右へと動き始める．c）右側の膜表面は移動した K^+ による陽性荷電が蓄積し，反対側には陰性荷電が蓄積された状態になり，電気的に勾配が生ずる．この状態では，濃度勾配による K^+ の流入と電気勾配による押し戻しのバランスがとれて正味の K^+ の動きはなくなる．この電気的勾配が K^+ の平衡電位である．

The Nernst Equation （ネルンストの平衡式）　　　BOX 2

あるイオンの平衡電位は次のネルンストの平衡式から求められる．

$$E_{ion} = 2.303 \frac{RT}{zF} \log \frac{[ion]_o}{[ion]_i}$$

ここで　E_{ion}：あるイオンの平衡電位；R：ガス定数；T：絶対温度；
　　　　z：荷電数；F：ファラデー定数；$[ion]_o$：細胞外イオン濃度；
　　　　$[ion]_i$：細胞内イオン濃度

たとえば，体温37℃ならば K^+ の平衡電位は

$$E_k = 61.54 \text{ mV} \log \frac{[K^+]_o}{[K^+]_i} \quad K^+\text{の細胞内外での濃度は 1：20 であるから}$$

$$E_k = 61.54 \text{ mV} \log \frac{1}{20} = -80 \text{ mV}$$

The Goldman and Katz Equation （ゴールドマンとカッツの平衡式）　BOX 3

上述のネルンストの平衡式ではそれぞれのイオンについての値を別々に算出しているが，実際には細胞膜にイオンチャンネルを持つすべてのイオンを含めるべきである．それぞれのイオンチャンネルについての比透過性を考慮した式がゴールドマンの平衡式である．Hodgkin も同様な式を提唱している．

$$V_m = 61.54 \text{ mV} \log \frac{K_o + [pNa/pK]Na_o + [pCl/pK]Cl_i}{K_i + [pNa/pK]Na_i + [pCl/pK]Cl_o}$$

ここで，pNa/pK および pCl/pK はそれぞれ Na と Cl の透過性の K 透過性に対する比を示す．

3-6 活動電位発生のメカニズム

3-6-1 活動電位のイオン機構（図3-5）

この章の最初に画鋲をふんづけた例をあげたが，この時，画鋲は感覚神経の終末部に機械的な刺激を与えていることになる．その機械的刺激によって神経の終末部位のNa^+チャンネルが開き，ここで小さな脱分極が生ずる．この大きさが十分なレベル（**閾値**，threshold；電位依存性Na^+チャンネルを活性化するに十分な電位）に達すると，周辺の電位依存性Na^+チャンネルが開口し，Na^+はその濃度勾配に従い，Na^+の平衡電位（約+60 mV）をめざして細胞内に流れ込む（上昇相；rising phase）．最大では0レベルをはるかに越える（**オーバーシュート**；over shoot）．Na^+チャンネルには**不活性化機構**があり，開口するとすぐに不活性化され閉じ始める．一方，Na^+チャンネルよりわずかに遅れてK^+チャンネルが開口する．この時，電位は0を越えて正方向にあるので，細胞内のK^+はその平衡電位（約-80 mV）をめざして外に向かって流れ始める（**下降相**；falling phase）．その結果，電位は急速にもとのレベルに戻る．このチャンネルの開口には積極的な不活性化機構はなく，脱分極がなくなるまで開いている．したがって，膜電位は静止電位より深くなってから（**アンダーシュート**；undershoot），もとの静止電位のレベルに戻る．これが**活動電位**の全体的像である．これらの電位の変化はすべて平衡電位に向かう受動的な反応であり，overshootもNa^+の平衡電位は越さないし，undershootもK^+の平衡電位を下回ることはない．一発の活動電位が生じている際に動くイオンの量は極めて少なく1 cm²あたり4 pmol程度であり，この表面積の膜に包まれるNa^+量は1.25 μmolあるので，300万分の1のイオンしか使わないことになる．

3-6-2 活動電位発生のメカニズム

活動電位はこれまで述べたように**電位依存性Na^+チャンネル**（voltage-gated sodium channel）の開口によって細胞外のNa^+が細胞内に流れ込むことで始まる．それを最初に引き起こすのは，様々な感覚神経の終末部に形成されている感覚器の物理的な刺激によって発生する**発動器電位**（generator potential）や，**興奮性シナプス**において受容体の局所に生ずる**興奮性シナプス後電位**（excitatory postsynaptic potential）などが引き金になる．十分な数のNa^+チャンネルの開口がなければ，活動電位を引き起こすことなく不活化されてしまう．先の痛み例は，画鋲による鋭い刺激が痛覚の受容体である神経の自由終末を直接傷つけたり，圧迫した結果である．視覚，聴覚，味覚，嗅覚，触覚から骨格筋に存在する深部感覚などいずれも物理的または化学的刺激が特殊な変換装置を介して脱分極を起こし，これが閾値に達すると活動電位が発生することになる（**図3-6**）（第7章，第8章参照）．

3-6-3 活動電位群発のメカニズム

一般に，神経の信号は群発する活動電位によって送られる．このような活動電位は程良い脱分極が持続的に与えられると発生する．これは，感覚器などに加えられた刺激の大きさを活動電位の頻度として表現することに使われる．電位を少しずつ高めると，頻度がどんどん上がっている（図3-7）．しかし，最大でも100 Hzぐらいで頭打ちになる．これは，一つの神経活動が生じた後のNa^+チャンネルの不活性化が解除されるまでの間と外向きのK^+チャンネルが開口している期間が**不応期**（refractory period）になるためである．この不応期にはどんな刺激を与えても絶対に反応しない**絶対不応期**（absolute refractory period）と刺激の強さを高めると反応が生ずる**相対不応期**（relative refractory period）がある．

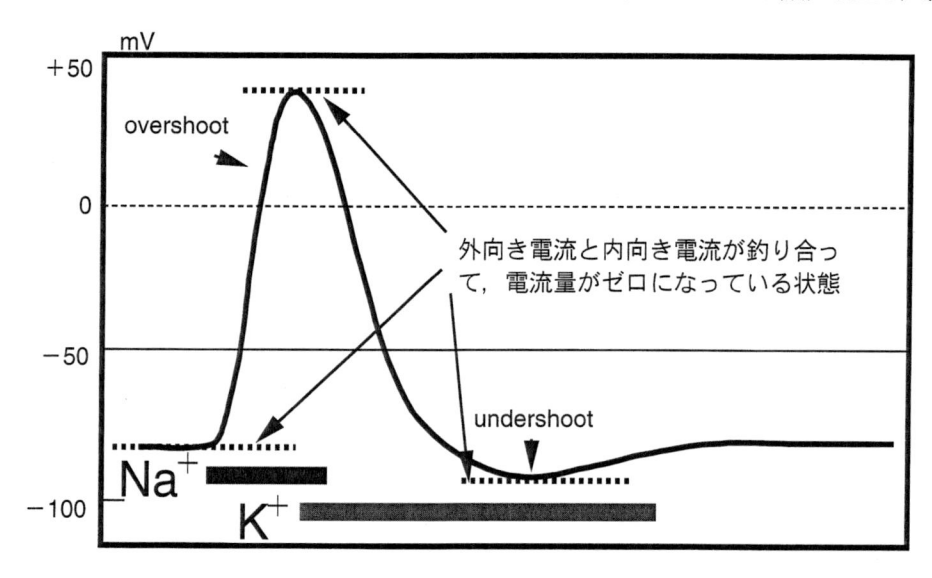

図 3-5 活動電位のイオン機構
Na^+ チャンネルの開口閾値を越える刺激が加わると，Na^+ の平衡電位をめざして，神経細胞内へ Na^+ が流れ込む．Na^+ チャンネルはすぐに不活化される．一方，K^+ チャンネルがやや遅れて活性化されると今度は K^+ の平衡電位をめざして，細胞外への K^+ の流出が生ずる．

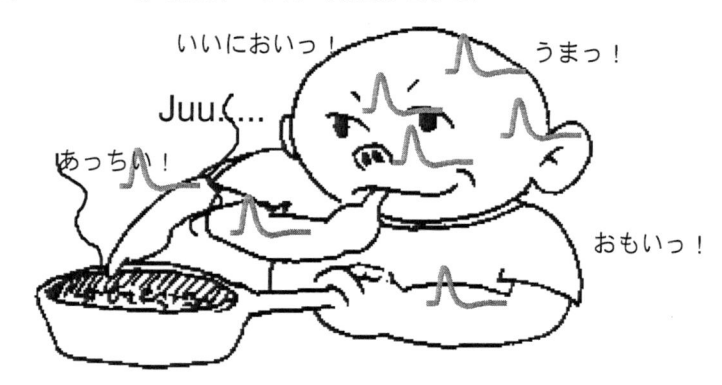

図 3-6 視覚，嗅覚，聴覚，味覚，触覚などの感覚信号から，運動信号すべてが活動電位である．

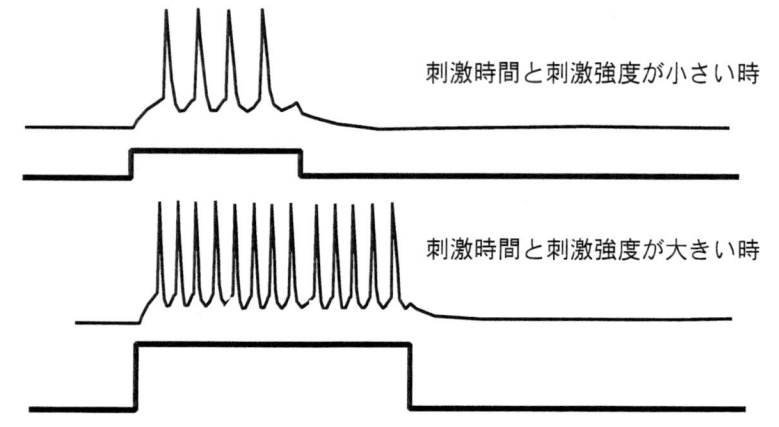

図 3-7 感覚器に加えられた刺激の強さ（大きさと持続時間）は活動電位の発生頻度に置き換えられて，生体内信号として中枢に伝えられる．

3-7 活動電位の伝導

被覆電線のように漏電しにくく導電性の高い導体を流れる電流とは違って、体液に浸され、絶縁性の低い細胞膜で包まれた神経線維は漏電しやすく、縦軸方向への伝導性が悪い。この神経線維をどのように電気信号が減衰することなく**伝導**するのだろうか。

3-7-1 伝導の仕組み

最初に発生した活動電位による電場の変化（脱分極）はその部位から少し離れた膜に存在する**電位依存性 Na^+ チャンネル**を開口させて、そこでまた活動電位を発生する。この状態が神経線維の軸索に沿って移動していくわけで、常に中継所で新しい電位を作っては次に送るといった確実な伝導法を使うのである。神経の真ん中を電気で刺激してやれば活動電位は両方向に進む。しかし、通常、発生した部位から伝導が開始される時には、最初の発生部位がしばらく**不応期**にあるので、後には戻らず一方方向にのみ進む。しかし、電線の中を流れる電流とは異なり、**伝導速度**（conduction velocity）は非常に遅い（図 3-8）。

3-7-2 伝導速度を決める因子

脱分極が電位依存性 Na^+ チャンネルを活性化することが次の活動電位を作るきっかけとなる。したがって、電流量が多ければ遠いところのチャンネルを開口させることができ、それだけ伝導速度は速くなる。したがって、太い神経の方が伝導は速い。神経研究によく用いられるヤリイカの外套を収縮させてジェットのように走らせるための神経は直径が 0.5 mm 近くもある太い神経であり、25 m/sec の伝導速度を持つ。この種の動物の神経は**無髄神経**（unmyelinated nerve fiber）と呼ばれ、神経膜表面に特別な仕掛けがないので、細い神経では秒速 1 m 程度のものが多い。それに対して高等動物の神経軸索は**有髄神経**（myelinated nerve fiber）と呼ばれ、中枢では**オリゴデンドログリア**（末梢では**シュワン細胞**）が一定間隔で巻き付いて絶縁しているので、この部分をそこを飛び越して、神経軸索膜の開いている部位、ランビエー絞輪（node of Ranvier）に活動電位を生じさせる。これは**跳躍伝導**（saltatory conduction）と呼ばれ、100 m/sec 程度の速度を出すことができる（図 3-9）。

3-7-3 活動電位の通り道

活動電位は電位依存性 Na^+ チャンネルが多く分布する神経軸索を通り道にしている。**樹状突起**には一般に電位依存性 Na^+ チャンネルは少なく、活動電位は伝導しないとされていた。しかし、最近は樹状突起にもある程度の伝導性があり、情報の統合に関わっていることが示唆されている。

3-7-4 活動電位を"見る"

これまでに述べたように、神経系における情報は電気的現象であるから、電気計測装置を使えば計測できるはずである。たとえば**オシロスコープ**は電気現象を「目で見る」ために重要な道具であり、神経活動を計測し解析するための不可欠な手段となっている（図 3-10）。神経活動が電気現象として捉えられるようになって、神経生理学は急速に進歩した。「**電気生理学**；electrophysiology」は生理学の中心分野の一つである。次の項で述べる計測法の内、電気現象計測法はよく使われているものばかりであるが、どの技術も熟練と電気的な知識を必要とし、一朝一夕にできるものではない。道具にしても一般の電気計測用に開発された道具をそのまま利用するというわけにはいかない。しかし、神経現象を正確に解析するための必須技術であり、この計測を抜きに神経活動の解析はできない。先の項で述べた神経系の特殊な性質を理解した上で、微弱な電流や電圧の変化を確実に捉える工夫がなされている。

参考：神経線維での信号の伝導は、最も速い有髄神経での跳躍伝導でも 100 m/sec である。これは時速に直すと 360 km になり、新幹線の最高時速とそれほど差がない。神経の伝導速度としてはいささか心許ないが、われわれの身体の大きさから考えれば十分である。体長が 10 m 以上もあった恐竜がどのような神経線維を発達させていたかは不明であるが、例えば、痛みの神経が同じ速度（1 m/sec）と考えると、尻尾を噛まれても、脳まで信号が届くのに 10 秒以上が必要になる!?

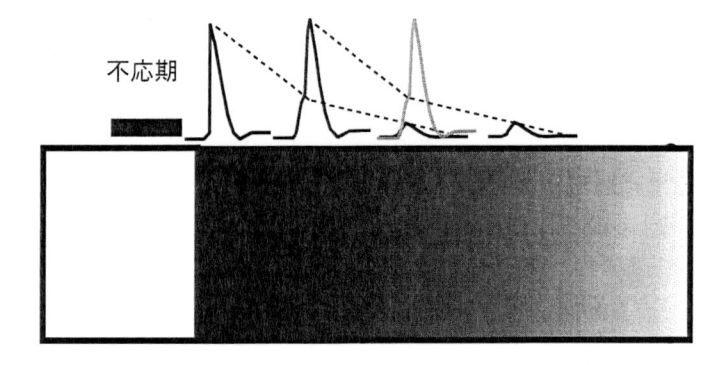

図3-8 発生した活動電位による電場はそこから少し離れた部位の電位依存性 Na⁺ チャンネルを開口させるに十分な大きさになり，その部位に新しい活動電位を発生させる．ひとたび活動電位が生じた後，その部位は，わずかの時間活動電位しか発生しない（不応期）．

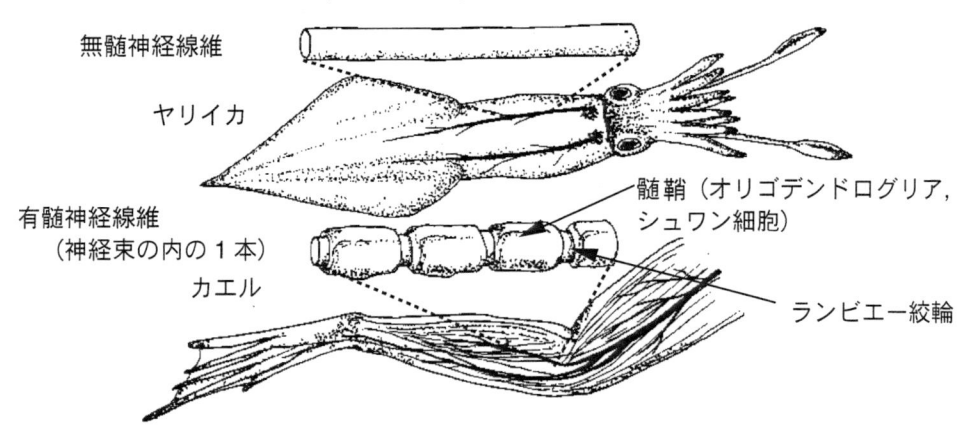

図3-9 下等動物（たとえばヤリイカ）の神経線維は無髄神経であり，伝導速度を稼ぐために太くなっている．一方，脊椎動物（たとえばカエル）では神経線維の表面にグリア細胞が一定間隔で巻き付き表面を絶縁している．神経信号は絶縁部を飛び越えて進むので，神経線維は細くても非常に速く伝導する（跳躍伝導）．

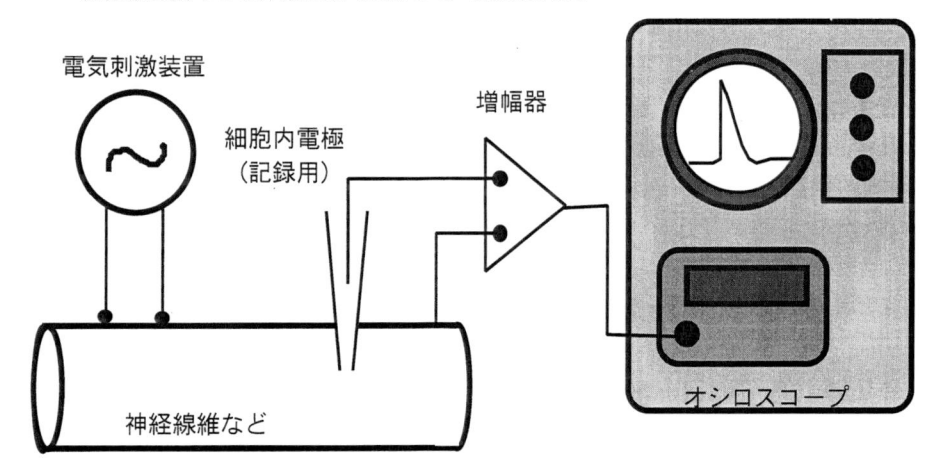

図3-10 活動電位を目で見るための装置

実験的神経伝導を調べる場合，最初の活動電位は電気刺激によって誘発する．生じた活動電位などの電位変化をオシロスコープで観察する．電気刺激を与えた時から実際に活動電位が観察されるまでの時間から伝導速度を求めることができる．

3-8　神経活動の測定法

3-8-1　電気生理学手法

a)　細胞外電極による電場電位の計測　脳の各部には同種の神経細胞が集まって層をなしている場合が多い．その部位に比較的電極抵抗の低い記録用電極を刺入し，その部位から離れた部位においた**不感電極**（比較用電極）との間の電位を記録すると，記録用電極の近くに位置する多数の神経細胞の電位の**集合電位**（population potential）を**電場電位**（field potential）として記録することができる．この場合の電極は「**細胞外電極**」と呼ばれ細胞の外側におかれているので，記録できる脱分極性の電位は細胞内記録の場合の逆極性を示し，**陰性電位**と呼ばれる．脳波の記録も同じ原理による（図3-11）．

電極の先端を細くして，注意深く脳内に刺入していくと，一つの神経細胞の活動を細胞外記録することができる．この方法を大脳皮質に応用して，特定の機能に対応する単一のニューロンの活動を解析することもできる．億単位で存在するニューロンの活動の解析としては極めて迂遠な方法のように思われるが，神経回路の解析には非常に有効な研究手段であり，大脳皮質のカラム構造の存在の発見にもこの方法が使われた．脳における情報の統合や記憶のメカニズムの解析などに汎用されている．

b)　微小電極による膜電位，膜電流の測定

膜電位の測定法の発達が近代生理学の発達につながった．初期の電位の測定は，なるべく大きな神経細胞や神経線維を用いて行われた．たとえば，カタツムリの**巨大神経細胞**（約 $100\,\mu m$）やヤリイカの**巨大神経線維**（約 $0.5\,mm$）が使われた．

ガラス管を細く引きちぎることによって作った先端が $0.5\,\mu m$ ぐらいの細い管に電解質を詰めた**ガラス微小電極**を使うと，たいていの細胞に刺し込むことができるので単一の細胞の細胞内電位を測定することができる（図3-11）．ガラス微小電極の電極抵抗は非常に高いので，電位を確実に計測するにはガラス微小電極の電気抵抗よりはるかに大きな入力抵抗を持った増幅器（前置増幅器；pre-amplifier）が必要である（図3-10参照）．同じ神経細胞に2本の電極を刺すことにより，一方で測定した電位を常に一定のレベルに保つようにもう1本の電極から電流を流し，その電流の値を測定する方法（**膜電位固定法**；voltage clamp method）も有効である．

c)　パッチクランプ法　ガラス電極の先端をわずかに加熱して溶かし，ソフトな表面を作った電極を神経細胞の表面に接着させる**パッチクランプ法**（patch clamp method）が考案された．図3-12に見られるように，先端の開口部が十分に小さければ，たった一つのイオンチャンネルのみが存在する部位に適用することができる（少し陰圧にして引っ張る）（**cell attached patch**）．この方法で一つの Na^+ や K^+ チャンネル分子を流れる電流を測定することができる．この場合，チャンネルを取り囲む膜がきっちりとガラス管の縁にくっついていると，膜部分を引きちぎってしまっても，チャンネルの活動を見ることができる（**inside out patch**）．引きちぎる方法によって，細胞膜の外側を外に向けたままの状態（**outside out patch**）を作り出すこともできる．また，一つの細胞に貼り付けた状態で，電極先端部分のみに孔を開ければ，細胞全体の電流を計測することができる（**ホールセルパッチ**；whole cell patch）．**パッチクランプ法**では電位を一定レベルに固定することができるので，電流を計測することが容易にできる．この方法を考案した，Bert Sakman と Erwin Neher は1991年のノーベル生理学賞を受賞した．図3-13に活動電位の発生時の電位依存性 Na^+ チャンネルと K^+ チャンネルの開口状態を測定した例を示す．これによって，活動電位の上昇層が Na^+ チャンネルの開口による内向きの電流により，下降相が K^+ チャンネルの開口による外向きの電流からなっていることがよく理解できる．

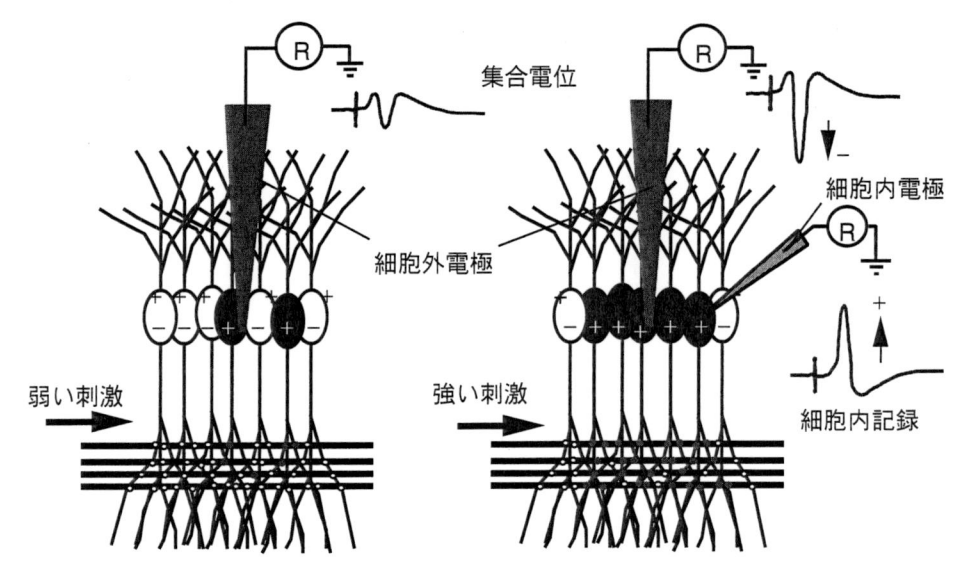

図 3-11 細胞外で記録される集合電位と細胞内記録された電位の違い
集合電位の振幅は興奮している細胞の数に比例し，極性は細胞内記録の逆（陰性電位）として記録される．

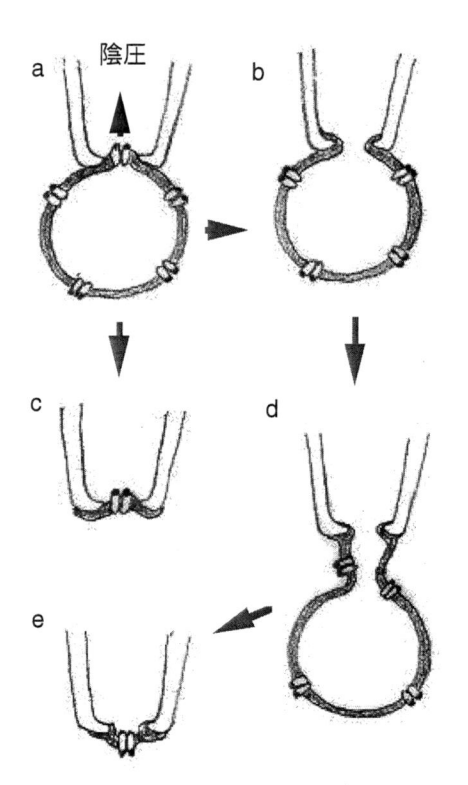

図 3-12 パッチ電極法の応用
a : cell attached patch;
b : whole cell patch;
c : excised patch (inside out);
e : excised patch (outside out)

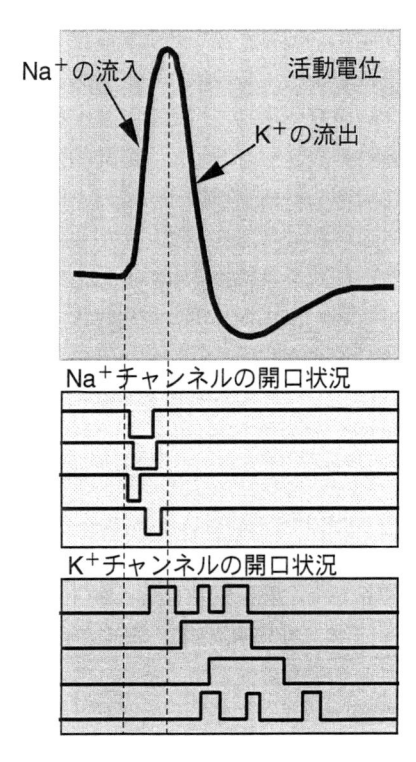

図 3-13 パッチクランプ法による活動電位発生時のイオンチャンネル活性化状態の解析．

3-8-2 光学的手法

以上のように神経活動の研究は電気生理学を中心として進められてきた．しかし，電気的活動や細胞内のイオンの濃度の変化を光の変化として捉えることができるようになり，神経系の研究に全く新しい切り口が開かれた．positron emission tomography（PET）や functional MRI なども脳研究の新技術であるが，ここでは筆者自身が手がけている比較的身近な例を示す．

a） 電位感受性色素　電位感受性色素の発見のきっかけは活動電位の発生機構に関する論争にあった．Hodgkin と Haxley を中心とした学派によって，活動電位は神経膜上に存在するイオンチャンネルの開口によるものとする「**イオンチャンネル仮説**」が提唱された．それに対抗する学説として，田崎による「神経膜の**相転移仮説**」があった．この仮説によると，活動電位は神経膜を構成する脂質二重膜に相転移が生じて，イオンの透過性が増すことによって発生するとしている．田崎はこれを証明するために神経細胞を膜に溶け込みやすい色素で染めて，活動電位が生じた時の光の透過性の変化を計測した．その結果，確かに電気的に計測した活動電位とまったく同じ時間経過をたどる色素の透過性の変化が生じた．この結果は田崎の仮説を支持するものに見えた．しかし，実はここで用いた色素は電位が変化するとそれに応じて吸光度が変化する性質を持っており，膜の相転移ではなくて，光の変化で膜電位の変化そのものを測定していたことになる．この事実に目を付けた，L. Cohen が次々に「**電位感受性色素**（voltage sensitive dyes）」を開発した．**図 3-14** は記憶に関係の深い脳部位である海馬のスライス標本を電位感受性色素で染色し，16×16（256 個）のホトダイオードを用いて，4000 分の 1 秒毎に計測したものである．このように，この方法を用いれば興奮の伝導の様子を二次元的に解析することができる．最近では，さらに高画質で高感度の光検出装置が開発されており，神経回路の研究の質が一気に高まってきた．

b） イオン感受性色素の応用　1980 年代の初期にはさらに強力な研究手段が開発された．**蛍光 Ca^{2+} 指示薬**である．この試薬は，Ca^{2+} キレート試薬に蛍光性を持たせたものであり，Ca^{2+} と結合すると，その蛍光特性が変化することを利用したものである．細胞膜を透過して細胞内に入り，そこで酵素分解を受けてキレータとしての働くタイプの試薬が考案されている．最もよく使われるのが，fura-2 と呼ばれる試薬である（**図 3-15**）．この試薬と蛍光顕微鏡-画像処理装置を用いれば，様々な状態での**細胞内 Ca^{2+} 濃度**を二次元的に計測することができる．細胞内カルシウム濃度は様々な酵素反応に関わっているので，細胞の活動と細胞内の酵素活動の関係を同時に解析できるという大きな利点がある．現在では，Na^+，K^+ や Cl^- さらに酵素活性までも計測できる蛍光指示薬が開発されている．

c） 緑色蛍光タンパク質（green fluorescent protein；**GFP**）の登場　発光クラゲの発光に関わる物質として，緑色の蛍光を発するタンパク質 GFP が同定された．このタンパク質の遺伝子を特定のタンパク質の遺伝子に結合させることによって，細胞内の特定の機能を蛍光に置き換えて観察しようとする試みが進められている．アミノ酸の配列を改変することにより，青色，黄色，赤色の蛍光を得ることもできる．カルモデュリン結合タンパク質に発現させ細胞内 Ca^{2+} 濃度を計測した例や膜に存在する PIP_2 に結合するタンパク質に発現させて IP_3 の生成を計測した例などわが国の若手研究者の活躍が目立っている．

参考：図 3-15 に示した蛍光 Ca^{2+} 感受性色素を用いた蛍光画像解析によるアセチルコリンの神経細胞内 Ca^{2+} 濃度上昇作用の計測例は筆者らのデータである．筆者らは同様な方法で，興奮性神経伝達物質，グルタミン酸が海馬ニューロンの細胞内 Ca^{2+} 濃度を上昇させることを最初に発見した（1986 年）．

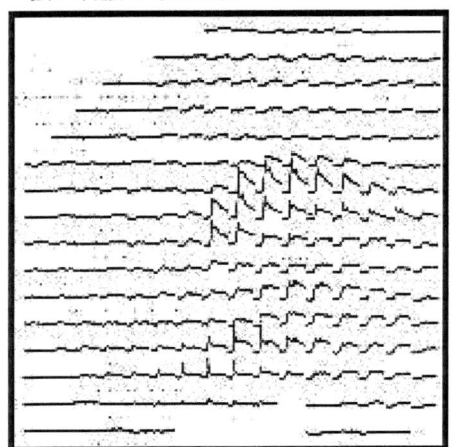

強い刺激を与える前　　　　　　　強い刺激を与えた後（長期増強現象）

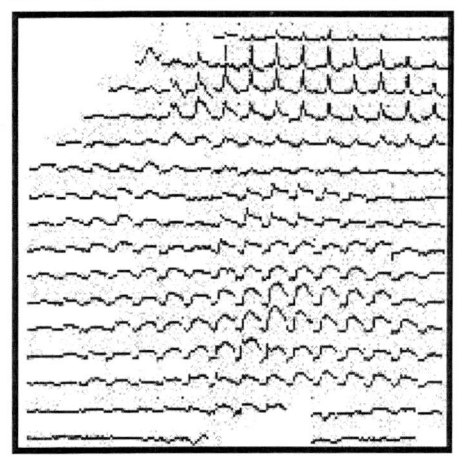

図3-14 電位感受性色素で染色した脳スライス標本において，刺激後の興奮の広がりと大きさを16×16（256個）のホトダイオードアレーを用いて二次元的に計測した．この方法では，1秒間に2000枚から5000枚の画像を取り込むことができる．
　強い刺激（テタヌス刺激）を与えた後には信号の伝わりが促進されている（長期増強現象）（第10章参照）．

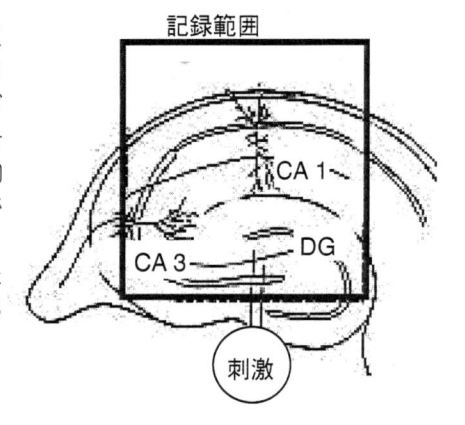

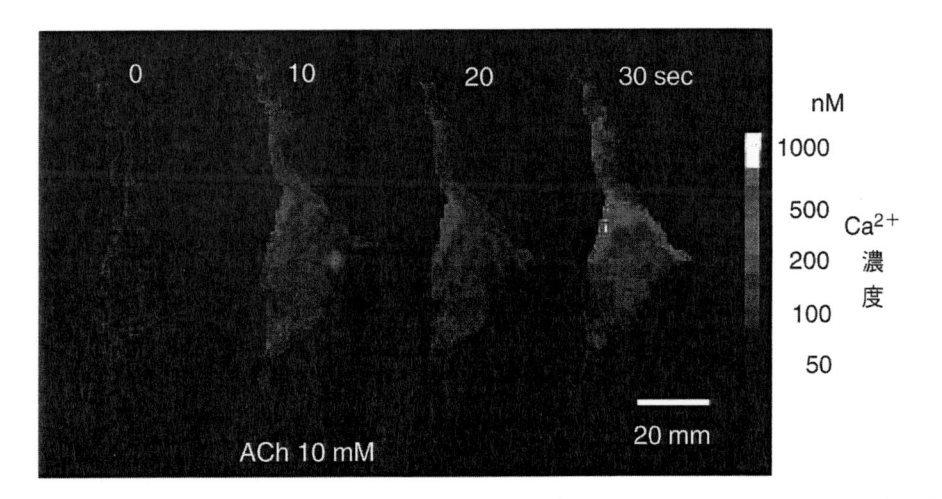

図3-15 蛍光Ca^{2+}指示薬，fura-2で染色された海馬培養ニューロンにアセチルコリンを適用した時の細胞内カルシウム濃度の変動
　アセチルコリンによって細胞内Ca^{2+}濃度が不均一に上昇していることがわかる．

4. シナプス伝達と神経伝達物質

4-1 シナプスの形態と機能

　様々な感覚器や興奮性シナプスにおいて発生した信号は軸索を移動する活動電位として終末まで伝導していく．終末に達した信号は，シナプスにおいて別の神経細胞や筋細胞，腺細胞などの興奮性組織に伝達される．シナプスの概念は第2章でも述べたように生理学者，Charles Sherrington (1857-1952) の提唱によるものであり，抱き込むという意味のギリシャ語から「synapse」と名付けたとされる．確かに形態の上では極めて密接に接触しており，この命名は的を射ている．しかし，シナプスにおける信号の伝達は接触しているから伝わるというような単純なものではない．シナプスには多様な情報処理が可能な巧妙な仕組みがあり，神経における情報処理の最も重要な部分を占めている．

4-1-1 シナプス伝達の様式

　シナプスにおける信号の伝達には2種の様式が知られている．(1) **電気シナプス**と (2) **化学シナプス**である．神経軸索を伝導してきた信号がイオンの流れを使った電気的な信号であるので，電気的に信号が伝えられるという電気シナプスは最もありそうに思われる．しかし，実際にはまれであり，ほとんどが化学シナプスである．そして，化学物質を使って信号を伝達するという様式がシナプスの機能を多様で高度にしている．シナプス伝達に化学物質が関わっている可能性は，Otto Loewi の摘出カエル心臓実験で初めて示された (1921年)．この実験では二つの摘出心臓を図4-1に示すように配置し，一方の心臓を支配する迷走神経（副交感神経）を刺激して，この心臓の拍動を抑制する．すると，この心臓から拍出された液を受けた心臓の拍動も抑制される．この結果から Loewi は刺激された迷走神経から心臓抑制作用を持つ物質，Vagusstoff（**迷走神経物質**）が遊離されていると予測したのである．その後，化学伝達物質の研究は急速に進む．一方，一番ありそうな電気シナプスが証明されたのはそれから30年以上も後のことであり (Edwin Furshpan and David Potter, 1959)，しかも，重要性は極めて低いことが判明した．

4-1-2 シナプスの種類

　中枢神経系のシナプスは，シナプス前神経の終末がシナプス後神経のどこにシナプスを作るかによって，3種類に分けられる（**図2-5参照**）．

(1) axodendritic synapse：樹状突起に作られるシナプス．

(2) axosomatic synapse：細胞体に作られるシナプス．

(3) axoaxonic synapse：神経軸索に作られるシナプス．

　いずれのシナプスも信号を送る側のニューロンを**シナプス前ニューロン** (presynaptic neuron)，受ける側のニューロンを**シナプス後ニューロン** (postsynaptic neuron) と呼ぶ．

4-1-3 神経筋接合部 (neuromuscular junction)

　脊髄を出た運動神経が骨格筋と作るシナプスを**神経筋接合部**と呼ぶ．このシナプスは非常に特殊な形に分化している（図4-2）．運動神経の終末部はいくつにも枝分かれして，筋線維の上に形成されている．終末の膜には明瞭な**アクティブゾーン** (active zone) が形成されており，ここにシナプス小胞が集まっている．筋線維側の受容体は**終板** (motor end-plate) と呼ばれ，ニューロンの受容体とはかなり異なる形状をしている．形状はやや異なるものの，シナプスとしての性質にはまったく差はなく，しかも，脳の中に埋め込まれているシナプスに比べて，扱いやすく実験しやすいので，シナプスの研究の発達に大きく寄与してきた．

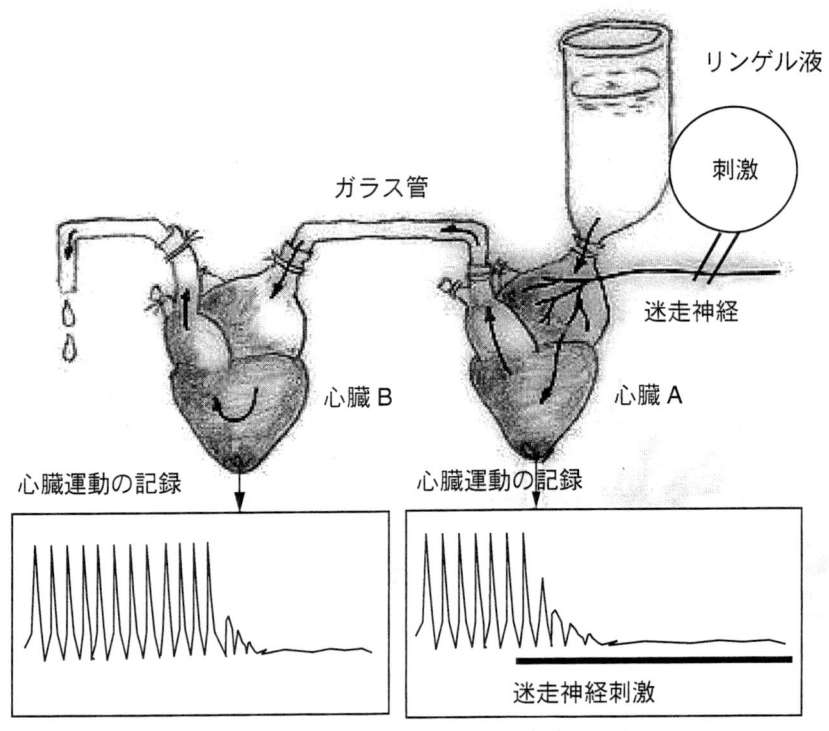

図 4-1　Otto Loewi の実験
摘出された二つのカエルの心臓について，一方の心臓の静脈からリンゲル液を流し，心臓の拍動によって動脈から拍出されるリンゲル液をもう一つの心臓の静脈に結びつける．心臓 A の迷走神経を刺激すると心臓の拍動は弱まる．ところが，その心臓から拍出した液を受けた心臓の拍動も弱まってしまう．

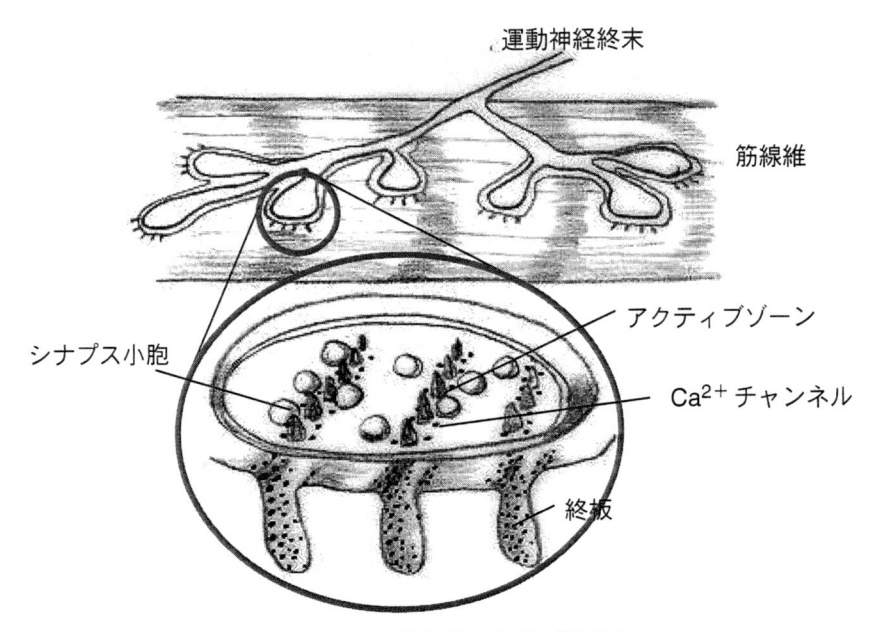

図 4-2　神経筋接合部の模式図

4-2　電気シナプスと化学シナプス

4-2-1　電気シナプス（electrical synapse）

電気シナプスは先にも述べたように高等動物ではまれなシナプスである．この伝達が生ずるためには**ギャップジャンクション**（gap junction）と呼ばれる特殊な構造が必要である．このシナプスにはわずかに2〜4 nmの隙間しかなく，その部位のシナプス前後のニューロンの膜には**コネキシン**または**コネクソン**（connexons）と呼ばれる複合タンパク質が埋め込まれており，隣接する膜に埋め込まれたコネキシンが一対となって細胞膜をつなぎ合わせる．結果としてシナプス前後をつなぐ1.5〜2 nmの，他のチャンネルと比べるとかなり直径の大きいチャンネルが形成され，これを通ってイオンばかりではなく小さな分子まで流れ込むことができるようになる（図4-3）．イオンが直接流れる仕組みなので伝達の速度は速く，あたかも1本の軸索上と同様に伝えられていく．また，活動電位を発生しない閾値以下の電位も伝播することができる．さらに，このシナプスでの情報の伝達はどちらの方向にも行うことができる．無脊椎動物の感覚神経と運動神経の結合でしばしば見られるシナプス形態であるが，高等哺乳動物の神経系ではごく限られた部位にしか存在しない．高等動物でも幼若期にはしばしば見られるが，成長するにつれて，減少していく．しかし，ニューロン以外ではグリア細胞，肝臓細胞，心筋細胞などには広く分布しており，互いの細胞が同期して活動する場合に，重要な信号伝達メカニズムになっている．

4-2-2　化学シナプス（chemical synapes）

高等哺乳動物の神経系におけるシナプスは大部分は化学シナプスである．この種のシナプスにはギャップジャンクションの10倍以上の20から50 nmの**シナプス間隙**（synaptic cleft）がある．このシナプス間隙には**細胞外マトリックス**と呼ばれるタンパク質の構造があり，神経終末であるシナプス前細胞膜と受容体が分布するシナプス後細胞膜をつなぎ止めている．シナプス前の部分には**シナプス小胞**（synaptic vesicles）と呼ばれる50 nmほどの粒がたくさん詰まっている．この中には神経伝達物質がたくさん詰め込まれている．このほかに100 nm程の**分泌顆粒**（secretory granules）と呼ばれる大型の小胞がある．この中にはペプチド性伝達物質が詰まっており，電子顕微鏡で見ると，中が黒く詰まって見えるので，**有芯顆粒**（dens-core vesicles）ともいわれる．シナプス小胞の中にはアクティブゾーン（放出活性化帯，active zone）と呼ばれるシナプス前膜に存在する三角錐の形をした部位に集まっているものがあり，これらがシナプス前終末の興奮時に流入したCa^{2+}を使ってシナプス前終末膜に融合して，中に蓄えている伝達物質を遊離させる（図4-4）．

シナプス後膜には電子顕微鏡で見ると密度が高く見える部分がある（**織密層**，synaptic density）．この部位には**神経伝達物質受容体**が分布しており，シナプスに与えられた化学的刺激を細胞内の情報に変える役割をするシステムが備わっている．したがって情報の伝達は一方向にしかできない．

4-2-3　化学シナプスが電気シナプスに勝る理由

電気シナプスによる情報の伝達は神経線維における伝導と同じくらいに速く，活動電位閾値以下の電位さえも伝達できるという効率の良さがある．それにも関わらず，生物は進化の過程で，この伝達様式を排除して，化学シナプスに置き換えてしまった．その理由は続く節での解説でも明らかなように，化学シナプスは多様な神経伝達物質を用い，さらに多様な神経伝達物質受容体を発達させることによって，極めて多種多様な情報を伝えることができ，さらに情報を様々な形で加工することができるからである．電気シナプスを使っていたらこれほど複雑な神経機構を構築することは不可能であった．

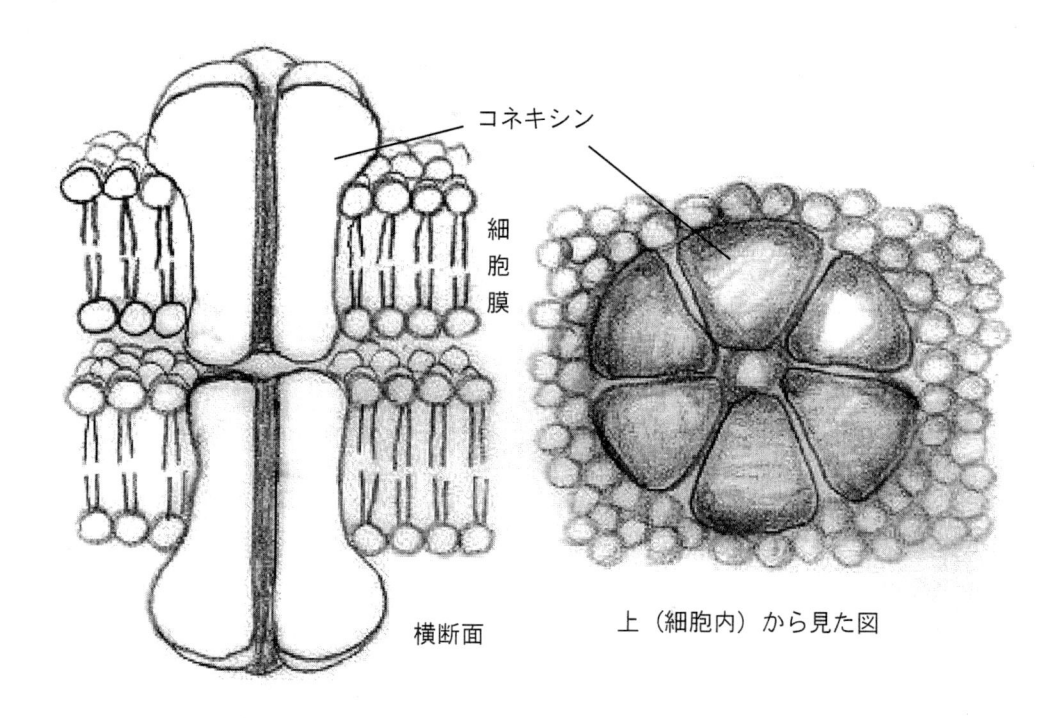

図 4-3　ギャップジャンクション
このタイプのシナプスにはわずかに 2〜4 nm の隙間しかなく，隣接する膜に存在するコネキシン同士が一対になって細胞膜をつなぎ合わせている．

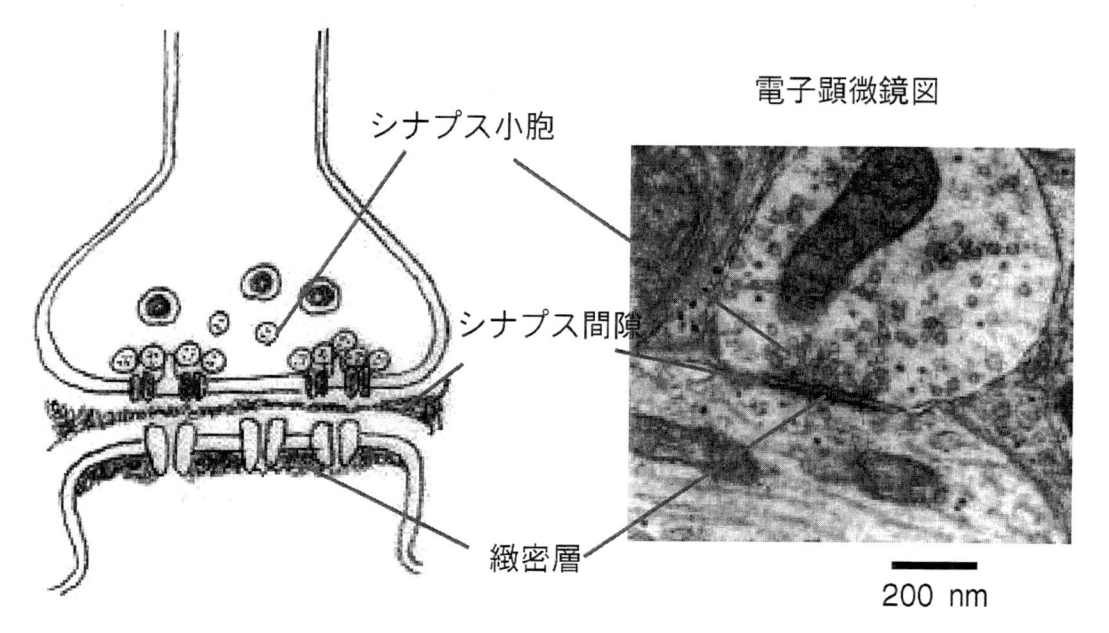

図 4-4　化学シナプスの基本形
シナプス前終末には多数の小胞が存在し，隣接する細胞とは 20〜50 nm のシナプス間隙がある．シナプス後膜には緻密層と呼ばれる電子密度の高い部分がある（三菱化学生命研・近藤俊三氏提供）．

4-3 神経伝達物質

ここでは**神経伝達物質**（neurotransmitters）として同定されるための条件および化学的側面について考えてみよう．化学伝達物質は神経終末部分に貯蔵され，神経終末に電気的信号が到達した時に遊離され，シナプス後神経細胞に存在する**神経伝達物質受容体**（neurotransmitter receptors）に作用する．このような性質を手がかりに脳内で機能している神経伝達物質が同定されてきた．

4-3-1 神経伝達物質の研究（図4-5）

特定のシナプス伝達に関わる神経伝達物質を同定するのは容易ではない．脳に分布している物質が神経伝達物質と同定されるにはいくつかの証拠が必要である．そこで，脳から単離された伝達物質候補物質について，生化学的，薬理学的，生理学的実験結果をもとに，その伝達物質候補物質が伝達物質であることを推理していくことになる．ある生体内物質が神経伝達物質として同定されるには，次の四つの条件を満たさねばならない．

1) その物質は生体で合成され，神経終末部に貯蔵されていなければならない．

2) その物質は刺激に応じて神経終末部から遊離されなければならない．

3) その物質はシナプス後ニューロンに刺激によって生じさせた反応と同じ反応を生じさせなければならない．

4) その物質の作用を抑制する薬物は神経刺激によって生ずる作用も抑制しなければならない．

この種の研究が始まった頃はこれらの基本的な性質を解析することは簡単ではなかった．しかし現在は，組織化学的，免疫組織化学的および分子生物学的研究の発達によって，神経伝達物質合成酵素の存在部位や受容体の分布部位を解析することもできるようになり，神経伝達物質の同定はさらに確実なものになってきている．

4-3-2 神経伝達物質のカテゴリーとDaleの法則

最初に薬理学的研究により**アセチルコリン**が伝達物質として認められて以来，脳内に存在する化学物質で伝達物質として働いている物質を探索する研究が急速に進められ，脳内に存在する伝達物質が次々に同定された．その結果，現在までにほとんどの伝達物質が同定され，結局，(1) **アミン類**（アセチルコリンもアミン類に含める場合とアセチルコリンは独立に一つのカテゴリーに分類する場合がある），(2) **アミノ酸類**，(3) **ペプチド類**のカテゴリーに分類できることが明らかになってきた（表4-1）．アミノ酸とアミンは小さな分子であり，**シナプス小胞**（synaptic vesicles）に貯められ，ここから遊離されるが，ペプチドは大きく，**分泌顆粒**（secretory granules）に貯蔵されて，ここから分泌される．

神経伝達物質研究の最初の頃はアセチルコリンを同定したDaleの研究を拡大解釈して，「一つの神経終末には一つの伝達物質しかない」というのが常識（Dale's principle；**Daleの法則**）とされ，同定の基準の一つとも考えられていた．しかし，ペプチド伝達物質が分泌顆粒に貯蔵されており，シナプス小胞と分泌顆粒は同一の神経終末に存在することが発見されたために，現在では，ペプチド伝達物質とその他の伝達物質は共存できると考えられている．また，**ATP**や**アデノシン**が他の伝達物質とともに遊離され，これらに対する受容体も存在していることが明らかにされており，同じシナプスに複数の伝達物質が関与することもあることが明らかになっている．しかし，ATPやペプチド伝達物質とアセチルコリンなどの古典的伝達物質による伝達の速度や様式には明らかな差があり，共存していても両者が同じ情報伝達に関わっているわけではない．

> **参考**：Otto Loewiによる迷走神経物質の発見（1921年）より以前，1914年に薬理学者，Henry Daleはコリンエステルが腸管や胃を収縮させることを発見し，やがて，副交感神経からアセチルコリンを抽出することに成功した（1928年）．これらの業績によりLoewiとDaleは1936年にノーベル賞を受賞する．受賞から2年後，Loewiはユダヤ人であることを理由にナチスに連行されるが，あまりにも有名であったためか釈放され，アメリカに亡命することができた．

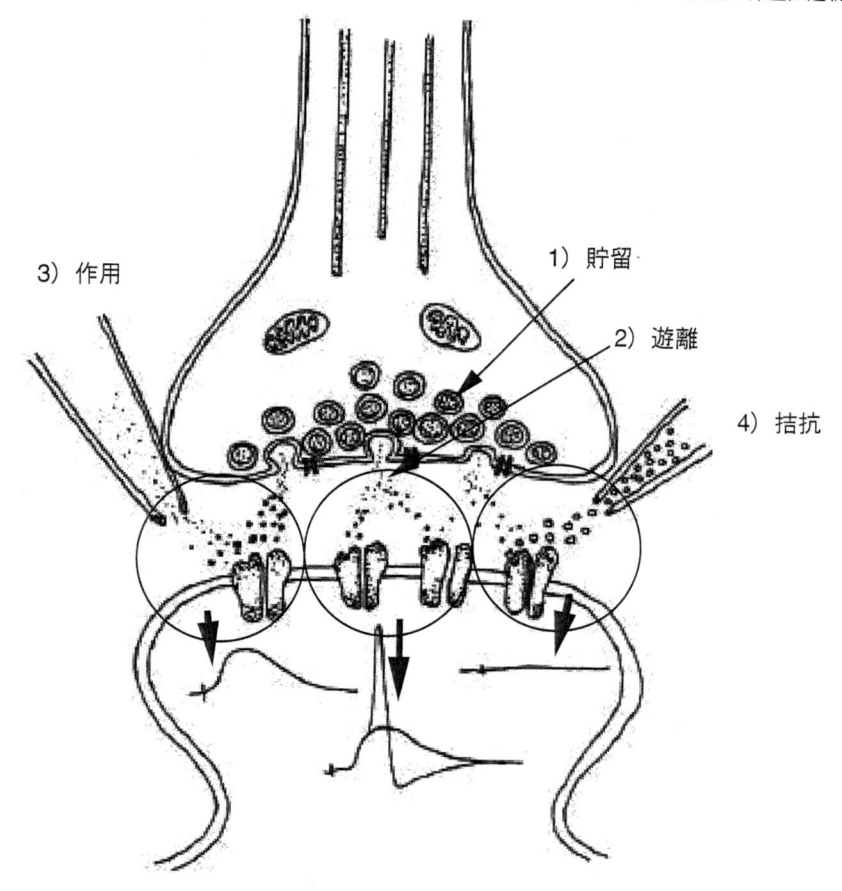

図 4-5 神経伝達物質同定の要件
ある物質が神経伝達物質として認められるには少なくとも次の要件は満たさなければならない．1) シナプス前終末部に貯留されていること．2) 神経の興奮によって遊離されること．3) その物質をシナプス後神経細胞に適用した時に神経刺激と同じ反応が生ずること．4) その物質の拮抗薬により神経伝達が遮断されること．

表 4-1 神経伝達物質の種類

アミン類	アセチルコリン*
	カテコールアミン（ノルアドレナリン，ドーパミン）
	インドールアミン（セロトニン）
アミノ酸類	興奮性アミノ酸（グルタミン酸，アスパラギン酸）
	抑制性アミノ酸（グリシン，γ-アミノ酪酸）
ペプチド類	タヒキニン類（サブスタンスP，ニューロキニン類）
	オピオイド類（エンドルフィン類，エンケファリン類）
	その他多数（表 4-2 参照）

* アセチルコリンはアミン類には分類せず，独立のカテゴリーとして分類する場合もある．

4-4 神経伝達物質の種類と性質

4-4-1 コリン作動性ニューロン (cholinergic neuron)

アセチルコリン（acetylcholine；AChと略記されることが多い）は運動神経の終末や自律神経節など，中枢神経系から末梢に向けて送り出される神経における伝達物質として重要である．この部位の伝達物質受容体はニコチン作動性受容体（後述）であり，Na^+やK^+チャンネルの活性化によって興奮性情報伝達が行われる．一方，中枢神経系内や副交感神経の支配臓器においては**ムスカリン作動性受容体**（後述）を活性化し，**G-タンパク質連動型の細胞内情報システム**を使って情報を伝達する．アセチルコリンはコリンとアセチルCoAから**コリンアセチルトランスフェラーゼ**（ChAT）によって合成される（図4-6）．この酵素は，コリン作動性ニューロンのよいマーカーとなる．原料となるコリンは神経終末から**コリントランスポーター**を使って取り込まれる．これがACh合成の律速段階になる．AChはコリンエステラーゼによって酢酸とコリンに分解される（図4-6）．分解によって生成されたコリンもACh合成の原料として再利用される．

4-4-2 カテコールアミン作動性ニューロン (catecholaminergic neurons)

チロシン（tyrosine）を原料として作られる3種のアミン伝達物質の総称．合成の順に**ドーパミン**（dopamine），**ノルアドレナリン**または**ノルエピネフリン**（noradrenaline, norepinephrine；同じ物質，命名法が異なる），**アドレナリン**または**エピネフリン**（adrenaline, epinephrine；同じ物質，命名法が異なる）である．その合成は図4-7に示すような段階がある．最初の**チロシン水酸化酵素**（tyrosine hydroxylase）が働いて**カテコール**が生ずる段階がこのシステムの律速段階である．この酵素は生成されたカテコールアミンによって活性調節を受けており，常に神経終末部のカテコールアミンの量が一定になるようにしている．合成酵素の種類によって伝達物質として使われるカテコールアミンの種類が異なることになる．ノルアドレナリンは交感神経の効果臓器において多種の**受容体サブタイプ**に作用する．中枢神経系においては，ドーパミンとノルアドレナリンを伝達物質とする神経は様々な神経伝達の調節機能に関与しており，精神行動など高次機能の発現の中心的機能を担っている．伝達物質としての作用が終わった後はニューロンやグリア細胞に存在する**トランスポーター**によって除去される．

4-4-3 セロトニン作動性ニューロン (serotonergic neurons)

セロトニン（serotonin, 5-hydroxytryptamine；5-HT）は**トリプトファン**（tryptophan）から生合成される（図4-8）．この物質も中枢神経系の極めて重要な伝達物質であり，気分，感情行動，睡眠などに関わっている．セロトニンも作用した後にはニューロンやグリア細胞に特殊なトランスポーターを使って取り込まれる（4-10節参照）．

4-4-4 アミノ酸作動性ニューロン (amino acidergic neurons)

伝達物質として使われるアミノ酸は，**グルタミン酸**（glutamate；Glu），**グリシン**（glycine；Gly），および**γ-アミノ酪酸**（γ-aminobutyric acid；GABA）などである．グルタミン酸とグリシンは細胞の一般的な代謝系で，グルコースなどから合成される（図4-9）．これらのアミノ酸はいずれもタンパク質構成アミノ酸なので，体液中に大量に存在しており，神経終末の小胞の中に濃縮され，伝達物質として十分な量が保たれる．γ-アミノ酪酸（GABA）はグルタミン酸からグルタミン酸脱炭酸酵素（GAD）によって合成される．GADの分布はGABAergic neuronsの分布のマーカーとなる．

参考：アドレナリンは高峰譲吉（1859-1922）により副腎髄質から単離・結晶化され（1901年），命名された．欧米では，高峰の命名を無視して，これをエピネフリンと呼んでいる．最近では欧米でも高峰の発見を尊重し，アドレナリンと呼ぶ研究者も見られるようになっている．

図 4-6 アセチルコリンの生合成

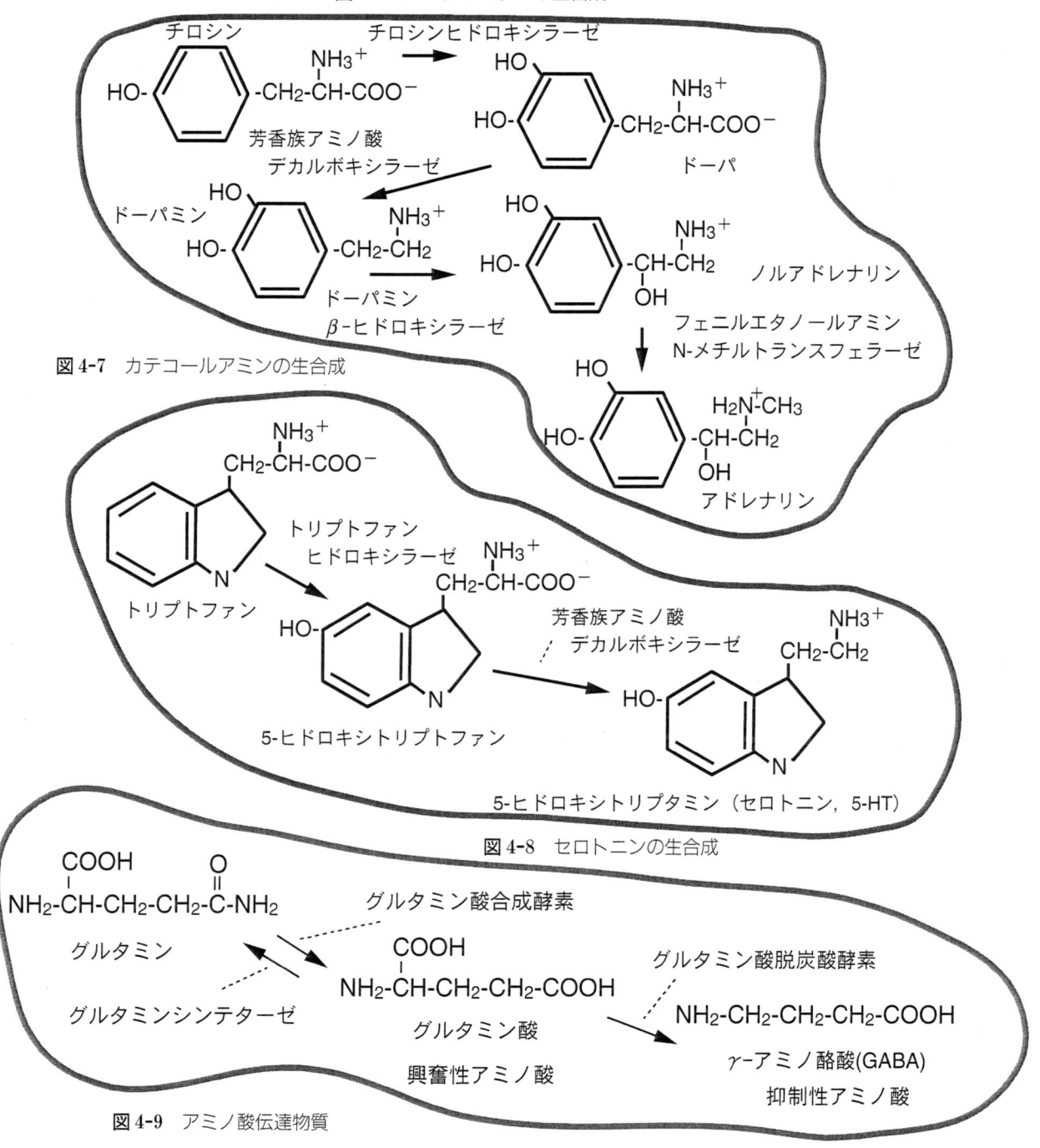

図 4-7 カテコールアミンの生合成

図 4-8 セロトニンの生合成

図 4-9 アミノ酸伝達物質

4-4-5 ペプチド作動性ニューロン
　　　　（peptidergic neurons）

　ペプチド伝達物質に分類される物質を**表4-2**にまとめた．ほとんどのペプチドは他の伝達物質と共存しているので，純粋なペプチド作動性ニューロンは少ない．その合成にはタンパク質合成と同じシステムが使われている．分泌顆粒に濃縮されて，激しい刺激の場合に放出される．代表的な物質としてはアミノ酸11個からなる**サブスタンスP**（痛覚の伝達に関わる神経伝達物質）や内因性の鎮痛機構に関わるアミノ酸5個からなる**エンケファリン類**など比較的持続性の長い反応に関わっている．これらの大きな分子の再取り込みには**エンドサイトーシス**（endocytosis）という方法が使われており，他の伝達物質の取り込みよりは大がかりで，効率も悪い．

4-4-6 その他の神経伝達物質候補と細胞間情報伝達物質（図4-10）

　以上にあげた物質のほかにも伝達物質ではないかと見られている物質がいくつも報告されている．その中でも興味深いものに**アデノシン三リン酸（ATP）**がある．これはエネルギー物質であるが，伝達物質遊離の際に同時に放出されることが多い．最初はエネルギー供給の一部と考えられていたが，シナプス後神経細胞にATPに対する特異的な受容体が発見され，それ自体が伝達物質であると考えられるようになっている．また，ATPの基本分子である，**アデノシン**（adenosine）も伝達物質ではないかと考えられている．この受容体はシナプス前終末に多く存在しており，伝達物質とともに遊離されたアデノシンは，その受容体（**自己受容体**（autoreceptor））に作用して，伝達物質の遊離を抑制している．

　さらにシナプス間情報伝達に関わる興味深い物質がいくつも発見されている．たとえば，**一酸化窒素（NO）**，**一酸化炭素（CO）**および**アラキドン酸**などである．これらはシナプス後のニューロンで合成されて，シナプス膜を通り抜けて，シナプス前の膜に到達することにより，G-タンパク質の活性化を介して，伝達物質の遊離を調節することが明らかにされてきた．これらの物質を総称して，**逆行性情報伝達物質**（retrograde messenger）と呼ぶ．

4-5 神経伝達物質の合成と貯蔵

　特定のシナプスにおいて目的とする伝達が生ずるためには，神経伝達物質が合成され，神経終末にいつでも遊離されるように貯蔵されていなければならない．中枢神経系で最も重要な伝達物質の一つとなっているグルタミン酸はグルタミンからも生合成されるが，タンパク質構成のためのアミノ酸であり，体のどこにでも分布している．それだけに，グルタミン酸作動性ニューロンの終末部の小胞の中には十分な量が濃縮されていなければならない．そのほかのアセチルコリンやアミン伝達物質はまさに伝達物質としての役割がはっきりとしたものであり，必要とされる場所で合成される．これらの神経伝達物質合成に必要な合成酵素は神経の細胞体で合成され，**軸索輸送**によって終末部まで運ばれる．また，合成された伝達物質は終末の小胞の中に送り込まれるが，この過程には細胞膜に表現された特殊な**輸送用タンパク質**が働く．一方，ペプチド伝達物質の方は，タンパク質ができるのと同じように合成され，ゴルジ小体で**分泌顆粒**の中に貯め込まれた形で，神経終末部まで軸索輸送される．

参考1：ペプチド伝達物質の多くは，いったん大きなタンパク質として合成された後に酵素分解によって生成される．例えばプロオピオメラノコルチンは脳下垂体から発見されたタンパク質であるが，この分子の中にはホルモンとしてのACTH，MSHのほかにペプチド神経伝達物質であるβ-エンドルフィン，メチオニンエンケファリン，ロイシンエンケファリンが含まれている．

参考2：ごく最近まで，グルタミン酸がシナプス小胞に貯留されているかどうか疑問視されており，**非小胞性遊離**（non-vesicular release）学説さえ提唱されていた．しかし，シナプス小胞にグルタミン酸トランスポーターが存在することが明らかにされ，グルタミン酸伝達物質説には疑いの余地はなくなった．

表 4-2 ペプチド伝達物質の例

サブスタンス P	Arg-Pro-Lys-Pro-Gln-Gln-Phe-Phe-Gly-Leu-Met-NH₂
β-エンドルフィン	Try-Gly-Gly-Phe-Met-Thr-Ser-Glu-Lys-Ser-Gln-Thr-Pro-Leu-Val-Trh-Leu-Phe-Lys-Asn-Ala-Ile-Ile-Lys-Asn-Ala-Tyr-Lys-Lys-Gly-Glu
エンケファリン類	
Leu-エンケファリン	Tyr-Gly-Gly-Phe-Leu
Met-エンケファリン	Tyr-Gly-Gly-Phe-Met
アンギオテンシン I	Asp-Arg-Val-Tyr-ile-His-Pro-Phe-His-Leu
アンギオテンシン II	Asp-Arg-Val-Tyr-ile-His-Pro-Phe
ソマトスタチン	Ala-Gly-Cys-Lys-Asn-Phe-Phe-Trp-Lys-Thr-Phe-Thr-Ser-Cys
バゾプレシン	Cys-Tyr-Phe-Gln-Asn-Cys-Pro-Arg-Gly-NH₂
その他多数	

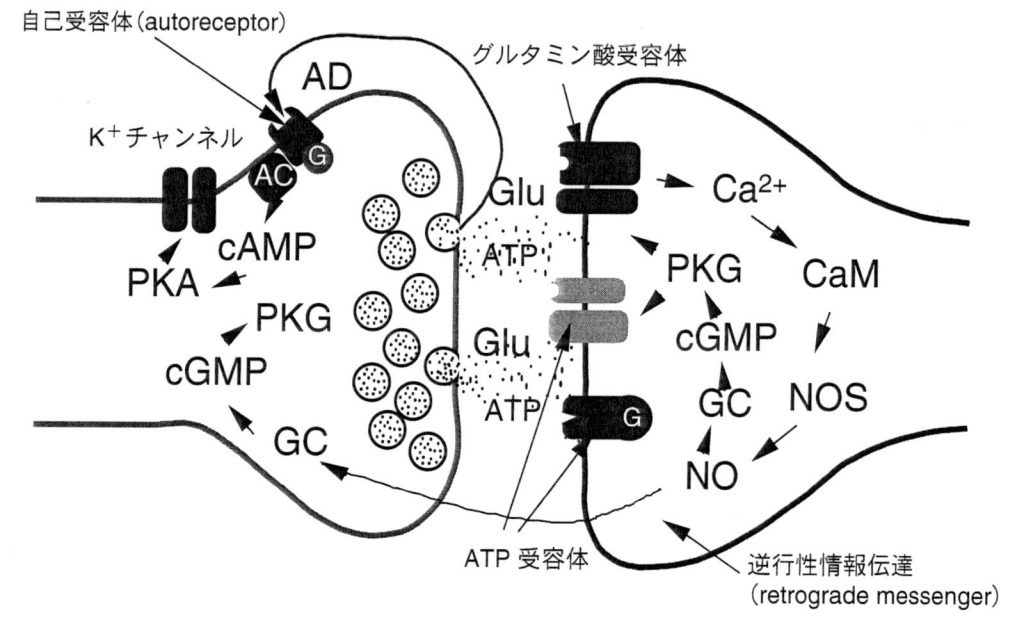

図 4-10 神経伝達調節に関わる様々な因子
NOS：NO 合成酵素，CaM：カルモデュリン，GC：グアニル酸シクラーゼ，AC：アデニル酸シクラーゼ，PKG：cGMP 依存性プロテインキナーゼ，PKA：cAMP 依存性プロテインキナーゼ，G：G-タンパク質，AD：アデノシン．

4-6 神経伝達物質の遊離

4-6-1 神経伝達物質遊離の Ca^{2+} 依存性と量子放出

神経伝達物質の遊離は活動電位が神経終末部に到達した時に素早く生じなければならない．この過程の細胞内シグナルになるのが Ca^{2+} である．神経終末は到達した活動電位によって脱分極し，この部位に分布する**電位依存性 Ca^{2+} チャンネル**（voltage gated calcium channels）を活性化する．その結果，Ca^{2+} が細胞内に流れ込む．伝達物質の遊離に神経終末内の Ca^{2+} 濃度の上昇が必要であることは1960年にKatzとMilediによって電気生理学的に確かめられている．さらに伝達物質の遊離によって生ずるシナプス電位の解析から，伝達物質は一定の量が単位になっていることが判明した．これは神経伝達物質遊離が**シナプス小胞**の単位から生じていることを強く示唆するものである．その単位を**量子**（quantum）と呼ぶ．その様式での遊離を**量子放出**（quantum release）と呼ぶ．統計学的には神経伝達の際に終末からの遊離量はこの量子の整数倍になっているはずである（図4-11）．

4-6-2 シナプス小胞からの伝達物質放出のメカニズム

細胞内 Ca^{2+} 濃度が上昇した後，どのような仕組みでシナプス小胞内に貯留されている伝達物質が遊離されるかを説明するための学説はいくつか提唱された．しかし，どの学説も十分ではなく，長い間，曖昧なままに残されてきた．やっと最近になって Ca^{2+} 依存性伝達物質遊離機構が少しずつ解明されてきた．

神経終末の電子顕微鏡像を見ると，シナプス小胞が数多く存在するが，あるものは終末の細胞膜から遠くに位置し，あるものは終末膜に結合していることがわかる．神経終末に脱分極が生じた場合，放出される小胞の数は限られている．終末膜にあらかじめ結合し，遊離のための準備ができている小胞から放出されるものと考えられる．すなわち，神経終末に脱分極が至る以前に，放出されるべきシナプス小胞は**放出活性帯**（**アクティブゾーン**）に接着していなければならない．この状態は**ドッキング**（docking）と呼ばれている．

シナプス小胞に貯留されている神経伝達物質がシナプス間隙に遊離されるためには神経終末に流れ込んだ Ca^{2+} によってシナプス小胞膜とシナプス終末膜とが融合しなければならない．このような膜と膜との接着と融合に関わるタンパク質が数多く同定され，それぞれの役割が解明されつつある．これらの中には細胞質に存在する，**NSF**（N-エチルマレイミド感受性因子）や**SNAPs**（可溶性NSF結合タンパク質群），シナプス小胞膜に存在する**シナプトタグミン**（synaptotagmin）や**小胞SNAP受容体**（v-SNARE）としての**シナプトブレビン**（synaptobrevin, VAMP），シナプス終末膜に存在する**標的性SNAP受容体**（t-SNARE）や**SNAP-25**など数多くのタンパク質が発見されている．これまでに発見されたそれぞれのタンパク質の間の結合性や位置関係から，シナプス小胞のシナプス終末膜への接着，融合および放出の過程が考えられている（図4-12）．

4-6-3 貯蔵顆粒（有芯顆粒）からのペプチド伝達物質の遊離のメカニズム

貯蔵顆粒（有芯顆粒）からのペプチド伝達物質の遊離にも Ca^{2+} が必要であるが，アミノ酸やアミンほど遊離の速度は速くない．少なくともこの顆粒はアクティブゾーンにドッキングするという形はとっていない．したがって，これらの伝達物質の遊離には十分な刺激が加わること，すなわち十分な脱分極が生じて，十分な Ca^{2+} が流入することが必要であると考えられる．そのために伝達には50 msec以上の時間がかかる．しかし，この種の顆粒からの遊離の過程の詳細については未だ解決には至っていない．

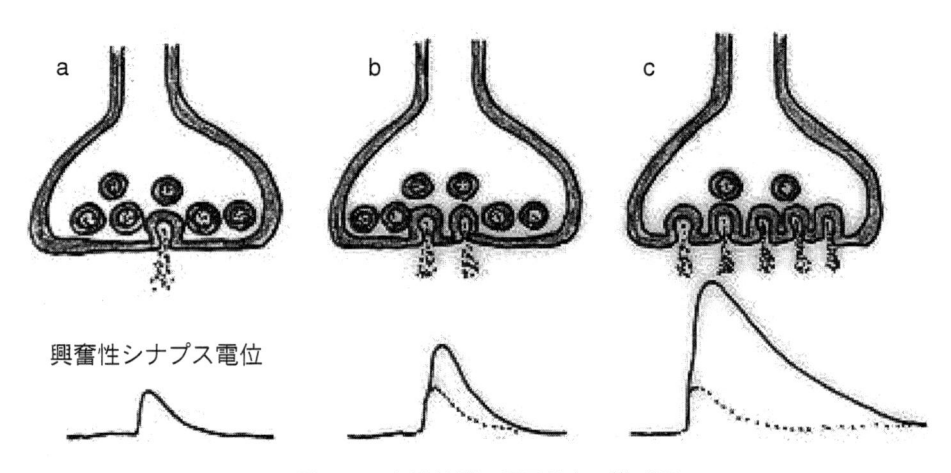

図 4-11 伝達物質の量子放出の模式図
一つのシナプス小胞に含まれている伝達物質が一つの単位（量子）となる．
a：最小単位での興奮性シナプス電位，b：二つの小胞から同時に遊離された場合，c：十分な脱分極が生じた時．

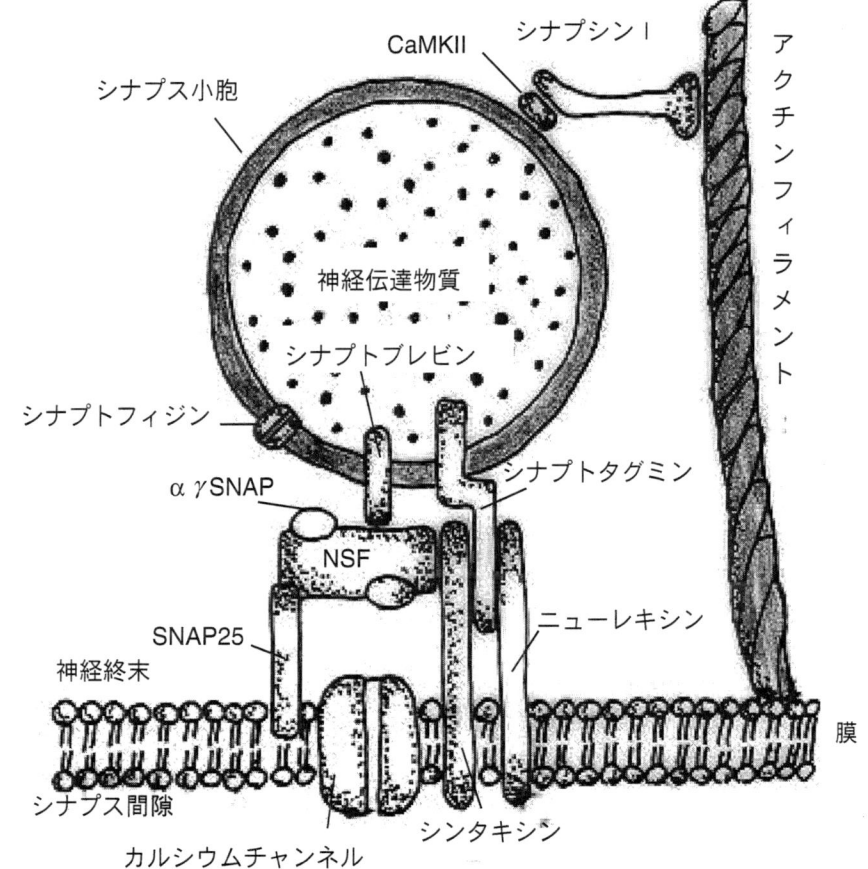

図 4-12 シナプス小胞に開口放出に関わる分子群
まだ，不明な部分が多く残されているが，多様な分子がみごとに調和して機能していることが明らかにされつつある．

4-7 神経伝達物質の局在性と伝達物質合成酵素の解析

神経伝達物質が神経終末部位に局在しているか，また，その細胞にその物質を作る酵素系が存在するかを解析するために特定のタンパク質の存在やそのmRNAの存在を解析する方法が応用されている．次の二つはそのうちの代表的な方法である．

4-7-1 免疫細胞化学的方法 (immunocytochemistry)

この方法は主にタンパク質やペプチドの存在の同定のために用いられる．たとえばラットの脳における伝達物質合成や分解に関わる酵素やペプチド伝達物質候補などを単離することに成功した場合，このタンパク質を精製し，抗原としてウサギなどの別の種類の比較的大型の動物に一定期間をおいて数回に分割して静脈注射する．その結果，ウサギは投与された物質に対する特異的な抗体を産生する．抗体は血清として回収する（図4-13）．

このようにウサギから得られた抗体がラットから得た抗原物質に特異的に結合することができるので，ラットの脳組織や細胞における目的の物質の局在や動態を解析するための道具になる．抗原物質が細胞内物質と予測されるならば，抗体が細胞内に入るように細胞膜を界面活性剤で処理してから適用して細胞に存在する目的の物質（抗原）に結合させる．そのままでは抗体がどこにあるかは検出できない．そこで，次にウサギの抗体（多くはIgG）に対する抗体をアイソトープ，蛍光試薬または後で発色させることができる試薬でラベルしたもの（これは試薬として入手できる）を加える．これらの標識ウサギIgG抗体がすでにラットの抗原に結合しているウサギの抗体を認識して結合する．その結果，目的の物質の存在をオートラジオグラム，蛍光または特定の色の局在として顕微鏡で解析することができる．こうして調整された抗体は**ポリクローン抗体**（polyclonal antibody）と呼ばれ，同一の抗原が様々な抗体産生細胞に作用して，多様な抗体を産生するので同一の物質についていろいろな部位や近縁の物質とも反応する．

1個の抗体産生細胞が作っている一種の抗体だけを選択的に得ることによって，限られた認識部位のみを検出するための抗体が考案されている．これが**モノクローン抗体**（monoclonal antibody）である．この方法ではラットから単離した目的の物質をマウスに抗原として投与し，抗体が産生された頃に抗体を産生している脾臓を摘出して，細胞を単離する．この単離細胞とミエローマなど増殖性のある細胞との**融合細胞**（**ハイブリドーマ**；hybridoma）を作る．これを増殖させた後，希釈して，一つのウエルに1個ぐらいで培養する（**選択培養**）．目的の抗体を産生しているウエルの細胞（もとは1個の抗体産生細胞）を集めて培養し，培養液から抗体を採取して用いる（図4-14）．このようにして調整された抗体は限られた抗原物質の限られた部位に対する非常に特異性が高いものである．したがって目的の物質を非常にシャープに検出できる．

4-7-2 インジツハイブリダイゼーション (in situ hybridization)

さらに新しい方法がインジツハイブリダイゼーションである．特定のタンパク質やペプチドを作っている細胞を確認するのに使われる．目的の物質のmRNA配列の中からその物質に特異的な部分を選んで，それに相補的になる塩基配列（**アンチセンスオリゴマー**；antisense oligomer）を合成して，これをアイソトープまたは蛍光で標識する．目的の組織に標識した相補塩基を適用して細胞内に存在する目的のmRNAに結合させる．その後，アイソトープまたは蛍光の分布を調べる．蛍光を使った方法は**蛍光インジツハイブリダイゼーション法**（**FISH法**；fluorescence in situ hybridization）と呼ばれる．最近の研究ではチャンネルや受容体の存在などあらゆる機能物質の存在の解析に用いられている．

しかし，この方法で検出できるのはmRNAであり，必ずしもタンパク質そのものの存在を示しているわけではない．最終的には目的のタンパク質の抗体を用いて同定する必要がある．

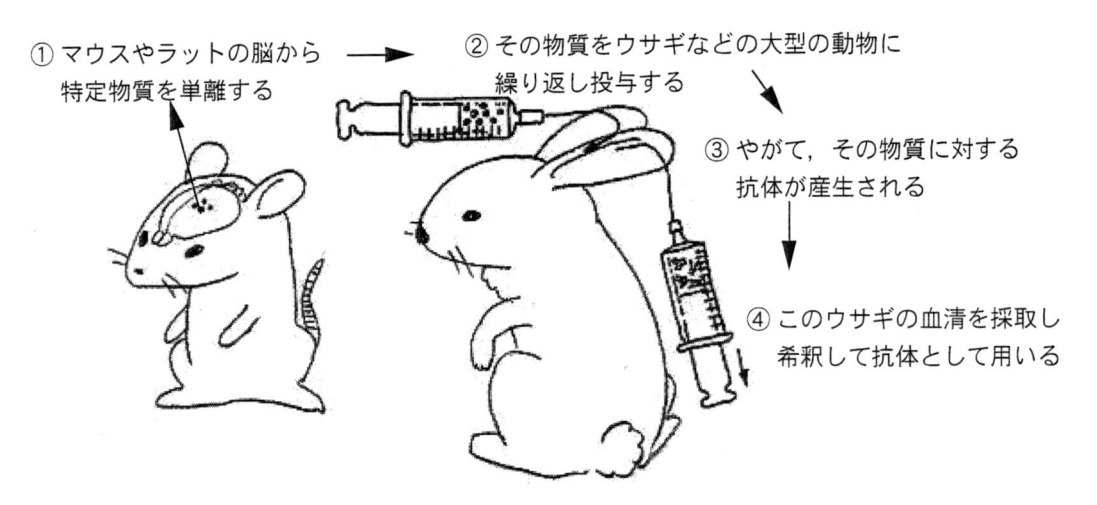

4. シナプス伝達と神経伝達物質　51

① マウスやラットの脳から特定物質を単離する

② その物質をウサギなどの大型の動物に繰り返し投与する

③ やがて，その物質に対する抗体が産生される

④ このウサギの血清を採取し希釈して抗体として用いる

図 4-13　脳内特定物質のポリクローン抗体の作成手順

① ラットから単離した物質をマウスに繰り返し投与する

② 脾臓の細胞でその物質に対する抗体が産生されるようになる

③ その脾臓を摘出して，細胞をバラバラにする

抗体産生細胞

増殖性のあるミエローマ

④ 両細胞を融合する（ハイブリドーマ）

⑤ 96穴培養プレートの1穴に1個のハイブリドーマが入る程度に希釈して培養する

⑥ 培養液中に目的の抗体が産生されていることを同定し，その細胞を採取して増殖させる．こうして，1個の抗体産生細胞が作るモノクローン抗体をいくらでも作ることができる．

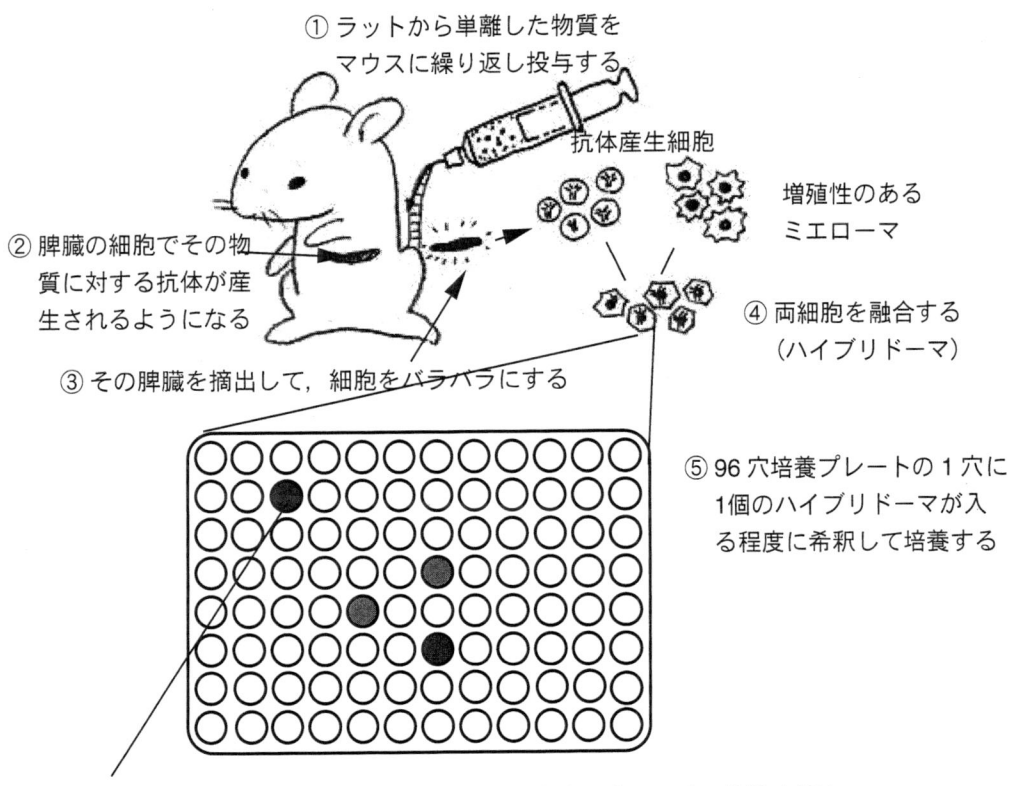

図 4-14　脳内特定物質のモノクローン抗体の作成手順

4-8 遊離された神経伝達物質の解析法

　伝達物質候補物質がニューロンに局在していることや，それを合成する酵素が存在することが証明されたら，次は実際にその物質が遊離されるかどうかを検討する必要がある．ところが，これが難しい．遊離されるかどうかを見るためにはその物質を検出する方法が必要である．アミノ酸やアミンは**液体クロマトグラフィー**を用いて分離し，**蛍光ラベル**や**酸化還元電位法**で計測する．ペプチドは特異抗体を使うことによって定量することができる．しかし，脳のような組織から神経伝達の結果遊離された伝達物質を採取することは容易ではない．たとえば，脳を薄く切ったスライス標本において電気刺激や高濃度KClによる脱分極刺激により神経を興奮させ，外液に漏れ出してくる神経伝達物質を遊離された伝達物質量として測定する方法がよく行われている．しかし，シナプスの近傍には伝達物質分解酵素や伝達物質取り込み機構が存在しており，いかに薄く切った標本であっても，そこから漏れ出してくる量は実際に遊離された伝達物質の一部にすぎない．これを回避するために分解酵素や取り込み機構を阻害する薬物で処理した状態で計測する方法が採られている（図4-15）．

　一方，刺激によって漏れ出してきたとしても，それが確かに伝達物質の遊離機構に従ったものかどうかを検討する必要がある．そのために伝達物質遊離のCa^{2+}依存性が指標とされる．すなわち，外液のCa^{2+}を除去した場合，その物質の漏れ出しが消失すれば，神経伝達物質として遊離されている可能性が高くなる．

　伝達物質のような低分子は通すが，タンパク質などの高分子は通さない半透膜を用いた**微小透析法**（**マイクロダイアライシス**，microdialysis）と高速液体クロマトグラフィーと物質検出法を組み合わせることによって，脳のごく一部において遊離される伝達物質を計測する方法も考案されている（図4-16）．

4-9 神経伝達物質同定の薬理学的研究法

　候補の物質が伝達物質と同じ作用をするかどうかを決める必要がある．たとえば自律神経系に支配される内臓平滑筋では，伝達物質候補物質を外液に適用するだけで，収縮反応や弛緩反応が生ずるので，比較的簡単にその作用を検討することができる．ところが，**神経筋接合部**ではアセチルコリンを外液に漫然と適用しただけでは収縮反応を引き起こすことはできない．受容体周辺に存在するアセチルコリン分解酵素で急速に分解されるために，神経終末から遊離される量に達しないか，達するまでに時間がかかりすぎてしまって受容体が**脱感作**（desensitization）してしまうためである．神経筋接合部など**イオンチャンネル活性化型受容体**ではシナプス部位のごく近傍に，神経終末から遊離されたのと同じように急速に高濃度の伝達物質候補を適用しないと目的の反応が見られない．この目的には**微量電気泳動法**（microiontophoresis）が使われる．液性を酸性か塩基性に傾けることによって正または負に荷電させた伝達物質候補物質を微小ガラスピペットに充塡し短い電流で瞬間的にその先から遊離させ，神経刺激時と同様な反応が生ずることを確認する（図4-17）．

　神経伝達物質と同じ受容体に特異的に結合する能力はあるのに，活性化をすることができない薬物は「**伝達物質拮抗薬**（transmitter antagonist）」と呼ばれ，伝達物質の同定に重要な道具になる．薬理学的に適用した伝達物質候補物質に対する特異的拮抗作用を持つこの種の薬物を適用した時，神経刺激による反応も消失させるならば，極めて重要な証拠になる．

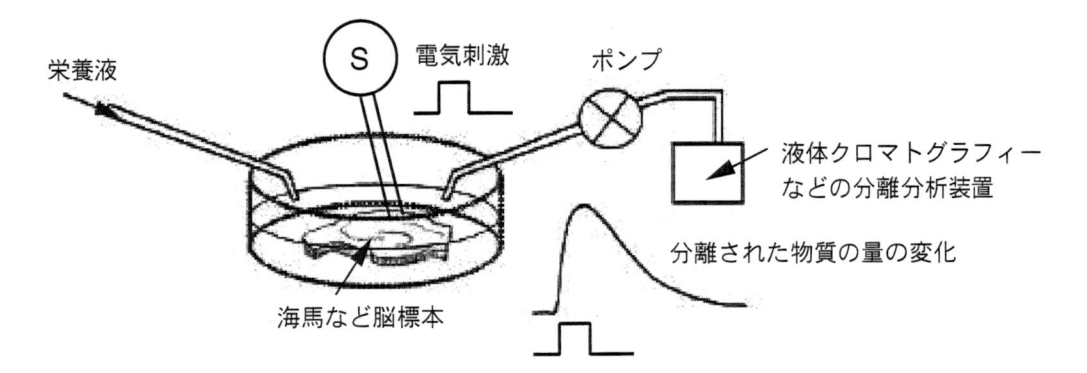

図 4-15 脳における神経伝達物質の分析

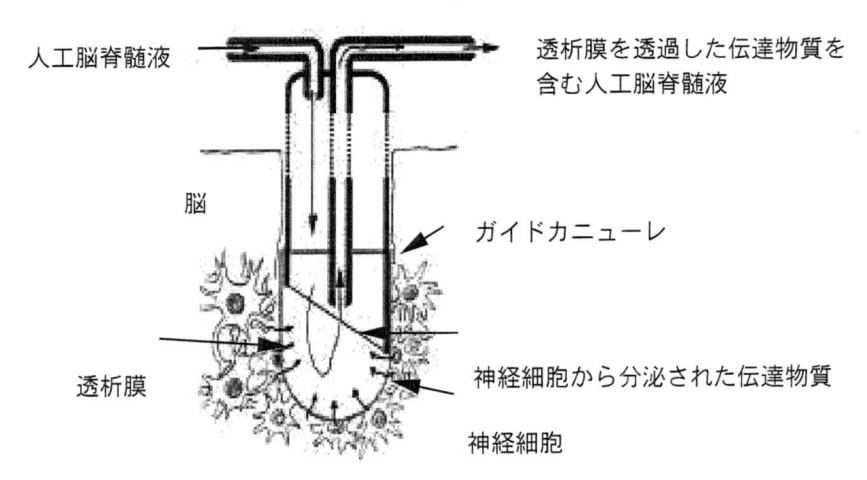

図 4-16 マイクロダイアライシスの概念図

測定したい脳部位にガイドカニューレを差し込む．ガイドカニューレの先端には低分子のみを透過する透析膜が付けてあるので，周辺の神経細胞から遊離された物質はガイドカニューレ内に浸入する．これを人工脳脊髄液で流し出す．計測は図 4-15 と同様に行う．

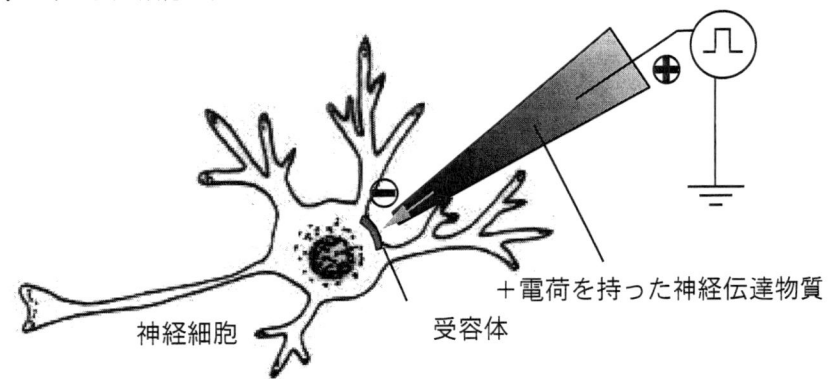

図 4-17 微量電気泳動法による物質の適用法

たとえばプラスの電荷を持った物質を投与する場合，その物質を高濃度に溶かした液を詰めた微小ガラスピペットを図に示すように受容体の近傍におき，細胞側が負になるようなパルス電流を与えることで，一瞬，その物質を限られたところに適用することができる．

4-10 シナプス間隙からの神経伝達物質の消去（回収と分解）とその重要性

神経終末から伝達物質が遊離されて，受容体に作用し，伝達物質としての作用を終わったら，速やかにその部位から消去されなければならない．いつまでも受容体周囲に伝達物質が存在していると受容体は脱感作状態になって，次の神経信号によって放出された伝達物質に反応できなくなる．

4-10-1 酵素分解による消去（アセチルコリン）（図4-18）

アセチルコリンはシナプス間隙の細胞外マトリックスに存在する**アセチルコリンエステラーゼ**（acetylcholine esterase；AChE）によって速やかに分解されて，コリンと酢酸になってしまうために，その作用は急速に失われる．分解産物のコリンは再び神経終末に取り込まれて，アセチルコリン合成の原料になる．AChEが**有機リン化合物**（農薬や毒ガス，サリンなど）で阻害されると，終末から遊離されたアセチルコリンはいつまでもシナプス間隙に残り，神経筋接合部は脱感作に陥る．結果として，運動神経における神経信号伝達傷害が生じて，手足のみならず，呼吸筋に麻痺が生ずる．

4-10-2 トランスポーターによる消去（アミノ酸，アミン類）

受容体のすぐそばに位置する細胞外マトリックスに強力な分解酵素を用意している伝達物質はアセチルコリンだけである．多くの伝達物質はシナプス間隙から拡散も重要な消去機構の一つである．さらにアミノ酸やアミン類などは神経終末やシナプス後膜，さらにその周りを取り囲んでいるグリア細胞の膜に発現しているトランスポーターによって細胞内に取り込むことで積極的に伝達物質の量を低下させる．神経終末に取り込まれたアミノ酸やアミン類は一部は代謝されるが，一部は再び小胞の中に取り込まれて，伝達物質として使われる．たとえば**グルタミン酸**は**アストログリア**に発現している**GLT-1**と名付けられた**グルタミン酸トランスポーター**やニューロンに発現しているグルタミン酸トランスポーター（**EAT-1**，**EAAC-1**など）によって細胞内に取り込まれてシナプス間隙から除去される（図4-19）．GLT-1を遺伝子ノックアウトによって発現できなくしたマウスでは生後数週間の内に癲癇発作を起こして死んでしまう．この事実はグルタミン酸が過剰になると，細胞は過剰に興奮することによって死んでしまうこと（**興奮毒性**；excite toxicity）を示している．

カテコールアミン（ノルアドレナリンやドーパミン）や**インドールアミン**（セロトニン）の作用も神経終末からの再取り込みによって終結する．取り込まれたアミン類はそのままシナプス小胞に取り込まれるか，ミトコンドリアの外膜に存在する**モノアミンオキシダーゼ**（monoamine oxidase；MAO）によって分解される．

セロトニンの遊離量が低下するために生ずる鬱病の治療のために，この取り込み機構を特異的な薬物で抑制することによって，シナプス間隙におけるセロトニン量を増やすことも試みられている．しかし，薬物によって伝達物質の量をコントロールすることは情動や気分などに重要な影響を与える場合も多く，麻薬や覚醒剤になってしまうことがしばしばある．たとえば，麻薬の一種であるコカインの作用もセロトニンの取り込みの阻害作用によるものである．

参考：グルタミン酸トランスポーターにおいてはグルタミン酸1分子の輸送に2分子または3分子のNa^+の共輸送が伴っており，これに対して1分子のK^+が対抗輸送される．したがって，グルタミン酸1分子が輸送されると陽イオンが1～2個細胞内に取り込まれることになり，取り込んだ細胞には脱分極性の電位が発生する．筆者らはこのようなグルタミン酸トランスポーター(GLT-1)作動時に発生する電位を電位感受性色素で計測することに成功している．GLT-1をノックアウトしたマウスではグルタミン酸トランスポーター電位がほとんど計測できず，グルタミン酸取り込みにおけるGLT-1の寄与が極めて大きいことが判明した．

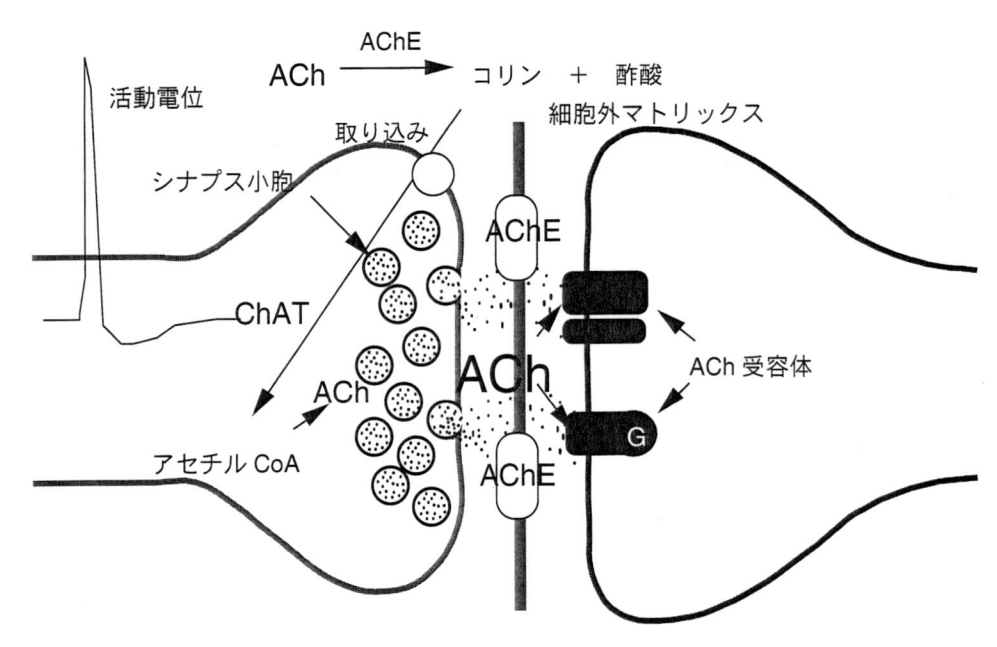

図 4-18 アセチルコリンの合成，貯留，遊離，分解，取り込み過程
ACh：アセチルコリン；AChE：アセチルコリンエステラーゼ（分解酵素）；ChAT：コリンアセチルトランスフェラーゼ（合成酵素）．

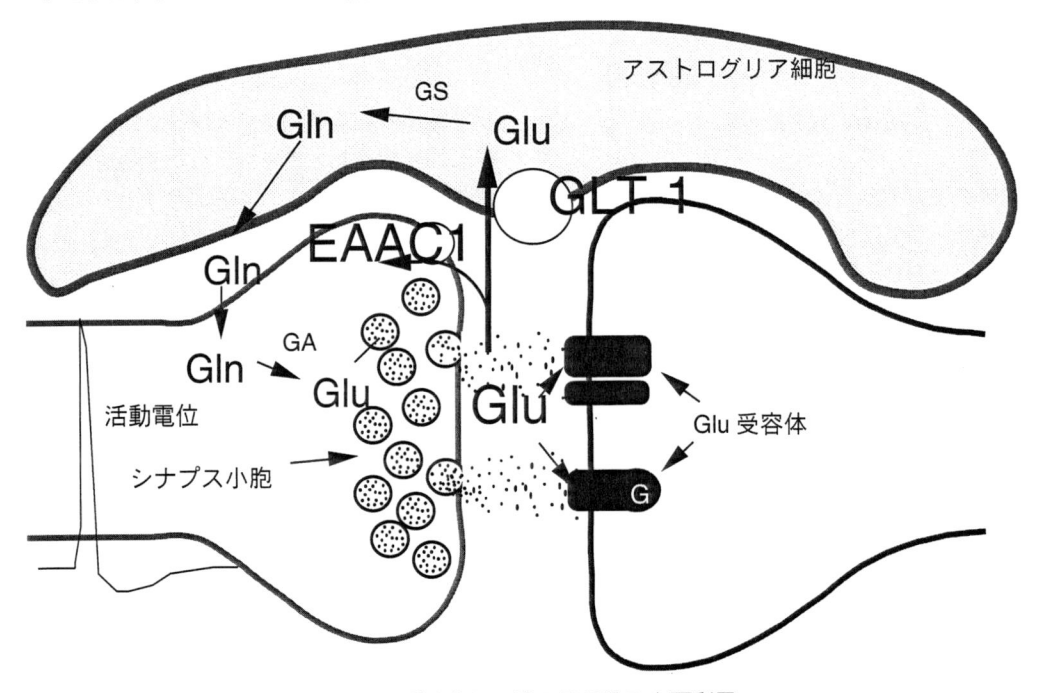

図 4-19 グルタミン酸の取り込みと再利用
神経終末から遊離されたグルタミン酸（Glu）は受容体に作用した後，速やかにグルタミン酸トランスポーター（GLT-1：アストログリアに分布やEAAC1：ニューロンに分布）により取り込まれる．グリアに取り込まれたGluはグルタミン合成酵素（GS）によりグルタミンになり，やがて，グリアからニューロンに移行して，グルタミン酸合成酵素（GA）により再びグルタミン酸になって，シナプス小胞に貯留される．

5. 神経伝達物質受容体の多様性

神経終末から遊離された神経伝達物質はシナプス間隙を拡散してシナプス後神経膜に到達する．ここで，**神経伝達物質受容体**（neurotransmitter receptor）に作用する．この受容体には伝達物質が作用することによってイオンチャンネルを開口させるタイプの**イオンチャンネル連動型（活性化型）受容体**（transmitter-gated ion channels-coupled receptors）とG-タンパク質を活性化するタイプの**G-タンパク質連動型（活性化型）受容体**（G-protein-coupled receptors）の2種があり，伝達物質の種類と受容体の種類によってシナプス後神経には多様な情報が伝えられる．以下にそれぞれの受容体の種類とそこで伝えられる情報の多様性を解説する．

5-1 イオンチャンネル連動型受容体（表5-1）

この形の受容体は一般に図5-1のような形をとる．膜を4回貫通するタンパク質をサブユニット（互いに非常に相同性が高い）とする五つのタンパク質の複合体からなり，その間にイオンを通すことができる穴が形成される．これには，Na^+やK^+を通し，**興奮性シナプス後電位**（excitatory postsynaptic potential；EPSP）を発生させるものと，Cl^-を通して，**抑制性シナプス後電位**（inhibitory post synaptic potential；IPSP）を発生させるものがある．この2種のシナプスによる信号の統合については次の章で述べる．

イオンチャンネル連動型受容体としては**ニコチン作動性アセチルコリン受容体**（nicotinic acetylcholine receptor）の構造が最初に明らかにされ，α，α，β，γ，δの五つのサブユニットが同定された．アセチルコリン結合部位はこのうちαサブユニットに存在することが明らかにされている．その後，同様な分子生物学的研究法に従って次々に他のイオンチャンネル連動型の受容体も解明された．その結果，図5-2に見られるように，興奮性と抑制性の種類を問わず，サブユニットの構造が極めてよく似ており，膜を4回貫通することが明らかにされている．このタイプの受容体をコードする遺伝子は極めてよく似ており，一つのファミリーとして分類できることが明らかにされている．

この中で興味深い受容体が**グルタミン酸受容体**である．グルタミン酸受容体のサブタイプの一つ**AMPA**（α-amino-3-hydroxy-5-methyl-4-isoxazolepropionate）**受容体**はニコチン作動性アセチルコリン受容体のようにNa^+の流入やK^+流出によって神経信号を伝達する機能を持っている．ところが，もう一つのサブタイプ**NMDA**（N-methyl-D-aspartic acid）**受容体**は通常の静止膜電位にある時にはグルタミン酸が作用しても何らの反応も起こさない．この受容体は膜電位がある程度脱分極すると，初めてチャンネルを開くという特殊な制御機構を持っている．しかも，AMPA受容体とは異なり細胞内へのCa^{2+}の流入を引き起こすのである．細胞内には様々なCa^{2+}依存性酵素系が存在しており，**細胞内Ca^{2+}濃度**が上昇すると，これらが活性化されて，シナプスの感受性調節が生ずる．これが**記憶・学習**成立の過程の一部と考えられている（第10章参照）．

さらに，抑制性伝達に重要な**GABA受容体**も非常に興味深い性質を持っている．GABA受容体の活性化によって，Cl^-チャンネルが開口するが，その開口の効率が様々な薬物によって調節される．催眠薬や精神安定薬の結合部位がこのチャンネルを構成するサブユニットに存在していることが明らかにされている．このような薬物についても本シリーズの『神経薬理学入門』に詳しく述べる予定である．

5. 神経伝達物質受容体の多様性

表 5-1　イオンチャンネル連動型受容体のいろいろ

神経伝達物質	受容体	イオン
アセチルコリン	ニコチン受容体	Na^+, K^+
グルタミン酸	AMPA, カイニン酸	Na^+, K^+, (Ca^{2+})
グルタミン酸	NMDA	Ca^{2-}, Na^+
GABA	$GABA_A$受容体	Cl^-
グリシン	グリシン受容体	Cl^-

4回膜貫通型サブユニットのヘテロオリゴマー構造により純粋にイオンチャンネルを構成する受容体のみをイオンチャンネル連動型とし，G-タンパク質により活性化されるチャンネルはこの項には含めない．

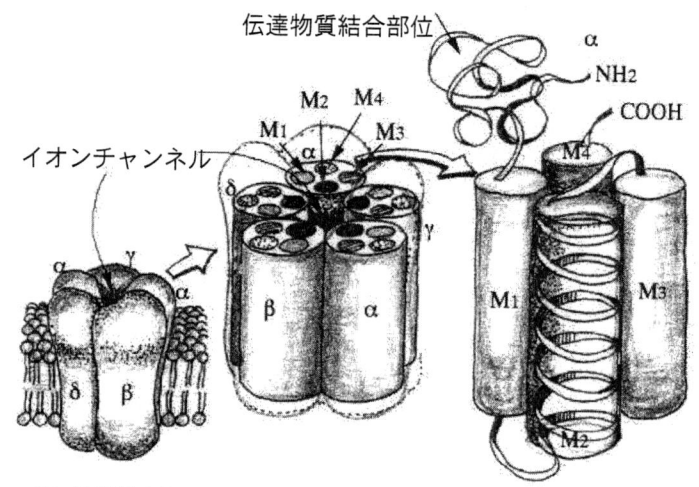

図 5-1　ニコチン作動性アセチルコリン受容体：イオンチャンネル型受容体の代表的な例
膜四回貫通型のサブユニット五つ（α, α, β, γ, δ）で構成される．互いのサブユニットは膜貫通領域の1カ所（M2）の部分で結合している．細胞外の親水性ドメインにアセチルコリンが結合する部位がある．

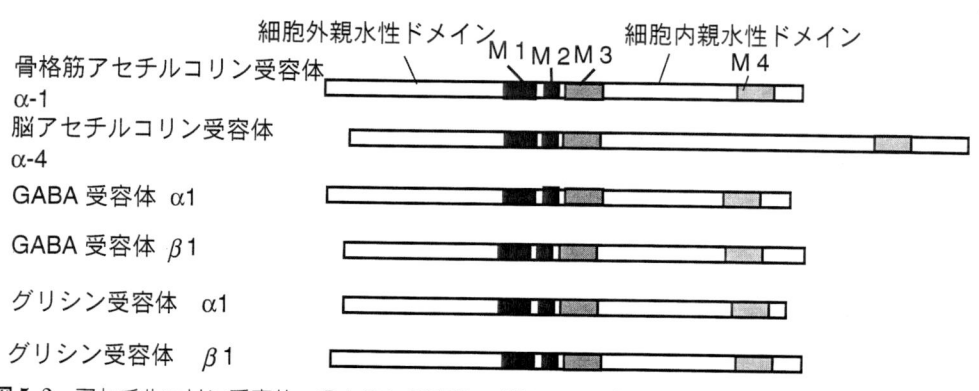

図 5-2　アセチルコリン受容体，GABA受容体，グリシン受容体を構成するサブユニットの類似性
膜貫通領域（M1, M2, M3, M4）の位置も配置も極めてよく似ている．

5-2 イオンチャンネル連動型受容体機構によるシナプス電位

一つのニューロンは様々なニューロンからの神経終末とシナプスを作り、それらの入力を受けている。はじめにも述べたようにその数は時には数万にも達する。シナプスにおいて使われている神経伝達物質およびそれを受ける神経伝達物質受容体には多様性があるのでそこでの情報の伝達様式も単純ではない。しかし、神経における情報は**活動電位**の発生頻度の粗密の形をとっているので、いかに多様なシナプス入力を受けているとしても結局はニューロンがどのような頻度で活動電位を発生するかということがシナプスにおける基本的な情報伝達様式ということになる。その意味ではイオンチャンネル連動型受容体が情報伝達の主経路である。イオンチャンネル連動型の受容体には陽イオンを通す興奮性のものと、陰イオンを通す抑制性のものがある。この二つの存在が、インパルスの発生に直接的に関わっている。

5-2-1 興奮性シナプス後電位 (excitatory postsynaptic potential; EPSP)

シナプスにおいてシナプス後ニューロンに神経情報としての活動電位を生じさせるためには、脱分極性のシナプス電位を発生させるNa^+チャンネル連動型の受容体が必要である。これがグルタミン酸などの興奮性伝達物質で刺激されると**興奮性シナプス電位**(EPSP)が発生する。これらには細胞体に存在するものと樹状突起に存在するものがあり、その結合部位や興奮のタイミングなどによって、様々な形の統合が行われる。**図5-3**にはその例を示す。このようなEPSPの加算(EPSP summation)は最も簡単なシナプスにおける信号の統合の例である。

5-2-2 抑制性シナプス後電位 (inhibitory postsynaptic potential; IPSP)

神経系における情報が活動電位で伝えられているので、活動電位を作り出すためのEPSPを発生するシナプスは主シナプスといってよい。しかし、これだけではブレーキのない乗り物のようなものであり、暴走してしまう。神経系における情報の統合には抑制性シナプスが必須である。抑制性シナプスでは**γ-アミノ酪酸**(γ-aminobutyric acid; GABA)などを伝達物質としており、Cl^-に対する透過性を高める。ニューロンの膜におけるCl^-の平衡電位は$-65\,mV$であるから、このチャンネルが開口すると、電位はこの電位に近づこうとする。もし、静止膜電位が$-65\,mV$より浅ければ、典型的なIPSPとして過分極の形のIPSPが生ずる(**図5-4**)。しかし、静止膜電位が$-65\,mV$のレベルにあれば、まったく電位には変化は見られない。その場合には抑制はないかというとそうではない。このシナプスが活動している時には、その受容体の周辺はちょうど電気回路が短絡した時と同じように、その部位での電位を$-65\,mV$に固定したようになってしまう。静止膜電位が$-65\,mV$より深い時には、抑制性シナプスが活性化されても、まるでEPSPと同じように、脱分極方向への電位の変化が生ずる。それでも、抑制性の効果を発揮できる。

5-2-3 シナプス前抑制

6-8節でも述べるが、第一次感覚ニューロンの中枢側終末にはGABAを伝達物質とする介在ニューロンがシナプスを形成している(axo-axonic synapse)。感覚ニューロンの中枢側終末の細胞内Cl^-の濃度は細胞体よりも高く、その平衡電位は約$-30\,mV$程度である。したがってこのシナプスが活性化されるとCl^-チャンネルが開口しているにも関わらず、脱分極方向の電位(**一次求心性神経終末脱分極**; primary afferent nerve terminal depolarization)が発生する。しかし、これはCl^-の平衡電位に近づいているということであり、この神経終末に末梢からの信号が到達すると、信号は減衰し、その結果、神経終末に流入するCa^{2+}の量が減少し、伝達物質遊離量が減少する。これが**シナプス前抑制**(presynaptic inhibition)である。この抑制形式は脊髄ばかりではなく神経系全体において有効な抑制系として働いている。

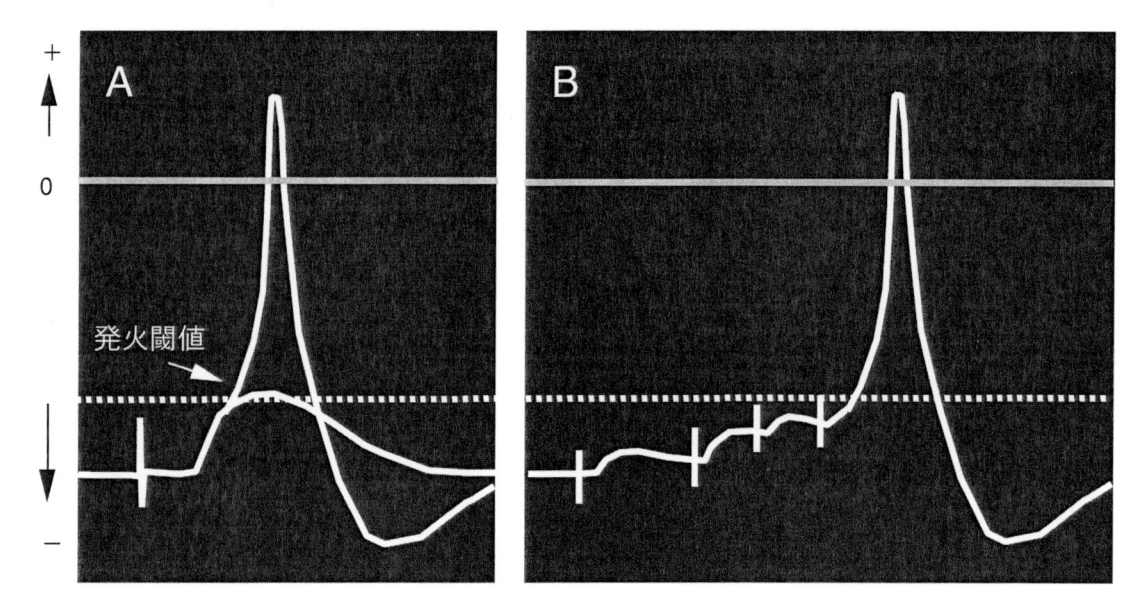

図5-3 興奮性イオンチャンネル型受容体の活性化による興奮性シナプス後電位(EPSP)発生とそれに伴う活動電位の発生(A)および小さな興奮性シナプス後電位の加算によって活動電位の発火閾値に達する場合(B)

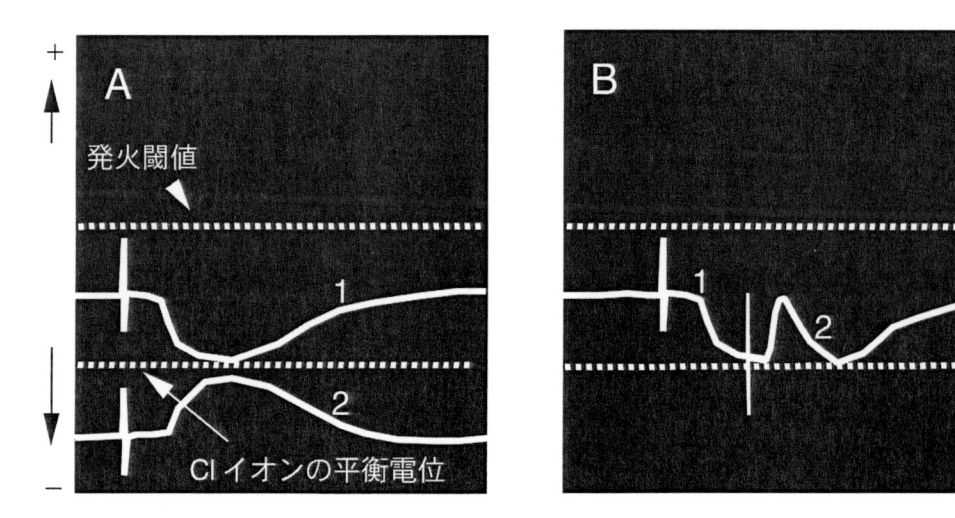

図5-4 抑制性イオンチャンネル型受容体の活性化による抑制性シナプス後電位(IPSP)発生(A)静止膜電位が Cl^- の平衡電位より浅い場合(1)と深い場合(2).(B)抑制性シナプス後電位発生後(1),興奮性シナプスが活性化された場合(2)は興奮性シナプス後電位の発生が抑制される.

5-3 G-タンパク質連動型受容体

　この形の受容体は伝達物質が結合すると，細胞内側の膜に存在するG-タンパク質を活性化するという形で機能する．G-タンパク質は**ホスホリパーゼC**（phospholipase C；PLC），**アデニル酸シクラーゼ**（adenylyl cyclase；AC）や**G-タンパク質連動チャンネル**などのような**効果器タンパク質**（effector protein）を促進的または抑制的に制御する．その結果，**細胞内二次情報伝達物質**（second messenger）の増減を介して細胞の機能を変化させたり，チャンネルを間接的に開閉することもある．このタイプの受容体は，**代謝調節型受容体**（metabotropic receptors）とも呼ばれ，イオンチャンネル連動型とはまったく異なった様式の神経情報の伝達に関わる．現在知られているイオンチャンネル活性化型受容体に対する神経伝達物質はG-タンパク質連動型の受容体にも作用する．したがって伝達物質の種類だけではどのような様式の伝達が行われるかを言い当てることはできない．G-タンパク質連動型受容体を介した情報伝達様式はイオンチャンネル連動型に比べるとはるかに複雑である．

5-3-1　G-タンパク質連動型受容体の構造と細胞内情報伝達の様式

　この種の受容体はイオンチャンネル連動型とは異なり，膜を7回貫通する単一のタンパク質分子からなっている（図5-5）．この受容体タンパク質と細胞膜の内膜に存在するG-タンパク質は必ずしも複合体を作った形で存在しているわけではないが，伝達物質による刺激を受けた時には受容体とG-タンパク質と効果器が連動し活性化される．受容体の種類，連動するG-タンパク質の種類，さらにそのG-タンパク質で活性化される効果器の種類は多く，その組み合わせによって極めて多様な情報を伝えることができるシステムになっている（図5-6）．

　基本的には次のような順序で機能している．

　1）静止状態ではG-タンパク質複合体（α, β, γ）（**ヘテロ三量体G-タンパク質**）が膜の内側を浮遊している．この時，α-サブユニットにはGDPが結合している．

　2）伝達物質受容体に伝達物質が結合すると，G-タンパク質複合体と受容体がドッキングする．この状態になると，GDPが結合していた部位にGTPが結合して，α-サブユニットを活性化状態にする．

　3）GTPが結合したα-G-タンパク質サブユニットは効果分子（effector）に作用する．

　4）α-サブユニットはそれ自体が**GTPアーゼ**（GTPase）であり，GTPは脱リン酸化されてGDPになる．この状態になると，活性化は終了し，再びG-タンパク質複合体はもとの形に戻る．

5-3-2　G-タンパク質の多様性と毒素感受性

　G-タンパク質のα-サブユニットのアミノ酸配列には膜貫通領域が存在せず，図5-5に示したように膜の内側から貼り付いたような形になっている．一方β, γはαより疎水性が高くてもう少し膜との親和性が高い．このβ, γは変成しない限りは離れないし，組織や細胞によってあまり大きく異ならないので，G-タンパク質の多様性を決定しているのはもっぱらα-サブユニットであろうと考えられている．この多様性についてはアミノ酸配列の類似性から図5-6に示すように分けられている．その機能については薬理学的にいくつかの重要な毒素に対する感受性によって分類することができる（表5-2）．

参考1：グルタミン酸，アセチルコリン，セロトニン，GABA，ATPはイオンチャンネル型とG-タンパク質連動型の受容体を持つが，グリシンはイオンチャンネル型受容体のみを持ち，ノルアドレナリン，ドーパミン，ヒスタミン，アデノシン，サブスタンスPなどはG-タンパク質連動型受容体しか知られていない．

参考2：α-サブユニットが約20種類，β-サブユニットが5種類，γ-サブユニットが7種類知られているので，単純な計算でだけでも，約700種の三量体G-タンパク質の存在の可能性がある．

参考3：本文には効果器の活性化に関わるα-サブユニットの例のみをあげたが，β, γが細胞反応の発現に関わる場合もある．

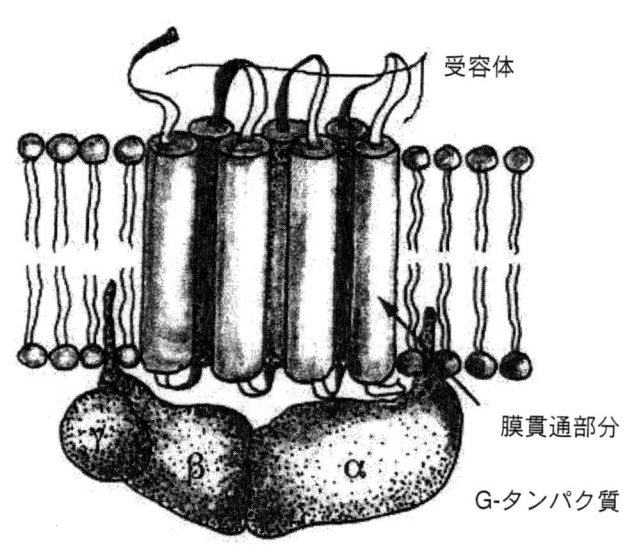

図 5-5 G-タンパク質連動型受容体の構造
受容体は7回膜貫通型の単一タンパク質であり，内膜に存在する G-タンパク質と連動する．

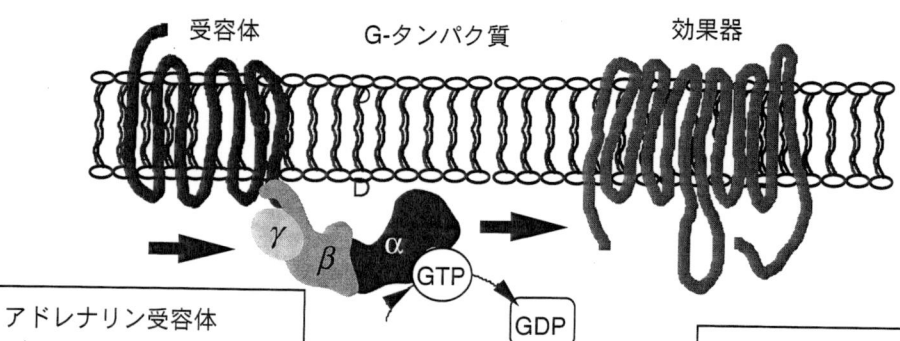

アドレナリン受容体
　（α1，α2，β1，β2）
ムスカリン受容体
　（m1〜m5）
ドーパミン受容体
　（D1，D2）
その他，ペプチド類など

αサブユニット
Gs　αs, αolf
Gi　αi-1, αi-2, αi-3, αo,
　　αt-1, αt-2, αgust, αz
Gq　αq, α11, α14, α15
G12　α12, α13
β-サブユニット（5種）
γ-サブユニット（7種）

アデニリルシクラーゼ
ホスホリパーゼC，A2
イオンチャンネル
（K^+，Ca^{2+}，Cl^-）

図 5-6 G-タンパク質連動型受容体の構造と機能の多様性

表 5-2 G-タンパク質 α-サブユニットの組織分布，効果器分子とその阻害薬

サブファミリー		分布	効果器	阻害薬
Gs	αs	広範囲	アデニル酸シクラーゼ↑	コレラ毒素
	αolf	嗅細胞	K^+ チャンネル↓，Ca^{2+} チャンネル↑	
Gi	αi-1	神経細胞	アデニル酸シクラーゼ↓	百日咳毒素
	αi-2,3	広範囲	K^+ チャンネル↑，Ca^{2+} チャンネル↑	
	αt-1,2	視細胞	cGMP ホスホジエステラーゼ↑	百日咳毒素/コレラ毒素
Gq	αq, α11	広範囲	ホスホリパーゼCβ↑	なし

5-3-3 G-タンパク質連動型受容体に連動する効果機構とシナプス信号の統合（図5-7）

シナプスにはG-タンパク質連動型受容体が多数存在する．イオンチャンネル型の受容体が信号の統合をしていることはよく理解できるが，G-タンパク質連動型の受容体ではどのような形で信号の統合に関与しているのであろうか．以下にそのいくつかの例を示す．

a) イオンチャンネル活性化型(shortcut pathway)　Giがイオンチャンネルを効果器とする場合：心筋の**ムスカリン作動性受容体**がK^+チャンネルを活性化する例（図5-7A）．GABAのB型サブタイプ（GABA$_B$受容体）の活性化によってK^+チャンネルが活性化される例などがある．結果として抑制作用が発現する．

b) 二次伝達物質産生型（second messenger cascade）

1) G-タンパク質が特定の酵素を活性化する場合：

● **最終的にPKAの活性調節につながるタイプ**：図5-7Bに示すようなノルアドレナリンの促進的β-受容体と抑制的α2-受容体の二重支配の例：この場合は活性化されたGsが**アデニル酸シクラーゼ**（AC）を活性化して，cAMPを産生することにより，**cAMP依存性タンパク質リン酸化酵素**（PKA）を活性化する．その結果，K^+チャンネルがリン酸化される．リン酸化されたK^+チャンネルは開口しにくくなる．そうすると，興奮が長く続くようになる．一方，抑制性のノルアドレナリン受容体では逆の反応が生ずる．すなわち，α2-受容体を活性化した時にはACを抑制するタイプのGiが活性化され，cAMPの量は減少する．その結果，PKAの活性が低下するという仕組みである．

● **最終的にPKCの活性化につながるタイプ**：図5-7Cに示すようにGqは**ホスホリパーゼC**（phospholipase C；PLC）を活性化し，リン脂質（phosphatidylinositol-4,5-bisphosphate；PIP$_2$）をリン酸化分解して**イノシトール三リン酸**（inositol-1,4,5-triphosphate；IP$_3$）にする．この状態では**ジアシルグリセロール**（diacylgycerol；DAG）が膜側に残ることになる．この両者が極めて有効な二次伝達物質として働く．IP$_3$は細胞質の中に拡散していき，細胞内Ca^{2+}貯蔵部位である**滑面小胞体**（smooth endoplasmic reticulum；ER）にあるIP$_3$受容体に作用して，ここに貯められているCa^{2+}を放出させる．このCa^{2+}によってPKCの膜への移動が生ずる．ここで，PKCはDAGによって活性化される．その結果，PKCは様々な機能タンパク質をリン酸化し，それらの機能を調節する．一方で，上昇したCa^{2+}はCa^{2+}依存性機構を活性化する．たとえば**カルモデュリン**（calmodulin：4か所にCa^{2+}結合部位を持つカルシウム結合タンパク質）を活性化させ，**Ca^{2+}/カルモデュリン依存性プロテインキナーゼ**（Ca-calmodulin-dependent protein kinases；CaMK）を活性化する．CaMKには様々なタイプがあり，II型である**CaMKII**は受容体タンパク質のリン酸化調節に重要な役割を果たしている．先に述べたイオンチャンネル連動型受容体のうちNMDA受容体から流入したCa^{2+}も同様な過程で作用する．

5-3-4 G-タンパク質連動型受容体における信号の増幅

G-タンパク質連動型の受容体は複数のG-タンパク質を活性化でき，さらにそのG-タンパク質は複数の効果器を活性化することができるので信号の増幅が容易に行えるというメリットがあることがわかる．イオンチャンネル型の受容体における信号の伝達が，ピンポイントの極めて指向性の高い伝達であるのに対して，G-タンパク質連動型受容体を介した信号の伝達はそれを受けた細胞全体に広がる可能性を持っている．

参考：筆者らはPKAやCaMKIIの特異的基質に蛍光物質を結合させた試薬を創製して，細胞内二次情報伝達物質によって活性化されるリン酸化酵素の活性化状態などを可視化計測することに成功している．酵素活性を「見る」という方法は新しい生物学分野の大きなテーマの一つである．

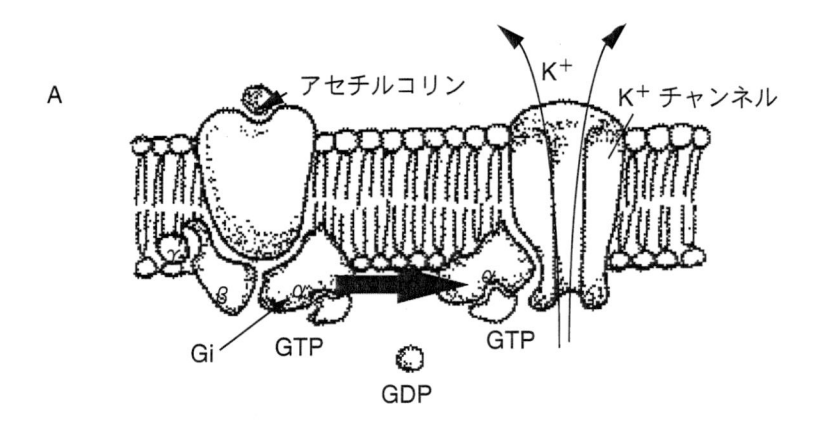

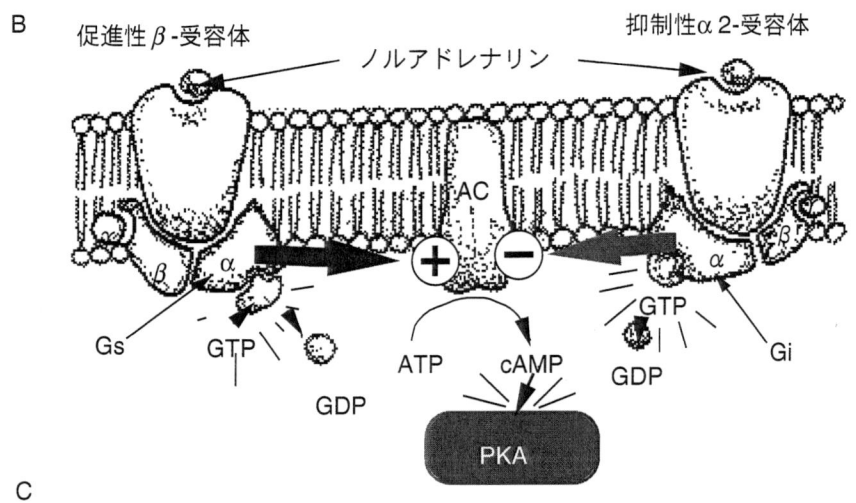

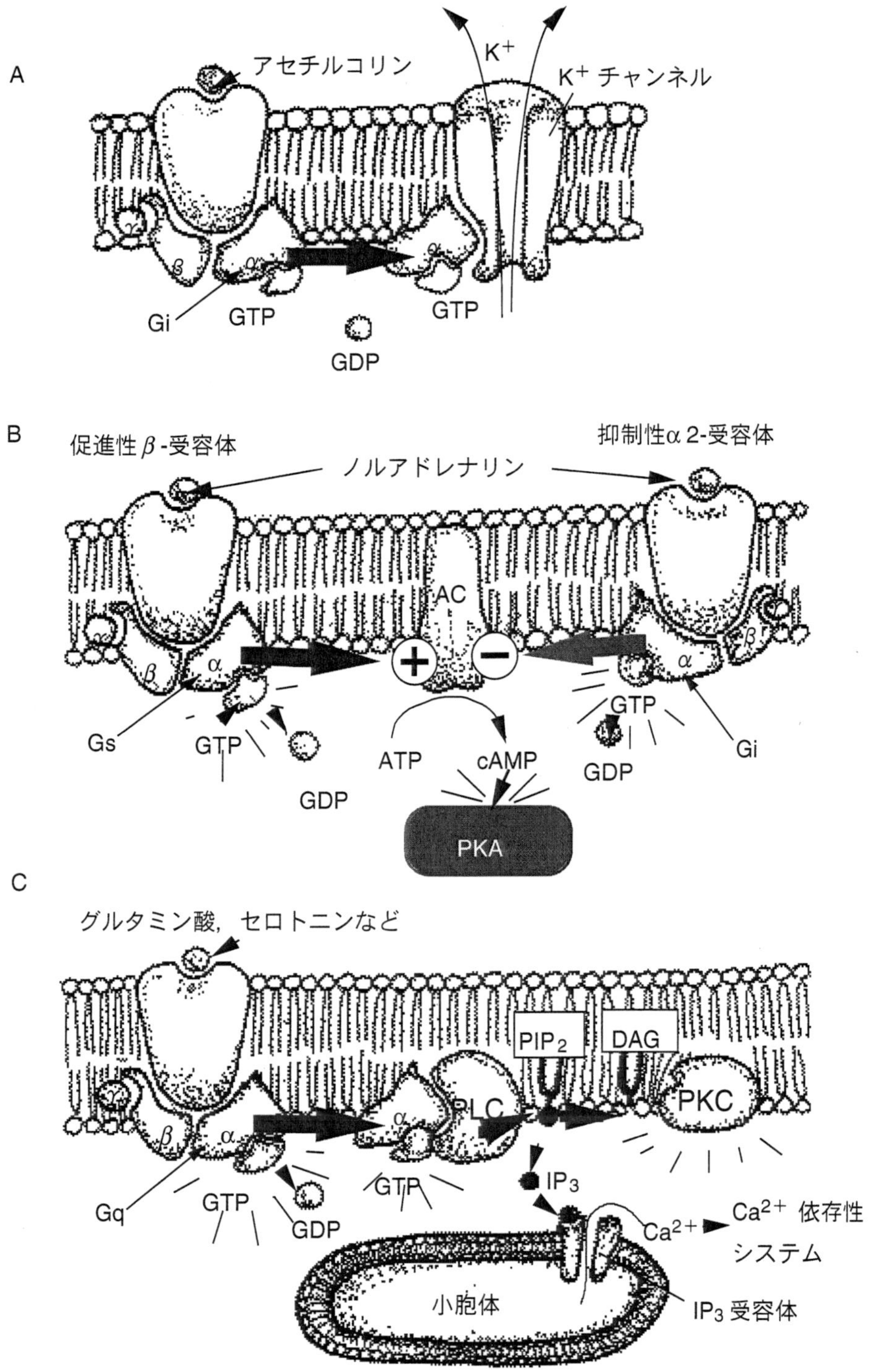

図5-7 G-タンパク質連動型神経伝達物質受容体の機能
A：K$^+$チャンネルを直接活性化させるタイプ．　B：ノルアドレナリン受容体，AC（アデニル酸シクラーゼ）に対する促進的βと抑制的α2，結果としてcAMP量を増加させるか減少させるかの逆作用が生ずる．C：ホスホリパーゼC（PLC）を活性化し，PIP$_2$をリン酸化分解してイノシトール三リン酸（IP$_3$）とジアシルグリセロール（DAG）を生成する．

5-4 神経伝達物質受容体の研究

1種の受容体は1種の伝達物質にしか反応しないが，一つの伝達物質は多様な受容体と反応することができる．同じ伝達物質に反応する別々の受容体を**受容体サブタイプ**と呼ぶ．このようなサブタイプ解析には次のような方法が使われている．

5-4-1 薬理学的研究法

たとえば，アセチルコリン受容体のうち神経筋接合部に表現されている受容体はイオンチャンネル連動型であり，これはアセチルコリンのほかにタバコに含まれる**ニコチン**（nicotine）でも刺激される．一方，心筋や平滑筋に分布するアセチルコリン受容体はG-タンパク質連動型で，毒キノコの一種から取れる**ムスカリン**（muscarine）という毒によっても刺激される．ニコチンはこのタイプのアセチルコリン受容体には作用しないし，ムスカリンはニコチンが作用する受容体には作用しない．したがって，この二つのサブタイプは作用薬によって，**ニコチン作動性アセチルコリン受容体**（nicotinic acetylcholine receptor）と**ムスカリン作動性アセチルコリン受容体**（muscarinic acetylcholine recepror）と分類することができる．同様な方法は他の伝達物質受容体の同定にも広く利用されているが，都合よく特異的な薬物がない場合もある．逆に，新しい薬物の登場により新しい受容体が発見される場合もある．

サブタイプの同定は作用薬のみではなく，特異的な**伝達物質拮抗薬**（neurotransmitter antagonist）を使ってもできる．たとえば，ニコチン作動性受容体には矢毒として用いられる**クラーレ**（主成分はd-ツボクラリン；d-tubocurarine）が強く特異的に拮抗するし，ムスカリン作動性受容体には植物，ハシリドコロの根からとれる毒物，**アトロピン**（atropine）が特異的に拮抗する．表5-3に示す例のようにこれまでの努力により，多数の作用薬や拮抗薬が発見されている．

5-4-2 アイソトープ標識法

これらの薬物をうまく使って，受容体の存在や分布を解析する方法がある．Ligand-binding assay法である．特異的作用薬をアイソトープで標識し，結合させた後にアイソトープの存在で結合部位の親和性や数を類推する方法である．この方法で，受容体の脳内での分布のマッピングが可能になった．最近ではアイソトープとして**ポジトロントレーサー**（positron tracer）を使うことによって，ヒトの脳での受容体の分布を測定することも可能になっている（図5-8）．

5-4-3 特異的抗体による受容体標識法

伝達物質合成分解酵素の局在を解析するために用いた方法と同様である．受容体タンパク質のうち細胞外に出ている部分を認識する抗体を調整すれば，生きた神経細胞や組織に適用できるが，細胞内の部分を認識する抗体では細胞を固定して，抗体が細胞内に入るように細胞膜に穴をあける化学的処理が必要である．二次抗体としてアイソトープ標識，蛍光標識，発色性分子でマーカー標識を用いることによって，その分布や存在の状態を二次元的に示すことができる．

5-4-4 受容体をコードするmRNAを利用する方法（図5-9）

アフリカツメガエルの卵母細胞に受容体のmRNAを打ち込んで，その膜に受容体を発現させ，その性質を解析することもできる．この方法は逆に伝達物質受容体のmRNAを探索するのにも利用できる．目的の伝達物質受容体を持った組織からまず無差別にmRNAを集め，これをサイズによっていくつかのグループに分けて，卵母細胞に打ち込み，目的の伝達物質に反応するグループを探す．伝達物質に反応したmRNAのグループをさらにいくつかのグループに分けて同様に検討する．これを繰り返して，最後に特定の伝達物質受容体をコードするmRNAを同定する方法である．先に伝達物質合成酵素の局在の検討に用いた *in situ* hybridizationは脳に発現している受容体のmRNAの局在の検討にも利用することができる．

表 5-3 代表的な神経伝達物質受容体とその作用薬および拮抗薬の例

受容体	作用薬	拮抗薬
アセチルコリン		
ニコチン作動性	アセチルコリン，ニコチン	ツボクラリン（クラーレ）
ムスカリン作動性	アセチルコリン，ムスカリン	アトロピン
ノルアドレナリン		
α-受容体	ノルアドレナリン，フェニレフリン	フェントラミン
β-受容体		
グルタミン酸受容体		
AMPA 受容体	グルタミン酸，AMPA	CNQX
NMDA 受容体	グルタミン酸，NMDA	APV

AMPA : a-amino-3-hydroxy-5-methyl-4-isoxazolepropionate ; NMDA : N-methyl-D-aspartate
CNQX : 6-cyano-7-nitroquinoxaline-2,3-dione ; APV : 2-amino-5-phosphonovalerate

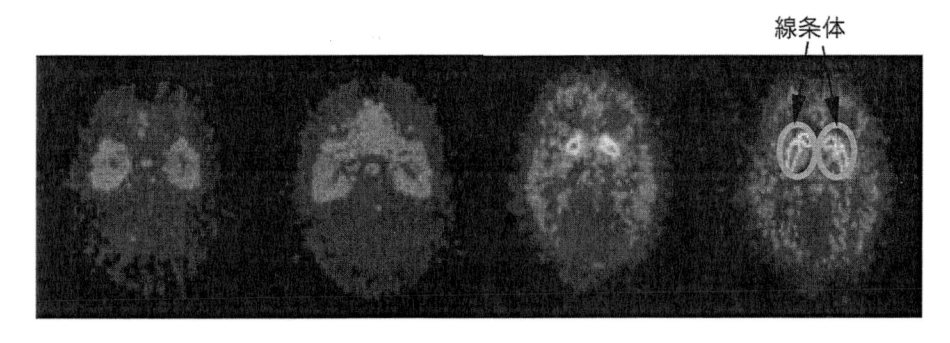

図 5-8 ヒトにポジトロンで標識したスピペロン（ドーパミンＤ２受容体のリガンド）を投与した後，脳を用いてポジトロンエミッショントモグラフィー（PET）で解析し，脳のどの部分に結合しているかを調べた例．線条体に強いシグナルが見えている．

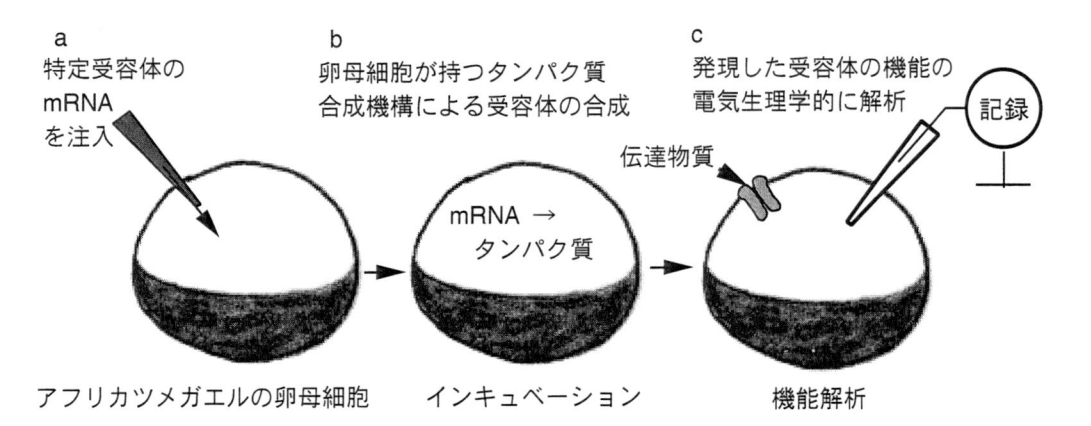

図 5-9 アフリカツメガエルの卵母細胞を用いた受容体解析の例

6. 脳の形と機能

6-1 脳の形

　広い意味での「脳」は脊髄より上位の神経組織を指す．無脊椎動物の中枢神経系は塊状脳の形をとるが，脊椎動物の脳は管状脳であり，内側に腔がある．これが**脳室** (ventricular system) であり，この中には**髄液** (cerebrospinal fluid) が貯められている．脳は脳室に従って区分されることが多い．左右の側脳室を囲む部位が**終脳** (telencephalon) であり，一般的に脳と呼ばれる最も発達した部分である．第三脳室を囲む部分が**間脳** (diencephalon) (**視床上部，視床，視床腹部，視床下部**からなる)，中脳水道を囲む部位が**中脳** (mesencephalon)，第四脳室を囲む部位が**菱脳** (rhomencephalon) である．菱脳の前半部が**後脳** (metencephalon) であり，ここから**橋** (pous) と**延髄** (medulla oblongata) に分かれている．一方，菱脳の後半部は延髄であり，**脊髄** (spinal cord) につながっている（図 6-1）．

　脳は全体が一つの部品として働くわけではなく，様々な機能を司るための部位に細分化されており，特殊なニューロンが集合している部分や神経線維が束になっている部分が配置されている．正常な脳では特殊な機能に関わる脳部位の位置は正確に定まっているので，ちょうど街の地図のようにそれぞれの場所を表すことができる．図 6-2 にはラットの**脳地図** (brain map, brain atras) を示す．このような地図は脳研究の重要なガイドブックである．その他，マウスやネコなど脳研究に重要な実験動物のものが入手できる．両側の耳の穴と上顎で頭蓋骨を一定の位置に固定する装置，「**脳定位固定装置**」と特殊な微動装置を使うことによって，麻酔された動物の深部脳の特定の部位に電極を刺入したり，傷を付けたりすることができる．もちろん，ヒトの脳についても同様な地図が作られており，また，ヒトの脳のための脳定位固定装置もあって，脳の疾患の診断や外科手術の際に用いられている．

6-2 脳を保護する膜と髄液（図 6-3）

　脳は柔らかい組織である．特にヒトの大脳皮質は大きく発達しており，脆弱極まりない．これを保護するための仕組みの一つが**頭蓋骨**であることは言うまでもない．しかし，脳はさらに手厚い保護を受けている．3 種類の**髄膜** (meninges, ギリシャ語で「覆う」という意味) の存在である．一番表面は**硬膜** (dura mater) と呼ばれ，文字どおり極めて強靭な膜であり，袋のように脳から脊髄までをすっぽりと覆っている．そのすぐ下には**くも膜** (arachnoid membrane) がある．この命名は表面から見るとクモの巣 (arachnoid はギリシャ語でクモのこと) のように見えるからである．硬膜とくも膜の間にはほとんどスペースはないが，硬膜に分布する血管が切れ，出血した時には，この隙間に血液が入り込み，硬膜下血腫を作る．頭蓋骨は非常に堅いので大きな血腫は脳を圧迫することになる．圧迫された場所の血流阻害が生ずるために脳障害を起こす原因になる．くも膜と脳を直接覆っている**軟膜** (pia mater) の間が**くも膜下腔** (subarachinoid space) であり，血管はこの間を走り，脳の中に分枝を伸ばしていく．ここには髄液が満たされている．髄液は図 6-4 に示すように脳の表面から内側に流れており，見方によっては脳は髄液の中に浮かされているようになっている．くも膜の下に分布している血管が何らかの原因で切れて出血するのが「**くも膜下出血**」である．この場合も脳を圧迫して脳障害を引き起こし，しばしば致命的になる．

図 6-1 脳の形と脳室

図 6-2 脳地図の一部

図 6-3 脳を保護する膜
脳は頭蓋のほか，硬膜，くも膜，軟膜で覆われさらに髄液で保護されている．

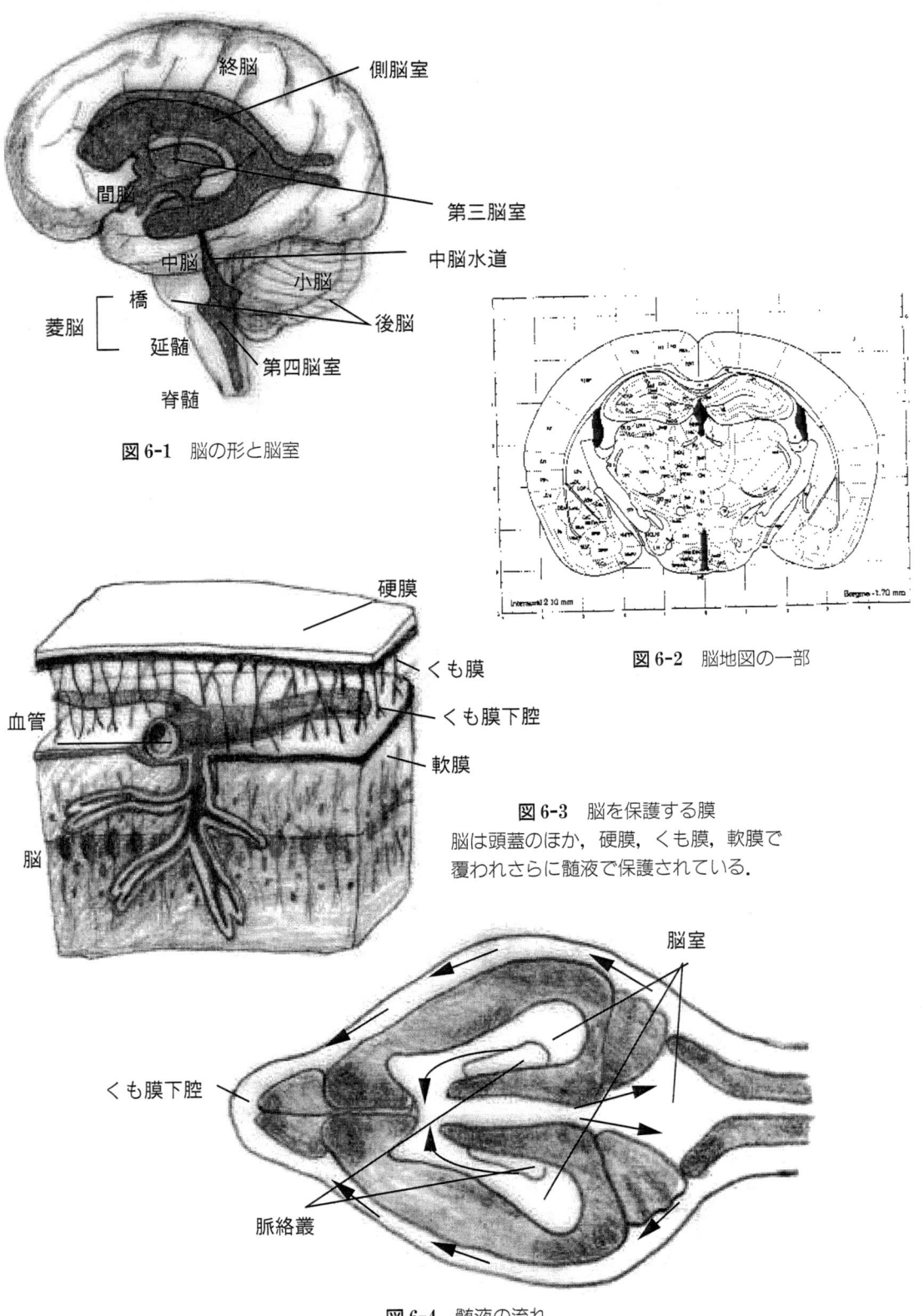

図 6-4 髄液の流れ
脈絡叢から分泌された髄液は脳室からくも膜下を循環する．

6-3 大脳皮質の構造と機能

大脳皮質のことを**新皮質**（neocortex）と呼ぶ．これは系統発生学的に一番新しく発達してきた部位であることを意味する．ヒトの場合は最も大きな部分に当たり，他の動物とは比べものにならない（ところが，イルカの脳は驚くほど立派である）．新皮質の組織切片を顕微鏡観察すると神経細胞は一定の形を持っていることがわかる．**図6-5**に示すように染色の程度の差により深さ方向に6層に区別することができる．Ⅰ・Ⅳ層には**内在性ニューロン**（intrinsic neuron；軸索が短くて，大脳皮質の中で終わっている）が分布する．この中には抑制性ニューロンも含まれる．その他の層には内在性ニューロンに加えて，軸索が長く遠くの部位まで情報を送る**投射性ニューロン**（projection neuron）が分布する．投射ニューロンは同側の別の大脳皮質領域に連絡する「**連合線維**」や反対側の大脳皮質に連絡する「**交連線維**」がある．さらに中脳以下のレベルまで出力を送る大脳皮質ニューロンはすべて第Ⅴ層から出ている．

6-3-1 機能の局在（図6-6）

このような6層構造は大脳皮質全域にわたって見られる．しかし，各層の発達の程度には部位によって様々な差が見られ，その差によって細かく分類されている．また，大脳皮質には様々な機能を持つ領域が局在している．重要な領域として**運動野**（motor area, cortex），**感覚野**（sensory area, cortex），**連合野**（association area, cortex）に分類される．運動野は末梢の効果器（骨格筋など）に向かう出力情報を担う大型の投射ニューロンが分布している．一方，感覚野は**体性感覚野**（somatic sensory, cortex），**聴覚野**（auditory area, cortex），**視覚野**（visual area, cortex）などさらに特徴ある部位に分けられる．これらの部位は末梢の感覚器から送り込まれる情報を受ける．たとえば**図6-7**に示すように身体の様々な部位からの感覚情報が大脳皮質の上に割り付けられている．様々な感覚情報は前頭，頭頂および側頭部にある連合野に送られる．連合野では様々な情報を集め，処理し，認知し，さらにそれに対応する運動を促すなど最も高次な脳機能に関わっている．

6-3-2 カラム構造説（図6-8）

運動野と感覚野（視覚，聴覚，体性）は脳からの出力と脳への入力に関わるところであり，この部分は直径0.2から2mmくらいの円柱状に一群の部位に関係したニューロンが集まっており（**カラム構造**；columnar organization），モザイク状に配置されているものと考えられている．感覚野においては特定の領域の末梢感覚器から送られてくる要素的情報に対応するカラムが存在する．たとえば，第一次視覚領では方位，傾きに関わるカラムや色に関わるカラムなどが知られている．また，運動野においては一つのカラムの中に一群の骨格筋に関わるニューロンが配置されているらしい．この学説にはなお疑問が投げられているものの，現在ではその証拠が蓄積されてきており，ほぼ確実ではないかと思われる．

参考1：ヒトの大脳皮質の表面にはたくさんのしわがある．このしわの位置や形はヒトの場合は個人差はない．頭蓋という一定の空間で，発達をするために，畳み込むような形になってきたものと考えられる．しわを伸ばしてみると，ヒトの脳の場合は1600 cm²（新聞紙一面分くらい）もある．しわの多さではイルカの脳の方がはるかに勝っている．最もはっきりした溝が**中心溝**（central sulcus）であり，これより前方を**前頭葉**（frontal lobe），後方を**後頭葉**（occipital lobe）と呼ぶ．側頭部には**外側溝**がめだっている．この溝の奥の方にも大脳皮質は広がっており，味覚野の一つである，島と呼ばれる部位は外側溝の奥まった部位に位置する．

参考2：大脳皮質の右と左に機能差が見られることについては6-3-4項でも述べるが，左右の大脳皮質は数百万本の神経軸索で連絡されており（**脳梁**；corpus callosum），密な連絡を保っているので，正常脳ではその差を意識することはあまりない．

6. 脳の形と機能　69

図 6-5 大脳皮質の構造
3種類の染色法で染め分けた.
Goldi：細胞体と樹状突起を染める.
Nissl：細胞体を染める.
Weigert：有髄神経を染める.

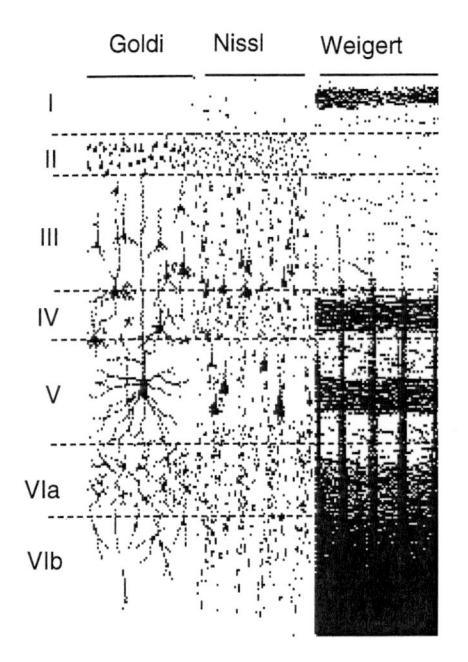

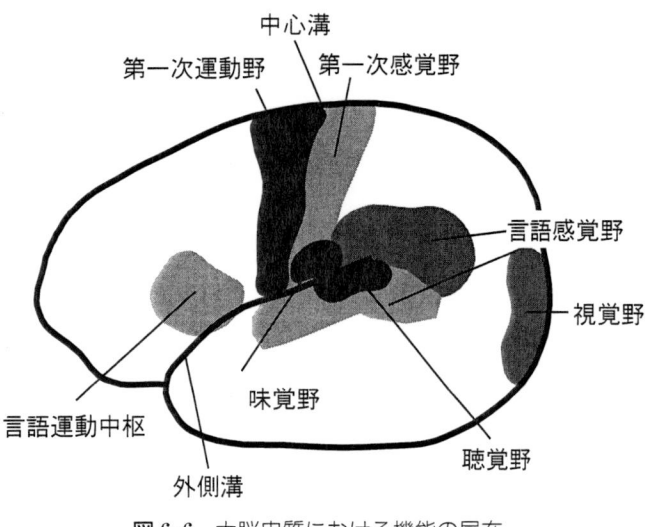

図 6-6 大脳皮質における機能の局在

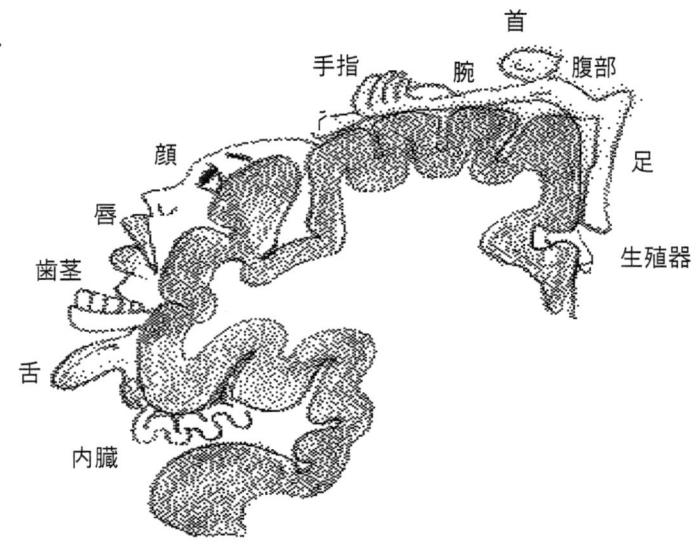

図 6-7 大脳皮質における感覚領の局在

図 6-8 大脳皮質におけるカラム構造の模式図
直径2mmくらいの円柱状に一群の機能に関連したニューロンが集まっており，これがモザイク状に配置されている.

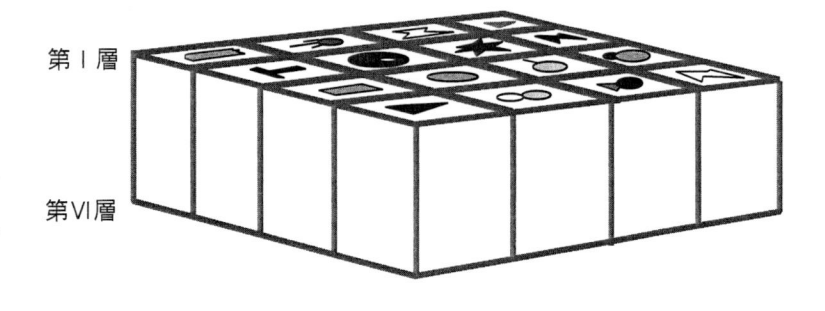

6-3-3　連合領の種類と特徴（図6-9）

連合領は感覚と運動の介在する働きを持つ部位であるが，この部分で高次の脳機能が営まれていると考えられている．

大脳皮質においては，様々な入力情報を整理し，これを認める（**認知**）という働きがある．認知が成立するためにはいろいろな情報を統合しなければならない．これまでの章で解説したシナプスにおける情報の統合が活発に行われる．たとえば，ヒトの顔を覚える時には，**側頭連合野**において，視覚からの情報を様々な要素情報として符号化しているらしい．まさにデジタル記録である．連合野も場所によって統合している情報に違いがある．

a）　前頭連合野　この部位では創造性や自我意識などの高度な精神活動を生み出しており，このメカニズムについてはまだほとんど解明されていない．しかし，この部位に損傷を受けると，知能指数には特別な変化は生じないが，創造力の低下，意欲の消失，計画性の欠如など知的障害が顕著である．かつて，凶暴性のある精神分裂病患者についてこの部位を離断する手術（**ロボトミー**）が行われたことがあったが，これは人間らしさをもなくしてしまうという反省から現在ではまったく行われなくなっている．**この部分は「よく生きていく」という人間の最も人間らしい機能を司っていることになる．**

b）　頭頂連合野　この部位では体性感覚と視覚連合野からの入力を受け，さらに視床からも入力を受けて，自身の空間的位置を定めると同時に周囲への注意を行う．右利きのヒトが右側頭頂連合野を傷害されると，左側の体と空間が無視される．その結果，左半分に関する事柄がすべていい加減になってしまい，たとえば，左側のひげを剃らなくなってしまう（**身体認識不能**）．また，左側の手でものに触れても形や大きさを認識することができない（**立体認識不能**）．絵を描かせると右半分しか描かないなどの症状が現れる．

この部位には，手を対象物に近づけると反応するニューロン，対象物をいじると反応するニューロン，その対象物に注意を向けると反応するニューロンなどが見い出されている．これらのニューロンの活動によって自分と周囲の関係を認識しているものと考えられる．

c）　側頭連合野　この部位では視覚のパターンを認識する．視覚入力が後頭葉に入った後，視覚前野を通って，下側頭葉に達すると，ここではすでに顔の形や特徴を認識することができるまでに複雑な統合が行われる．ここが損傷されると，視力は正常なのに形を認識することができなくなる．側頭葉には言語に関する中枢の一部がある．一般に右利きのヒトの場合，左側にあり，左利きではその逆になる．言語はさらに前頭葉，頭頂葉にもある．側頭葉の上部にある**ウエルニケ（Wernicke）の言語野**では聞いたり見たりした情報の意味を理解する．ここから運動皮質の最下端にある**ブローカ（Broca）の言語野**へ情報が送られ，この情報を言語としての音声にする一連の運動を引き起こす．ここが壊されると，失語症になる．

以上のように頭頂連合野と側頭連合野は「うまく生きていく」ための脳であるといえる．

参考1：上記の三つの主な連合野に加えて，前頭連合野と運動野にはさまれる補足運動野と運動前野を**運動連合野**と呼ぶことがある．この部位は9-4-1項でも述べるように様々な運動の企画，プログラムに関与する部位である．一方，後頭葉の視覚野の前方にあり，視覚映像に解釈を加える機能を持つ部位を**視覚連合野**または**後頭連合野**と呼ぶことがある．

参考2：これらの連合野の機能は生後の生活環境によって発達してくるものと考えられている．そのよい例が言語である．日本人でもアメリカで育てば，英語を話し，発想もアメリカ人的になる．遺伝子で伝えられる形質を越えた個性や自己を作り出すのがこれらの連合野であると考えられる．

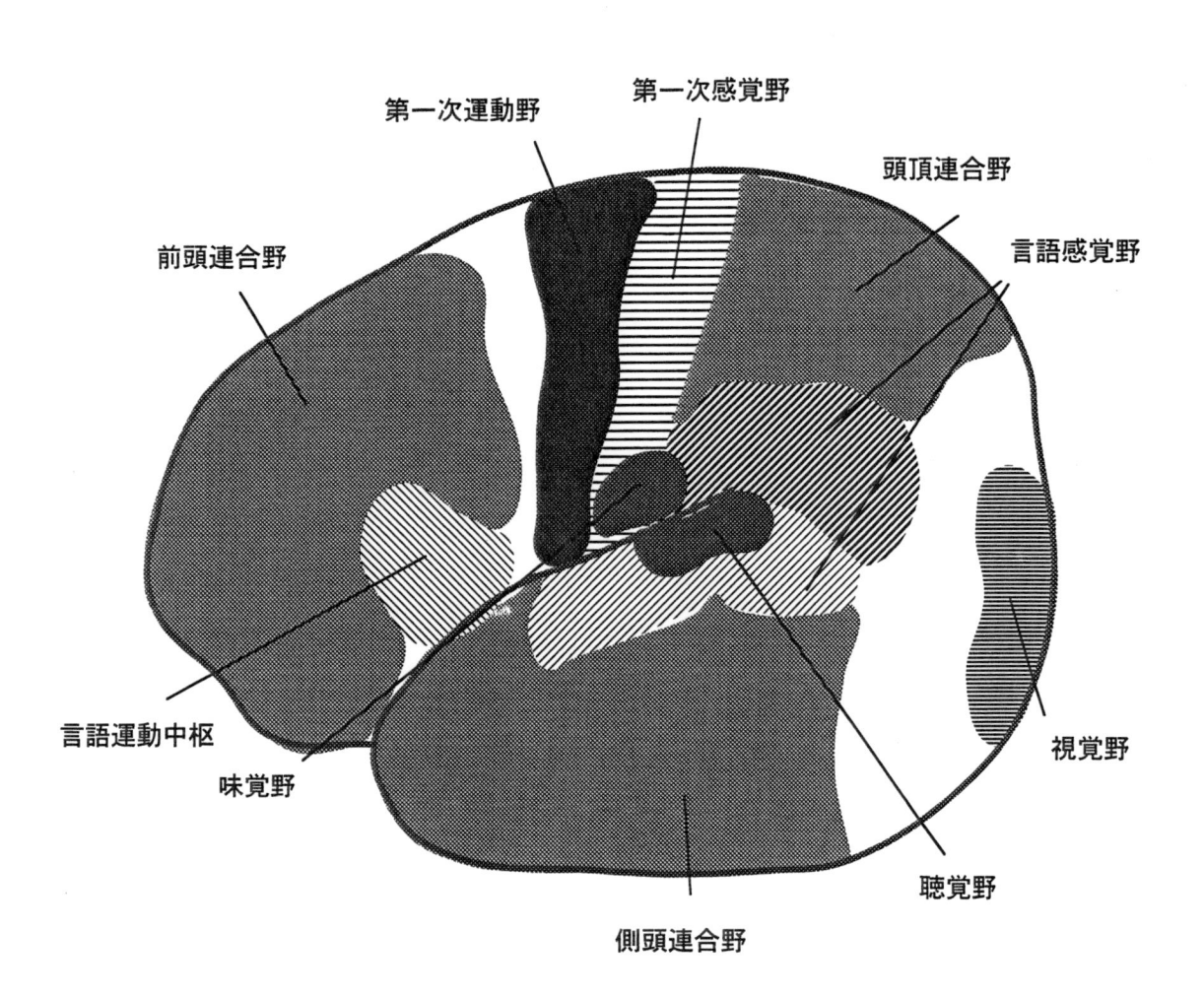

図 6-9 大脳皮質における機能の局在

6-3-4 失語症

言語に関わる脳部位，すなわち「話す」，「聴く」，「文字を書く」，「文字を読む」，「聞いた言葉書かれた言葉を言語として理解する」ために使われる領域は広範囲に及ぶ．ヒトの脳の爆発的な発達は言語能力と大きく関わっているものと考えられている．脳機能の研究の歴史にも登場したBrocaが遭遇した失語症患者も左半球の今では**「ブローカの言語野」**と名付けられた部位に集中的に損傷を受けたものである．これは脳機能の局在性を如実に示すものであるが，その後多くの臨床的な研究の結果，脳内の言語能力に関わる部位が明らかにされてきた．さらに驚いたことにこれらの能力は主に大脳左半球にあり，右半球の同じ位置に損傷を受けても言語障害はほとんど生じないのである．それらの脳部位または言葉に関わる脳部位を結ぶ回路が損傷を受けると次に示すような様々な形の失語症が生ずる（図6-10）．

a) **運動性失語症** ブローカの言語野の損傷による．人の話や書物は理解できるが，声を正確に出して話すことが不自由になる．

b) **感覚性失語症** ウエルニケの言語野の損傷による．よく話すけれど，文法的誤りが多く，話もくどくなる．聴覚は正常なのに人の話す言葉や文字の意味がわからなくなる．

c) **伝導性失語症** ウエルニケの言語野からブローカの言語野への連絡が損傷を受けた時に生じる．運動性失語症と同じ症状．

d) **名詞失語症** 頭頂葉後下部の**角回**を損傷すると言葉を話すことができ，聞くこともできるが，書いた文字や絵の理解ができなくなる．これは視覚情報が処理できず，ウエルニケの言語野に情報が入らないためである．

6-3-5 右脳と左脳

上に述べたように，言語野が左脳に偏っていることは左右の脳がまったく同じ働きをしているわけではないことを意味している．これが明確に示されたのは，重症のてんかん患者で左右の脳をつなぐ**脳梁**の部位で切ってしまう手術の結果，左右半球が離断された**分離脳**（split brain）についてRoger Sperryらが行った臨床的研究による．これらの患者は見かけはまったく正常に見え，ほとんど異常らしい異常は生じない．脳への入力信号は嗅覚以外の感覚はすべて反対側に入り，それぞれ左右の感覚として認識され，さらに左右での情報は脳梁を経て，互いに強調する．脳梁で行われた切断手術は，視覚や体性感覚などの入力回路には傷害を与えないので，離断された場合でも，感覚入力は正常の場合と同様に入力される．離断脳患者の右目にだけ物体を見せた場合，その情報は言語野のある左脳に入るので，物体の名称を正確に言い当てることができるが，左目にだけ物体を見せた時には物体の名称を言葉として表現できない．しかし，物体を理解し認識することはできる．

図6-11に見られるように，左半球は話す，書く，聞くなど言語とか計算能力に優れており，理論的な思考を可能にするなどデジタル的機能に優れている．一方，右半球は顔の認識や立体感覚，音楽的能力，大きさや形の分類などどちらかというとアナログ的機能が優れている．最近の研究で脳梁以外の部位でも左右の連絡が行われていることが明らかにされており，離断脳でも完全な左右離断状態にはなっていないと考えられる．

参考：言語中枢は左半球優位である．特に右利きのヒトの場合は98％以上が左半球に言語機能を持つが，残りの2％では右半球に持つ場合と両側に持つ場合がある．一方，左利きのヒトの場合は70％が左半球に持ち，15％は右半球に持ち，残りの15％は両側に持つ．両側に言語機能を持つのは女性の方が多いというデータがある．

右半球では言語にイントネーションをつけるというような言葉の感情表現に関連しているらしい．しかし，左右の脳は脳梁で強く結ばれており，完全に役割が分かれているわけではない．優位にあるという表現が適切である．

図 6-10　言語に関わる中枢領域

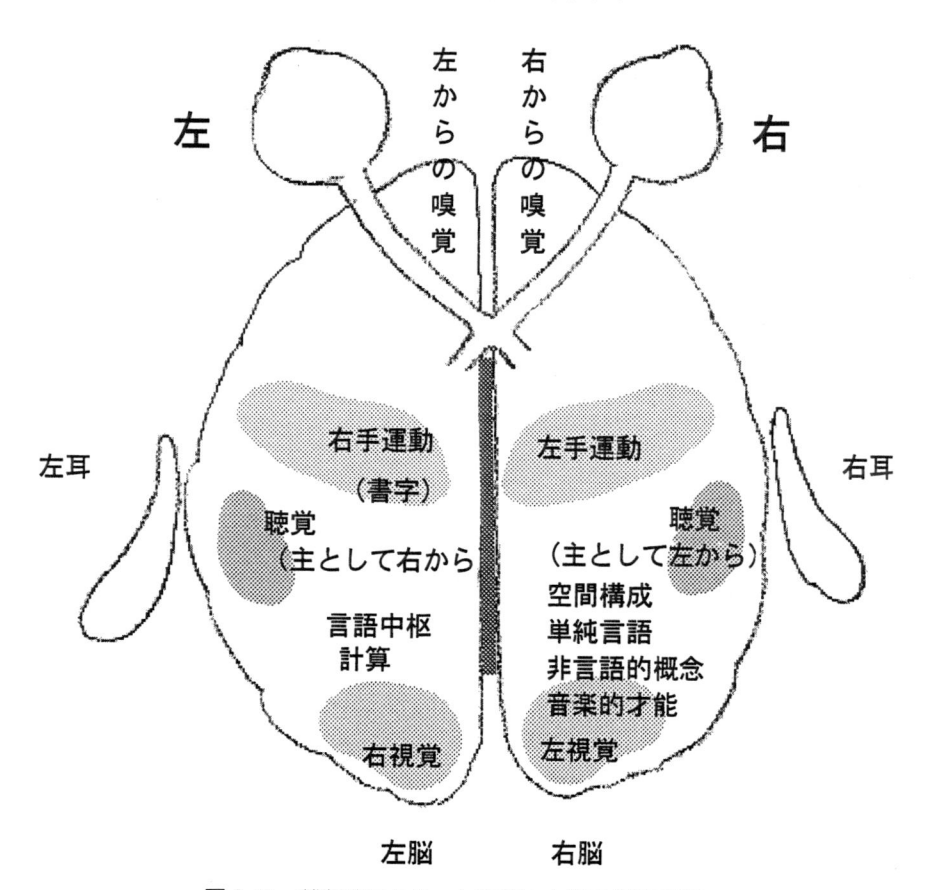

図 6-11　離断脳でわかった左脳と右脳の機能の違い

6-4 大脳基底核

大脳皮質の**運動野の第6野**（area 6）への入力は**視床背側核**から生じている．この視床背側核へは**大脳基底核**（basal ganglia, basal nucleus）と呼ばれる大脳皮質の奥に存在する様々な神経核からの入力を受ける．さらにこの基底核には大脳皮質の前頭葉や頭頂葉からの入力を受けている．したがって，ここには大きな**ループ回路**が仕組まれている形になっている（図6-12）．このループ回路は「意志による運動の開始と選択（よし，これをやるぞ，と運動を開始する）」に関わっていることが明らかにされている．

6-4-1 大脳基底核の解剖（図6-13）

大脳基底核は，**尾状核**（caudate nucleus），**被殻**（putamen），**淡蒼球**（globus pallidus）および**視床下核**（subthalamus）からなる．さらに基底核と相互に神経連絡する**黒質**（substaia nigra）を含める場合もある．尾状核と被殻は構造的にも機能的にも共通性が高いので，両者を併せて**新線条体**（neostriatum）と呼び，淡蒼球は**古線条体**（paleostriatum）と呼ぶ．この三者をまとめて，**線条体**（striatum）と呼んでいる．ちなみに，被殻と淡蒼球は隣接しており凸レンズのような形をしているので，**レンズ核**と呼ばれる．線条体には大脳皮質からの信号が入り，淡蒼球は視床への出力の源である．信号の流れとしては次のようになる（図6-14）．

　　大脳皮質 → 新線条体 → 淡蒼球 → 視床
　　→ 大脳皮質（運動・感覚野）

顕微鏡で観察しても，線条体には大脳皮質のような層構造も特別な神経の集まりはなく，神経細胞はランダムにばらばらに存在している．

6-4-2 大脳基底核の機能

現在ではまだその全貌はつかめていないが，この部位には極めて複雑な機能に関わっているらしい．明らかにされている機能の一つが**随意運動**（意志による運動）の調節である．**前頭葉皮質**からの入力が被殻に入り，ここで抑制性ニューロンを活性化して，淡蒼球から発して視床ニューロンを抑制している抑制性ニューロンを抑制する．その結果，視床から運動感覚野に投射している神経が活動するようになる．一方，黒質からは被殻の抑制性ニューロンに対する促進的な入力があり，淡蒼球の抑制性ニューロンには視床下核から促進的な入力がある．これは**運動ループ**（motor loop）と呼ばれ，随意運動の調節機構を構成している（図6-14）．さらにこの運動調節は脊髄まで及ぶ．この回路は**錐体外路**（extrapyramidal tract）と呼ばれ，この部分は運動の主経路である**錐体路**（pyramidal tract）でコントロールされる骨格筋の運動をデリケートに調節する（**第9章**で詳述）．しかし，このような運動調節機能も基底核の機能のほんの一部にすぎない．

6-4-3 大脳基底核の傷害

この部位の傷害はデリケートな運動の障害につながることは想像に難くない．運動機能調節傷害としてよく知られている**パーキンソン病**（Parkinson disease）はまさにこの部位の傷害であり，手足や指の細かいふるえ（振せん），唇や顔面の無意識の動き，筋の硬直，前傾姿勢，仮面状顔貌などいずれも顕著な異常筋運動症状が特徴である．

参考：大脳基底核はわれわれの身体を構成しているすべての筋肉群の動きの調節に関わっている．例えば運動をどのように開始し，どのように停止するかなどの意志による運動の決定と遂行，姿勢の維持やその安定性など特に意識をしないで行われている筋肉の働きなどのほか，喜怒哀楽に伴う顔の表情もこの調節システムによってコントロールされている．この部位は小脳と同様に運動に関する記憶の座でもあるらしい．パーキンソン病では特に黒質から線条体へのドーパミン作動神経の脱落が特徴である．

6. 脳の形と機能　75

図 6-12 大脳皮質から大脳基底核，視床そして再び運動野に戻るループ回路と脊髄への運動情報の流れ

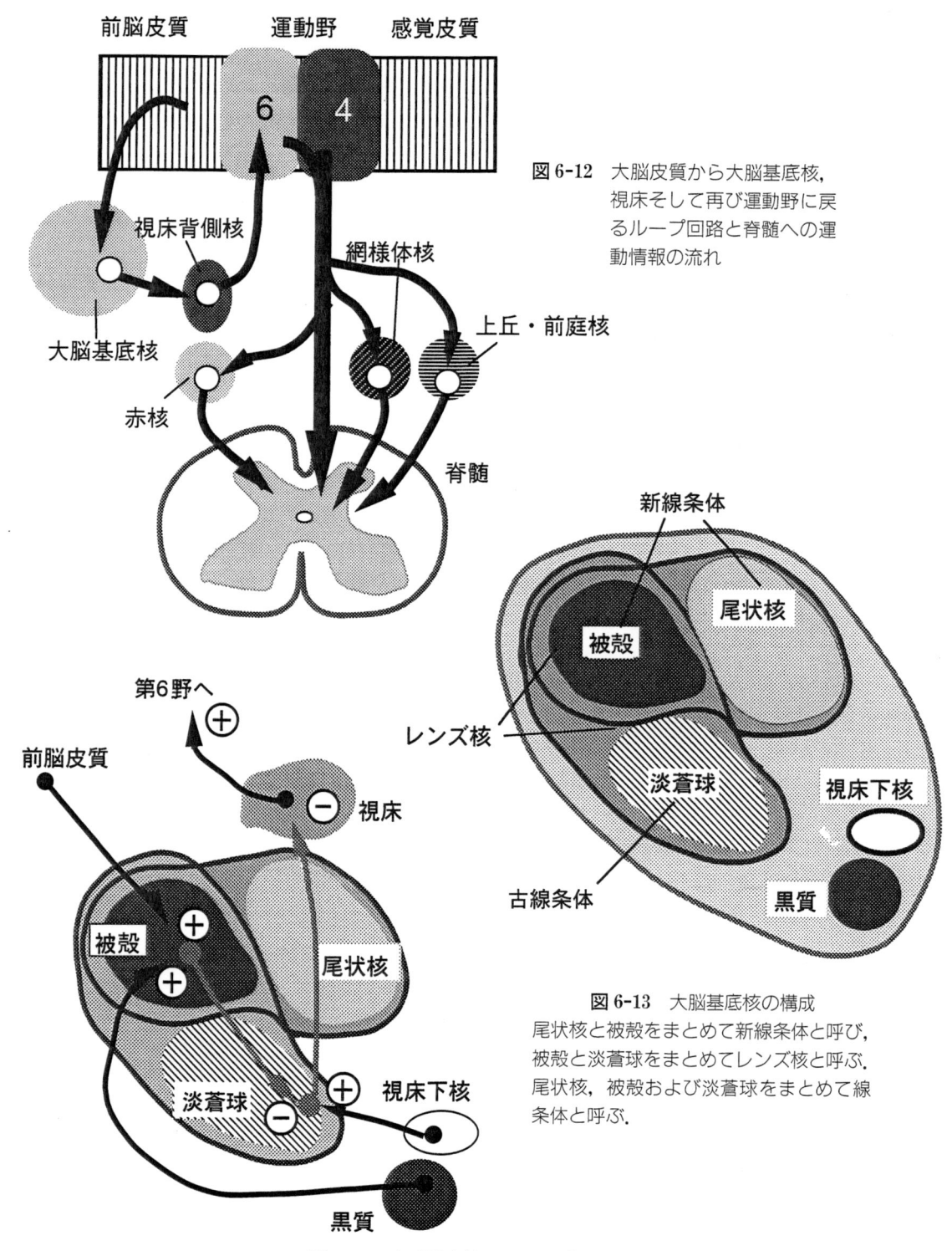

図 6-13 大脳基底核の構成
尾状核と被殻をまとめて新線条体と呼び，被殻と淡蒼球をまとめてレンズ核と呼ぶ．尾状核，被殻および淡蒼球をまとめて線条体と呼ぶ．

図 6-14 大脳基底核運動ループの回路
前脳皮質からの信号は被殻から淡蒼球への抑制性ニューロンを興奮させる．その結果淡蒼球から視床への抑制性ニューロンの活動が抑制され，視床から第6野へ信号が送り出される．このループには黒質から被殻へ，視床下核から淡蒼球への促進的入力も関与している．

6-5 大脳辺縁系の構造と機能（図6-15）

大脳辺縁系（limbic system）は旧い脳（**旧脳**）と呼ばれる．系統発生学的にも，個体発生からも比較的早い時期に完成する．下等な脊椎動物ではこの部分の比率が高い．辺縁葉と呼ばれる中心をなす位置には**アンモン核**，**歯状回**，**海馬傍回**，**海馬台**（これらを含めて，**海馬**，hippocampus と呼ぶ）がある．この辺縁葉は大脳皮質の下部に存在する，**中隔**，**扁桃核**，**視床上部**，**視床下部**などとともに単一機能系を作っていると考えられ，**大脳辺縁系**と呼ばれている．ここではまさに個体の維持と存続に関わる機能が営まれている（たとえば，**恒常性** homeostasis **の維持**，**攻撃**，**防御**，**性行動**，**食欲**など）．

海馬は特に**記憶の成立**に関連しているということが，最近の研究で次々に明らかにされてきている．辺縁葉をすべて切り取られた患者（HM）の時間と空間に関わる記憶に障害が生じたことはこの組織の重要性を非常に印象づけた（第10章で詳しく解説する）．

視床下部（hypothalamus）は大豆4個分くらいの大きさであるが，摂食，性行動，集団行動などの本能行動に関わる重要な部位である．また，**自律神経中枢**でもあり，**交感神経系**（sympathetic nervous system）と**副交感神経**（parasympathetic nervous system）を介して，内蔵諸器官をコントロールしている．さらに**視床下部ホルモン**の産生により，ホルモン支配の最上位に位置づけられている．

海馬における**長期増強現象**（long term potentiation；LTP）の発見によって，記憶の研究は飛躍的に発展した．これについても記憶学習の章で詳しく解説する．まさに**大脳辺縁系は「たくましく生きていく」ための脳**ということになる．

6-6 脳幹の構造と機能（図6-16）

脳幹（brain stem）は**延髄**，**橋**，**中脳**を含めた部分であるが，辺縁系の一部である**間脳**も含めることがある．ここは上位と下位の中枢神経系の中継地点になっており，上位中枢からの信号や下位からの情報信号を中継するニューロンが多数存在している．脳幹には，神経細胞がまとまった形（核）を作らない部分がよく発達している．この部位はまるで網のように見えるので，**脳幹網様体**（brain stem reticular formation）と呼ばれる．構造的には一見単なる中継地点に見えるが，単純な中継点ではない．パターン化された運動の発現や，リズムの発生にも関わり，**覚醒**や**睡眠**などの**意識レベル**の制御を行っている．この部位にはドーパミン，ノルアドレナリンのほかエンドルフィンやエンケファリンなどのペプチドを伝達物質とするニューロンが多数存在して，意識レベルのほかに痛みのコントロールにも関与していると考えられている．脳幹はさらに**眼球運動**，**歩行運動**，**姿勢**，**嚥下**，**呼吸**，**体温のコントロール**に関わる．特に嚥下，呼吸，体温コントロールは個体が生きているために必須な能力である．一般に「植物人間」とか「植物状態」と呼ばれる脳障害は，この部分より上部の脳が障害を受けた状態である．**したがって，この部分までが働いていれば，「生きている」ことはできる**．ただし，自分で食べ物を欲しがったり，のどが渇いたなどという主張は一切できないので，人工栄養を与え続けなければならない．

参考：大脳辺縁系は大脳のうちでは進化的に最も早く形成された部分である．「本能」と呼ばれる原始的な衝動に関わる脳部位である．たとえば，食欲が満たされた快楽，満たされない不満，危険に対する恐怖や異性に対する性衝動などである．生命維持に関わる原始的な機能に関わる部位が，記憶に関わる海馬と密接に関連していることも興味深いところである．

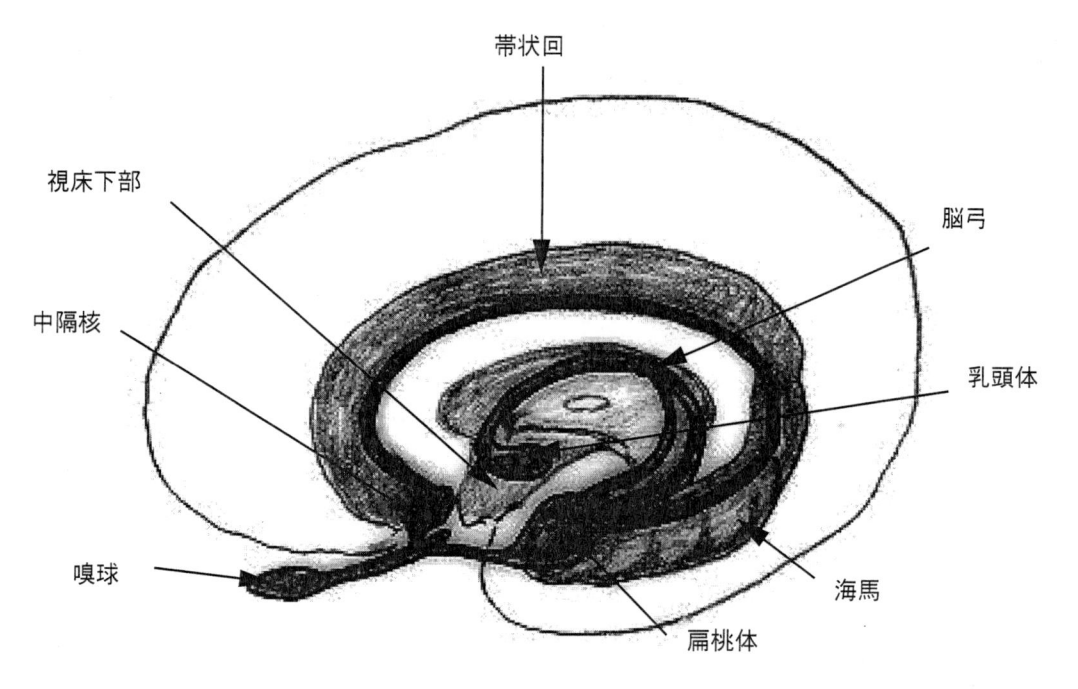

図 6-15　大脳辺縁系の構造

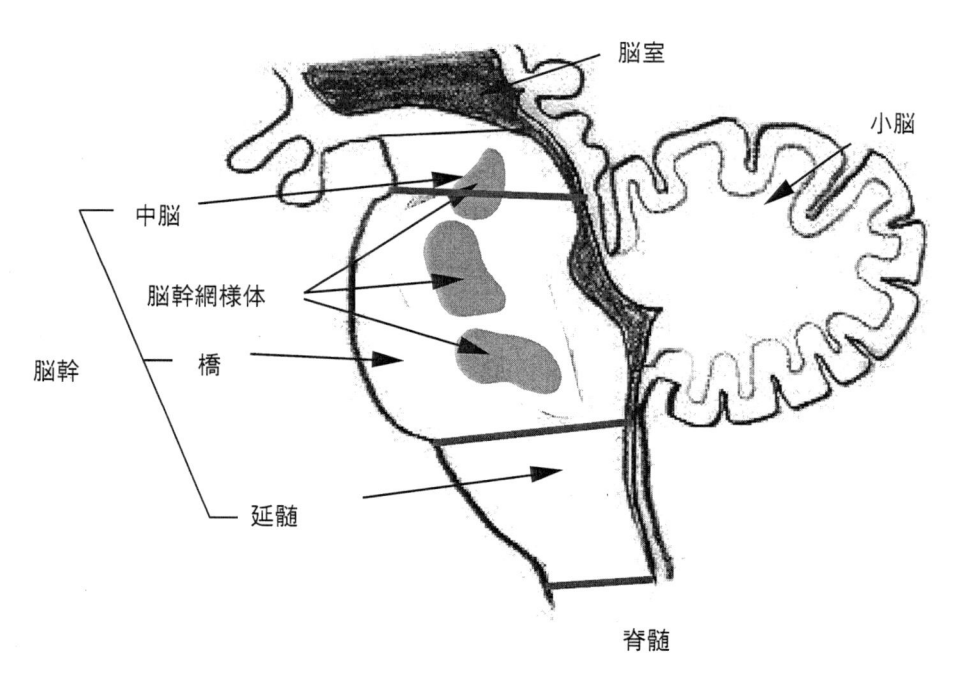

図 6-16　脳幹の構造

6-7　小脳の構造と機能

　小脳（cerebellum）は脳の中でも飛び離れた存在である．ちょうど橋の上に覆い被さっているようになっている．この構造は大脳皮質に比べるとかなり異なっている．

6-7-1　小脳の構造

　小脳と橋との結合部は**小脳脚**（cerebral peduncles）と呼ばれ，小脳に出入りする何千本もの神経軸索の束になっている．皮質にはいくつもの深いしわがあり，極めて広い面積を持っている（ヒトでは 50000 mm² もある）．中央を前後に走る**虫部**（vermis），両側に張り出す**小脳半球**とその間に挟まれる**中間部**に大別される．これらの虫部，中間部および小脳半球は縦方向に 13 本の帯状になっている．一方，小脳の表面には細かい溝，**小脳回**（cerebellar folia）が横に走り，いくつもの回がまとまって，小葉を作る．小脳には前から後ろにかけて，I～X の 10 個の小葉がある．したがって小脳は縦 13，横 10 の格子状に分けられていることになる（図 6-17）．

6-7-2　小脳の神経回路

　小脳シナプス回路は大脳皮質とはかなり異なっている．図 6-18 に示すように，小葉に直角に切断してみると，その皮質が三層になっていることがわかる．最も目に付くのは**プルキンエ細胞**（Purkinje cells）と呼ばれる大型の細胞の存在であり，細胞体から団扇のような二次元的広がりをよく発達した樹状突起を外表面に向けて伸ばしている．このプルキンエ細胞への入力神経は延髄の**下オリーブ核**から発する**登上（とじょう）線維**（climbing fiber）と，**小脳前核群**（precerebellar nuclei）などから発する**苔状（たいじょう）線維**（mossy fiber），さらに小脳の**顆粒細胞**（granule cells）から伸びた長い**平行線維**（parallel fiber）が多数のプルキンエ細胞の樹状突起にシナプスを作りながら走る．こうして様々な入力を受けた小脳から発する信号はプルキンエ細胞から小脳核に向かう線維だけであり，その神経伝達物質は抑制性伝達に関わる GABA である．この単純な神経回路の中で，小脳の**運動学習，運動記憶**の機能が作られている．プルキンエ細胞からの入力を受けた小脳核からの情報は脳の様々な部位に向かい，最終的には小脳核から脳幹に向かっての出力が脊髄や上位中枢に到達してデリケートな運動の調節を行っている．小脳にも機能の局在があることは確かであるが，実際には十分には解析されてはいない．

6-7-3　小脳の働き

　小脳の神経回路の特殊性からその記憶学習装置としての研究は極めてよく進んでいる（10-11 節で詳しく述べる）．現在，すべてのシナプスの伝達物質も回路も解明されており，小脳の特徴的な情報処理の機構が理解されている．この小脳によって次のような機能が作り出されている．

　a）あらゆる反射活動に適応性をもたらす．様々な条件の中で的確に反応できるような調節．運動反射に限らず，血管や内臓の反射にも関与している．

　b）歩行，姿勢維持，眼球運動の協調性，呼吸などの複合運動を円滑に調節する．

　c）手足の運動の修得，熟練．練習によってうまくなる場合は小脳が活躍している．

　d）最近は，大脳における高度な思考の調節にも関わっていることがわかった．イメージトレーニングの際には，間違いなく小脳も反応している．

参考：「大脳-小脳通信系」と呼ばれる回路が小脳と大脳皮質とをつないでおり，両者は互いに密接な関係を保っている．小脳のうち進化的に最も新しく発達したといわれる小脳半球の部分がこの回路に関与している．一方，小脳のうち虫部は進化の過程で最も古い時代に形成された部位であり，主として平行感覚の中枢として働いている．

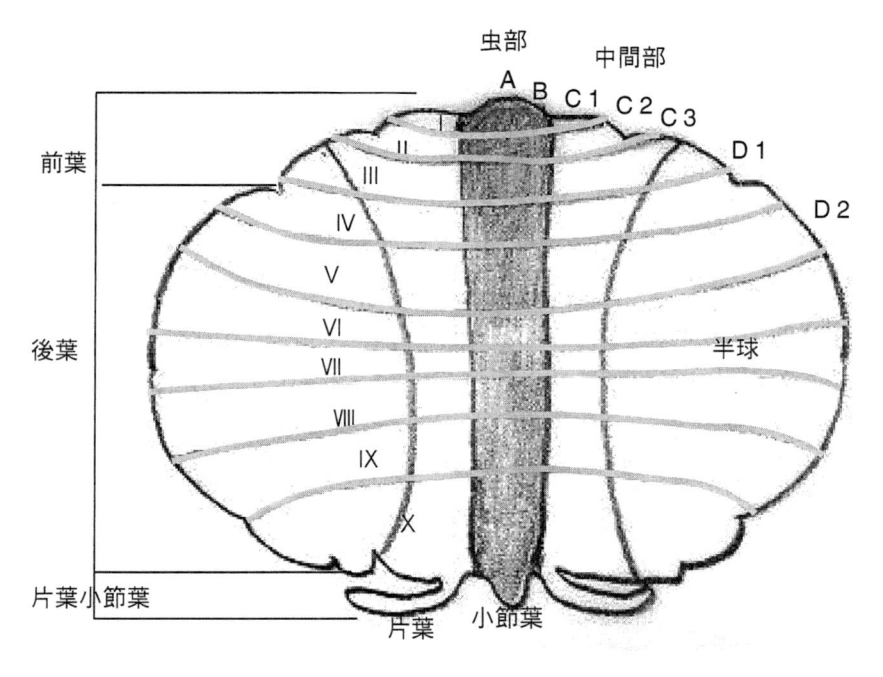

図 6-17 小脳の外観図
縦 13, 横 10 の格子状に分けられる.

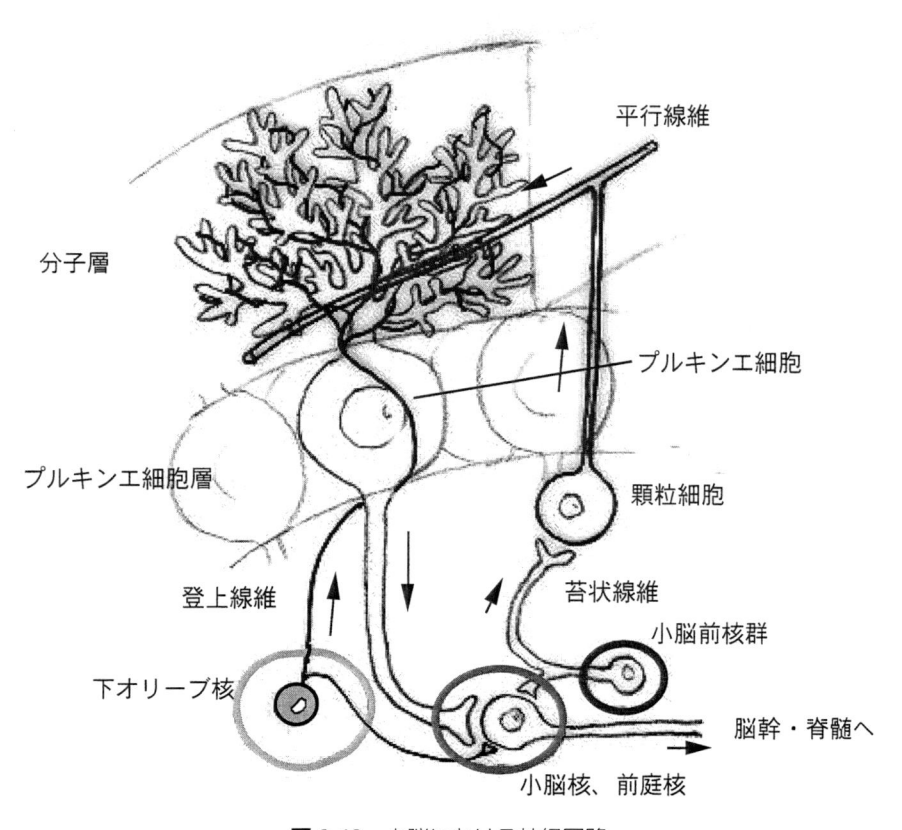

図 6-18 小脳における神経回路

6-8 脊髄の構造と機能

脊髄は中枢神経系の最末端部に位置し，上位中枢からの信号を末梢組織に発信したり，末梢組織からの信号を集め，上位中枢に送るための集配中継地点になっている．しかし，単純な連絡路としての役割だけではなく，かなり高度な情報処理も行っている．

6-8-1 脊髄の構造

脊髄（spinal cord）は頸髄（cervical cord），胸髄（thoracic cord），腰髄（lumber cord），仙髄（sacral cord）からなり，それぞれ，8対（C），12対（T），5対（L），5対（S）の**脊髄神経**（spinal nerves）が出る（図6-19）．脊髄の断面図は図6-20に示すようにH型をした灰白質があり，外側を白質が覆っている．**後根**（dorsal root）と**前根**（ventral root）はそれぞれ感覚の入力と運動の出力のための神経線維の集まりである．**前角**（ventral horn）にはα-運動ニューロン（α-motor neuron）がある．中間帯にはいろいろな**介在ニューロン**（interneuron）が存在する．

6-8-2 脊髄の機能

脊髄は信号の集配の中継地点として重要であるばかりではなく，ここでも情報処理が行われている．その顕著な例が，**脊髄反射**（spinal reflex）である．たとえば，膝をたたいた時に足が意識しないで飛び上がる「膝蓋腱反射」は最も単純な反射反応である．また，脊髄より上位の脳を切り落としたカエル（脊髄カエル）の皮膚に塩酸を含ませた濾紙をおくと，後脚でそれを払いのけようとする（払いのけ反射）というような複雑な行動までが起こせる．首を切られたニワトリが走り回るというのも脊髄機能の複雑さを示す例としてあげられる．これらの反応は末梢感覚ニューロンの終末が脊髄レベルで介在ニューロンや運動ニューロンに作るシナプスの活動の結果であり脊髄反射と総称される．その中には感覚神経が直接運動神経にシナプスを作る**単シナプス反射**（monosynaptic reflex）とさらにいくつかの介在ニューロンを介する**多シナプス反射**（polysynaptic reflex）とがある．

6-8-3 単シナプス反射と多シナプス反射

脊髄の入力，後根を刺激して出力側（前根）活動電位で記録を取ると，図6-21に示すような電位が見られる．これが**脊髄反射電位**（spinal reflex potential）であり，立ち上がりの早い最初の反応を単シナプス反射とそれに続くいくつものピークを持つ多シナプス反射電位が見られる．多シナプス反射電位はいくつかの介在ニューロンを介して生じたものである．介在ニューロンの中には**興奮性介在ニューロン**（excitatory interneuron）と**抑制性介在ニューロン**（inhibitory interneuron）があり，入力された感覚信号に対する運動ニューロンの活動の制御が行われる．腕や足が交互に動く仕組みは，腕や足の筋肉を時には収縮させ，時には収縮ないようにする脊髄レベルでの信号の制御の結果である．脊髄反射電位はシナプスにおける信号の伝達を解析する上に極めて好都合な反応であり，シナプス研究の材料として長く利用されてきている．

6-8-4 後根電位とシナプス前抑制

後根を刺激して，隣接の後根から電位を記録すると，ゆっくりとした脱分極電位が観察できる．これが**後根電位**（dorosal root potential）である．後根電位は図6-21に示すような**抑制性介在ニューロン**（GABAを伝達物質とする）が一次求心性神経の終末に作るシナプスを介した反応であり，一次求心性神経終末からの神経伝達物質の遊離を抑制する仕組みになっており，**シナプス前抑制**（presynaptic inhibition）と呼ばれる．

参考：脊髄は様々な反射反応に関わっているが，さらに重要な機能が排尿の中枢としての働きである．膀胱に尿がたまるように膀胱筋を緩め，膀胱に尿がたまった時にはこれを排泄するため膀胱筋を収縮させるための指令を出す．排尿反応はさらに上位中枢のコントロールを受けており，排尿を我慢したり，意識的に排尿するなどができる．

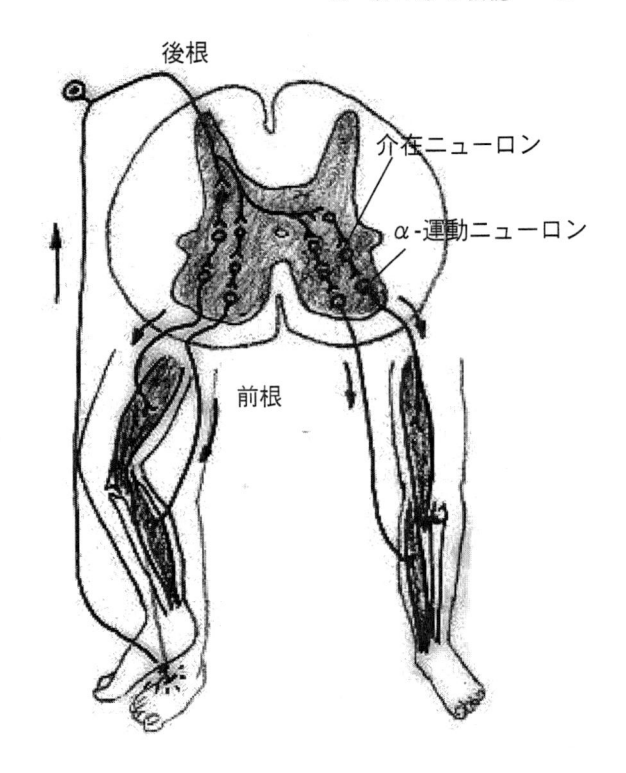

図 6-20 脊髄の横断面と脊髄反射回路

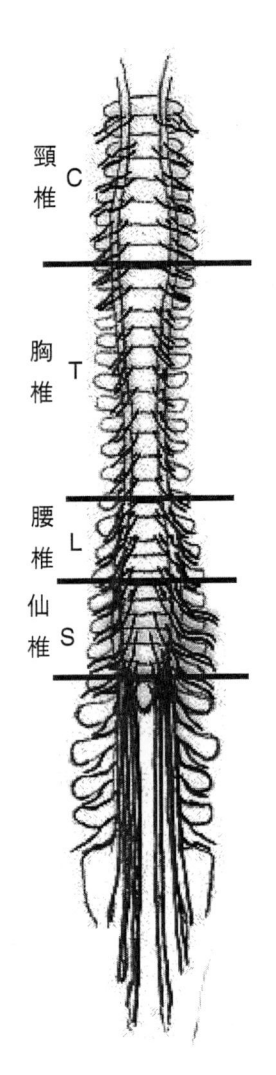

図 6-19 脊髄の構造
頸椎（C）8対，胸椎（T）12対，腰椎（L）5対および仙椎（S）5対からなる．

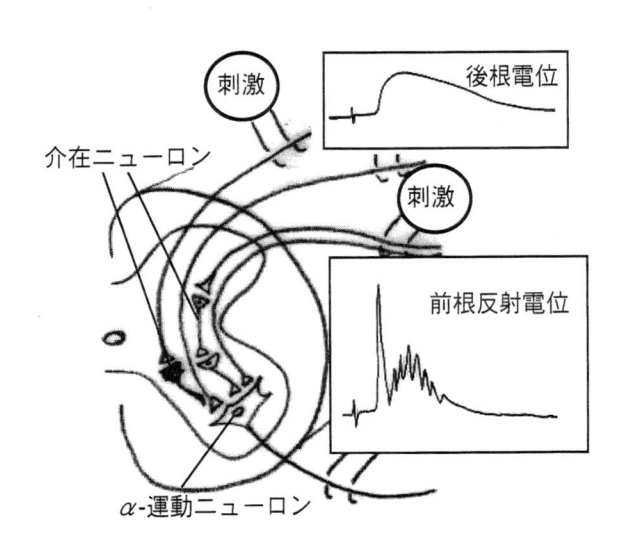

図 6-21 脊髄反射電位
脊髄後根に電気刺激を与え，前根から出力される電気的反応を記録すると前根反射電位が記録できる．この電位には立ち上がりの早い単シナプス反射電位とそれに続く，多シナプス反射電位が含まれる．一方，隣接の後根から記録すると一次求心性終末に発生している後根電位を記録することができる．

7. 体性感覚

7-1 感覚の一般的知識

　生体が与えられた環境の中で生きていくためには，その外部環境の情報を正確に感受し，それに対応していかなければならない．したがって，外部からの様々な形の情報を生体情報として受け入れることは生体にとって最も重要な機能であるといっても過言ではない．これまでにも述べてきたように，生体内での情報は活動電位の形で運ばれる．そのために，物理信号や化学信号としての外部信号を生体情報としての電気信号に置き換える**信号変換装置**（感覚受容体）が存在する．その形や機能は驚くべきものである．

7-1-1　感覚の概念

　外部からの刺激を最初に感ずるのが，**第一次感覚ニューロン**（primary sensory neuron）の末梢側に分化した**感覚器**（sense organ）または**感覚受容体**（receptor）である．この感覚器は圧力，光，音，臭い，味などの物理的，化学的刺激エネルギーを電気的信号（**活動電位** action potential, **インパルス** impulse）に変える．その最初の引き金となるのが**受容器電位**（receptor potential）である．その大きさはインパルスの連続の密度に置き換えられる（**周波数符号化**, frequency coding）．このインパルスが，大脳皮質の特定の領域に達すると，**感覚**（sensation）と**知覚**（perception）を引き起こすことになる．一方，感覚神経の一部は大脳辺縁系や視床下部の情動中枢に達して，快感や不快感を生じさせる．たとえば，料理がおいしいとかまずいは単なる味の感覚だけではなく，快感や不快感といった**情動**（emotion）も含んでいる．

7-1-2　感覚の種類と分類

　感覚の種類は次の三つに分類される．

　a）　**体性感覚**：触覚，圧覚，冷覚，温覚，痛覚（脊髄神経と一部脳神経が関係）

　b）　**特殊感覚**：嗅覚，視覚，聴覚，平衡感覚，味覚（脳神経が関係する感覚）

　c）　**内臓感覚**：内臓痛と臓器感覚（自律神経が関与する）

7-1-3　感覚受容器の分類（表7-1）

　受容器はSherringtonの分類に従って，**外受容器**（extraceptor；外からの刺激に反応する）と**内受容器**（interoceptor；内部の環境変化に反応する）に大別される．外受容器は接触刺激と遠隔刺激に対する受容器に分けられ，内受容器も**固有受容器**と**内臓受容器**に分けられる．それぞれの受容器は特殊な形に分化しているが，痛覚受容器は**自由神経終末**という未分化な形をしている．図7-1に示すように**第一次感覚細胞**では終末部での物理的な刺激を電気信号に変えているが，**味細胞**や，内耳や平衡器官の**有毛細胞**のような**第二次感覚細胞**は感覚神経にシナプスを作っている．

7-1-4　感覚投射の法則（low of projection）

　受容器から大脳皮質に至るどの部位で刺激が加えられても，意識される感覚はその感覚器が存在している部位からきたものと感じられる．たとえば，脳の外科手術の際に手の感覚が入力されている脳の一部を刺激すると，脳を刺激したにも関わらず，手を刺激されたと感ずる．失った手足が痛んだりかゆくなったりする場合もこれと同じである．

7-1-5　感覚の順応

　同じ強さの刺激が持続的に与えられると主観的な感覚の強さが次第に減少する．このことを**順応**（adaptation）といい，刺激開始後，一定値に達するまでの時間を順応時間という．ほとんどの感覚に順応は見られるが，痛覚には順応が生じにくい．この順応には一次感覚ニューロンで生ずる末梢性の順応と上位の中枢ニューロンで生ずる順応がある．

第一次感覚細胞（痛覚受容器，圧力，振動受容器など）

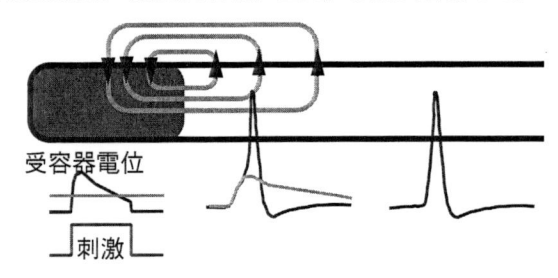

受容器電位

刺激

第二次感覚細胞（味細胞，聴覚有毛細胞など）

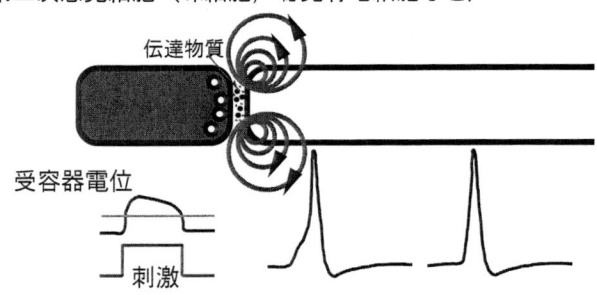

伝達物質

受容器電位

刺激

図 7-1 一次感覚器と二次感覚器における外的刺激の神経信号への変換様式

表 7-1 感覚受容器の分類と感覚の種類

	外受容器 (extraceptor)		内受容器 (interoceptor)	
	接触受容器 (contact receptor)	遠隔受容器 (teleceptor)	固有受容器 (proprioceptor)	内臓受容器 (visceroceptor)
機械受容器 (mechanoreceptor)	皮膚（触・圧）	聴覚	平衡感覚 深部感覚	内臓感覚
侵害受容器 (nociceptor)	皮膚（痛覚）		深部痛覚	内臓痛覚
光受容器 (photoreceptor)		視覚		
化学受容器 (chemoreceptor)	味覚	嗅覚		頸動脈洞
温度受容器 (thermoreceptor)	皮膚（温・冷）			

7-2 体性感覚

7-2-1 体性感覚の定義と体性感覚の受容器

体性（somatic）という言葉は身体を意味する．その身体の皮膚，粘膜，筋，腱，骨膜，関節嚢，靱帯などにいろいろな感覚受容器が分布している．**体性感覚**（somatic sensation）はこれらの受容器の興奮が体性感覚神経によって中枢に伝えられた時に生ずる感覚である．体性感覚には皮膚や皮下組織にあって外からの刺激に反応するもの（**表在性受容器，皮膚受容器**）と筋や腱，関節嚢など深部にあり，自己の運動によって刺激されるもの（**深部受容器**）がある．

7-2-2 皮膚の機械刺激受容器（図7-2）

皮膚に加えられた刺激の大きさや速さ加速度を検出するための受容器で，体毛のある部分とない部分で分布が若干異なる．機械受容器の**求心性神経線維**（afferent nerve fiber）は太めの**有髄神経**（$A\beta$）である．

a) メルケル盤（Merkel disk）　無毛部表皮の胚芽層にある**メルケル細胞**とこれに接する神経終末からなる．持続する皮膚の変位の大きさに比例する応答を示す．順応は遅い．

b) ピンカス小体（Pinkus corpuscle）（**毛盤，接触盤**；メルケル盤が集まったもの）　有毛部皮膚の毛の根本にある円盤状の盛り上がり．機能はメルケル盤と同様．

c) ルフィニー終末（Ruffini ending）　真皮下層や皮下組織にある小胞に包まれた神経終末．持続的な皮膚の変位を感ずる．順応は遅い，メルケルに似た機能．

d) マイスナー小体（Meissner corpuscle）
真皮乳頭部に不規則分枝する有髄神経終末が卵形の小包に包まれている．触刺激の変化の速さを感ずる．また，振動（40 Hz以下）を検出している．順応は早い．

e) パチニ小体（Pacini corpuscle）　真皮下層や皮下組織にある直径1 mmくらいの層状構造をした受容器．皮膚の変化の加速度の検出．順応は早い．最も感度がよく，分布も広い．様々な振動を感ずる．

f) 毛包受容体（hair follicle receptors）
毛根に巻き付いた形で存在する．毛自体が触覚受容器の役割をしており，その毛の変化を感じている．ヒトの場合は順応は早いが，ネコやラットのヒゲは彼らにとって重要な感覚器官で，非常によく発達しており，メルケル盤につながった順応の遅い反応を持つ．

7-2-3 深部の機械受容器

感覚受容器は筋肉，腱，骨，関節にも分布している．

a) 筋紡錘（muscle spindle）　横紋筋の錘内筋線維に存在する受容器で，筋肉が引き延ばされると反応する（この器官の重要性は9-2節で詳しく説明する）．

b) 腱受容器（**ゴルジの腱器官**，Golgi's tendon organ）　腱線維に絡み合って存在する神経終末で引き延ばされると反応する（働きは筋紡錘と同じ）．

c) 関節や骨膜に存在する受容器　ここにはルフィニー終末，ゴルジ終末，パチニ小体，自由終末が分布して，関節の変位を検出している．

7-2-4 温度受容器

かつてはクラウゼ終末とルフィニー終末がそれぞれ冷覚と温覚の受容器であると考えられていたが，これらはむしろ機械受容器であることが明らかにされている．現在は，皮膚の温度に対する応答は温線維と冷線維と呼ばれるいずれも自由神経終末であり，伝導速度の遅い（2〜20 m/sec）細い神経（前者は無髄の**C線維**，後者は有髄の$A\delta$）である．温線維は40〜45℃でピークに達し，冷線維は25〜30℃でピークに達する．それぞれそれを越すと，痛み（熱痛，冷痛）を感じるようになる．

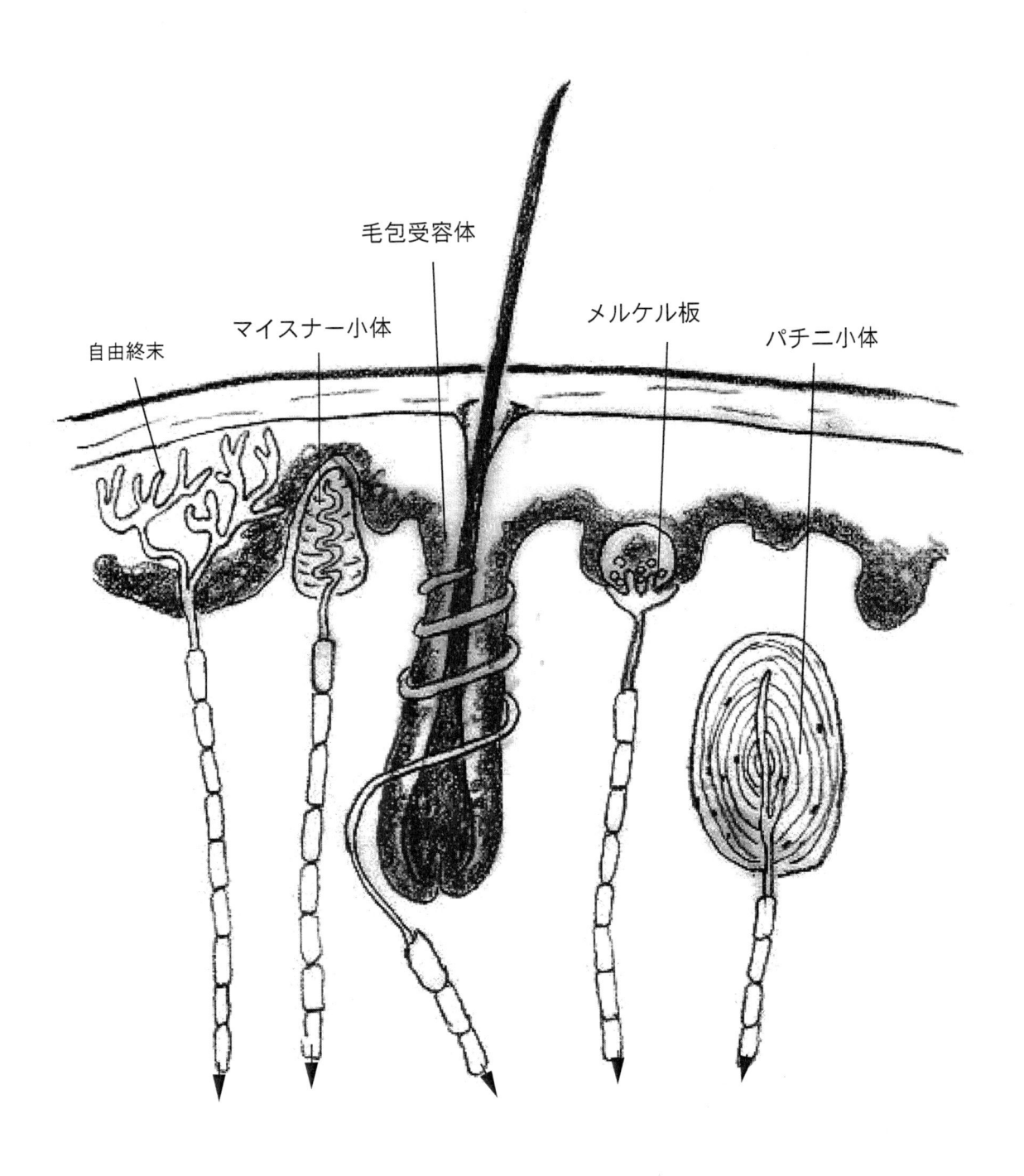

図7-2 皮膚感覚の受容体のいろいろ
皮膚に加えられた刺激の大きさや速さ加速度を検出するための受容器.
このうち,自由終末は痛覚や温度感覚に関わっている.

7-2-5 痛覚受容器

組織に危害が加わったことを知らせるための受容器であり，**侵害受容器**（nociceptor）と呼ばれる．この本体は**自由神経終末**（図7-2）である．この求心性神経線維には細い有髄神経（Aδ，直径 $1～5\,\mu m$，伝導速度が $4～30\,m/sec$）と無髄のC線維（$0.5\,\mu m$ くらい，伝導速度は $0.4～2\,m/sec$）がある．前者は主として機械的な侵害刺激に反応し，後者は機械的，化学的，熱的刺激などの多様な刺激に感ずる．

けがをしたところがいつまでもじくじくと痛いのは破壊された組織の部位に発痛物質が生じて，化学的に神経終末を刺激するからと考えられている．

7-2-6 発痛物質

ブラジキニン，**カリジン**などのキニン類，**ヒスタミン**，**アセチルコリン**，**セロトニン**などのアミン類などが含まれている．これらの物質のうちキニン類は血液タンパク質などが炎症部位において酵素分解を受けることによって発現する．アミン類は肥満細胞に含まれており，機械的障害，化学的刺激，炎症などによって遊離され，神経終末を興奮させて痛みとしての情報を発生する．

7-2-7 関連痛

内臓の痛みがしばしば皮膚の痛みとして感じられることがある．これを**関連痛**（referred pain）という．これは体性感覚神経と内臓求心性神経とが脊髄の後角で同じ**痛覚伝導路**に収束しているために，脳では内臓の痛みと皮膚の部分の痛みとが区別できないためだろうと考えられている．

7-3 体性感覚の伝導路（図7-3）

7-3-1 脊髄伝導路

次のような伝導路があり，感覚の種類によって異なる．

a）後索-内側毛帯路（dorsal column-medial lemniscus tract）　深部感覚や皮膚感覚の主な経路．四肢に分布する圧や接触の受容器や関節や筋肉からの太い有髄神経は脊髄に入り，同側の後索を上行し，延髄レベルで，ニューロンを乗り換える．この後，後索ニューロンは交差して，**内側毛帯**（medial lemniscus）という神経束を形成して，視床の外側部（腹側基底核）に達して，再びニューロンを変えて，感覚領に入る．

b）外側脊髄視床路（lateral spinothalamic tract）　痛覚や温度感覚の主な経路．求心性神経は脊髄の後側を上行してからニューロンを乗り換える．このニューロンは脊髄レベルで交差して，**脊髄外側索**を上行して，視床に達する．ここで，ニューロンを乗り換えて，感覚領に至る．ガンなどの激しい痛みがある時に，この経路を切断して，痛みを感じなくすることもある（**脊髄外側切断術**）．

c）前脊髄視床路（ventral spinothalamic tract）　接触感覚などの主な経路．この経路では求心性神経は脊髄に入るとすぐにニューロンを乗り換え，そのニューロンは対側の**前側索**を上行し，視床でニューロンを乗り換えて，感覚領に入る．痛みの情動的な側面に関係している．脳幹網様体や視床に入力して，意識レベルや注意などにも影響を及ぼしている．

7-3-2 三叉神経系

顔面や口腔および舌の感覚の経路．顔面の感覚は**三叉神経**（trigeminal nerve）によって中枢に伝えられる．顔面や口の中は感覚が鋭敏であり，さらに，歯，舌，角膜，ひげなど特殊に発達した構造があるので，非常に重要な感覚経路である．三叉神経は**主知覚核**と**脊髄路核**に分けられる．主知覚核はさらに吻側，中間，尾側の核に分かれている．この部分は脊髄伝導路の後索核に相当し，触覚や圧覚，深部感覚に関係する太い神経線維が入力しており，その後の経路も同じである．一方，脊髄路核は痛みや温度感覚に関係しており，比較的細い神経線維が使われており，脊髄視床路と同じ経路をとる．

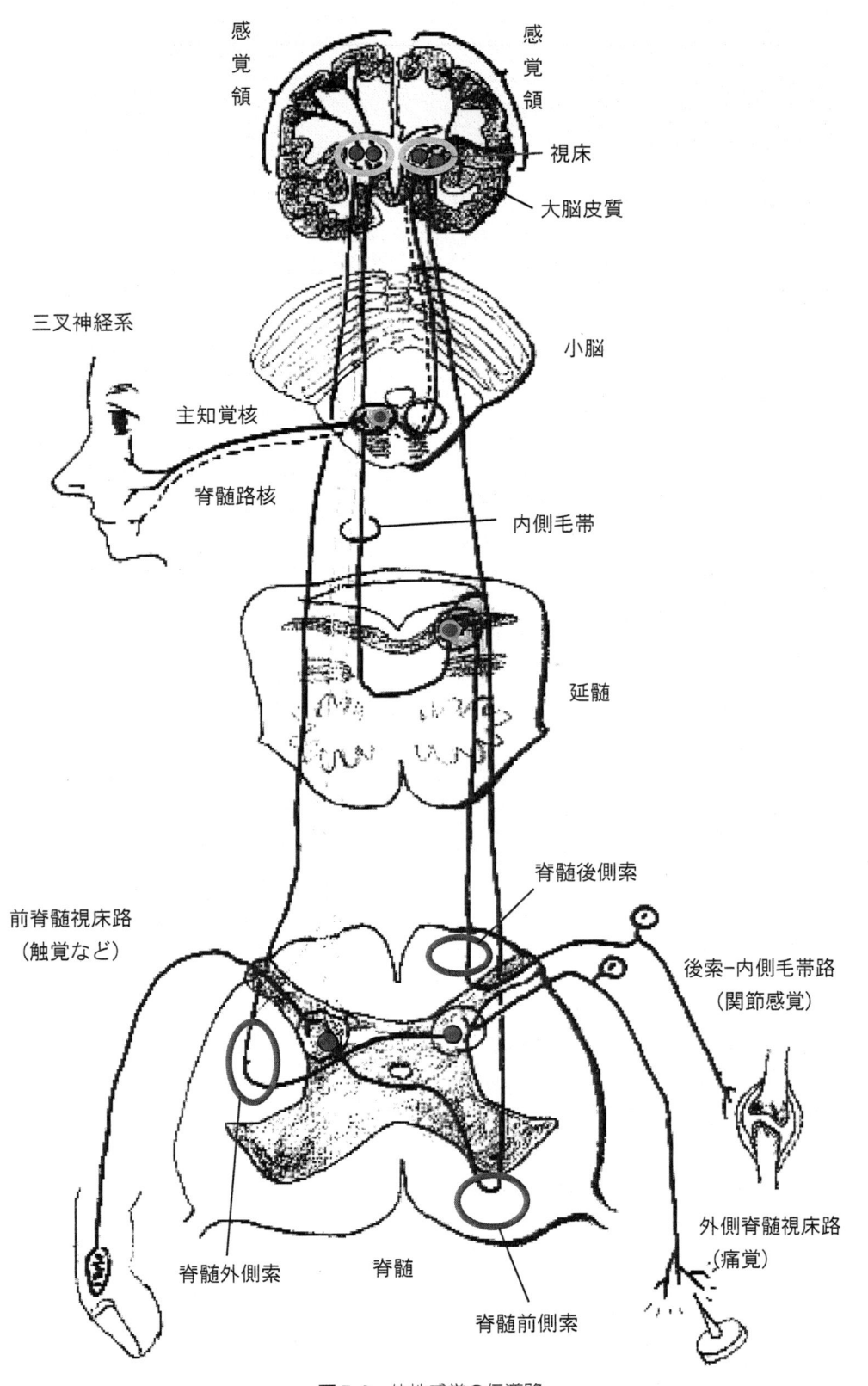

図 7-3　体性感覚の伝導路

8. 特殊感覚

　前章で述べた様々な体性感覚の受容器官は比較的単純な構造をしているのに対して，特殊感覚と呼ばれる，視覚，聴覚，嗅覚および味覚はそれぞれの機能に対応した特殊な専門受容器を発達させ巧妙に機能している．

8-1　視　　　覚

　視覚情報はヒトにおける生体情報の中でも重要性が特に高い．しかし，下等動物の場合は明暗だけを感ずるものもあり，われわれの視覚情報が進化の過程で非常に研ぎすまされてきたものであることは容易に理解できる．われわれの持つカメラの形をした目に対して，昆虫では複眼で代表されるモザイク眼であり，かなり異なった進化を遂げていることも興味深い．

8-1-1　眼球における信号処理

　図 8-1 に示すように**角膜**（cornea）を通し，**レンズ**（lens）を経て，**網膜**（retina）に像が結ばれると，ここに分布する**光感受性細胞（視細胞）**が興奮する．この興奮は図 8-1 に示すように**双極細胞**（bipolar cells）に伝えられ，さらに**神経節細胞**（garglion cells）に伝えられる．この興奮はその軸索突起である**視神経**（optic nerve fibers）として，中枢神経系に入っていく．最初の光受容部である視細胞は**杆体**（rod；明暗の感受，約 1 億個）と**錐体**（cone；色の感覚，数百万個）の数の多さに比較して，最終の神経節細胞は約 100 万個であるから，網膜の中でかなりの情報処理が行われていると見られる．網膜内にはさらに**水平細胞**（horizontal cells）と**アマクリン細胞**（amacine cells）という特殊細胞が存在し，横方向の情報の統合に関わっている．視細胞，双極細胞，水平細胞はいずれも光刺激に対して弱い電位変化を示すだけで，スパイク放電はしない．そのシナプス伝達はスパイクを伴わない緩電位だけで行われる．結局，視神経に至って初めて活動電位が生ずる．したがって，網膜ではかなりアナログ的に電気信号を発生して，これが視神経節細胞において，デジタル信号に変わるという形式をとっているものと考えられる．

8-1-2　視細胞の波長応答性と電位の発生

　杆体の外節には視物質**ロドプシン**（rhodopsin：分子量約 40000，膜を 7 回貫通する G-タンパク質連動型受容体と同様な構造をとる）が含まれている．ロドプシンは**オプシン**（opsin：タンパク質）と**レチナール**（retinal：ビタミン A のアルデヒド体）とが結合したものである．このロドプシンの光吸収波長は約 500 nm であり，明暗を最も確実に感ずる波長であることが知られている．一方，錐体の外節にはオプシンと似ているが構造がやや異なるタンパク質，**アイオドプシン**（iodopsin）が含まれ，これは吸収極大が 560 nm 付近にある．そのほかに 430，530 nm に吸収極大を持つ色素を含む錐体もある．波長の短い方から，青（B），緑（G），赤（R）に感度を持つ．

　一般に受容器は刺激を受けると脱分極して，スパイクの発生につながるが，視細胞は光を受けると**過分極応答**を示す．これを**視細胞電位**と呼ぶ．これは**暗順応**（dark adaptation）時には視細胞の Na^+ 透過性が高く，脱分極状態にあり，光が当たると Na^+ の透過性が減少するためである．図 8-2 に示すように光刺激が与えられるとロドプシンの中のレチナールが形を変える（異性化）．その結果，オプシンの形が変わり，G-タンパク質，**トランスデューシン**（transducin）を活性化させる．その結果，**ホスホジエステラーゼ**（phosphodiesterase）が活性化され，**cGMP**（Na^+ チャンネルを活性化する）を GMP に変化させる．その結果 Na^+ チャンネルの活性はなくなり，Na^+ が透過できなくなる．したがって，光に対する電気応答は図 8-2 のような形の過分極電位となる．

8. 特殊感覚　89

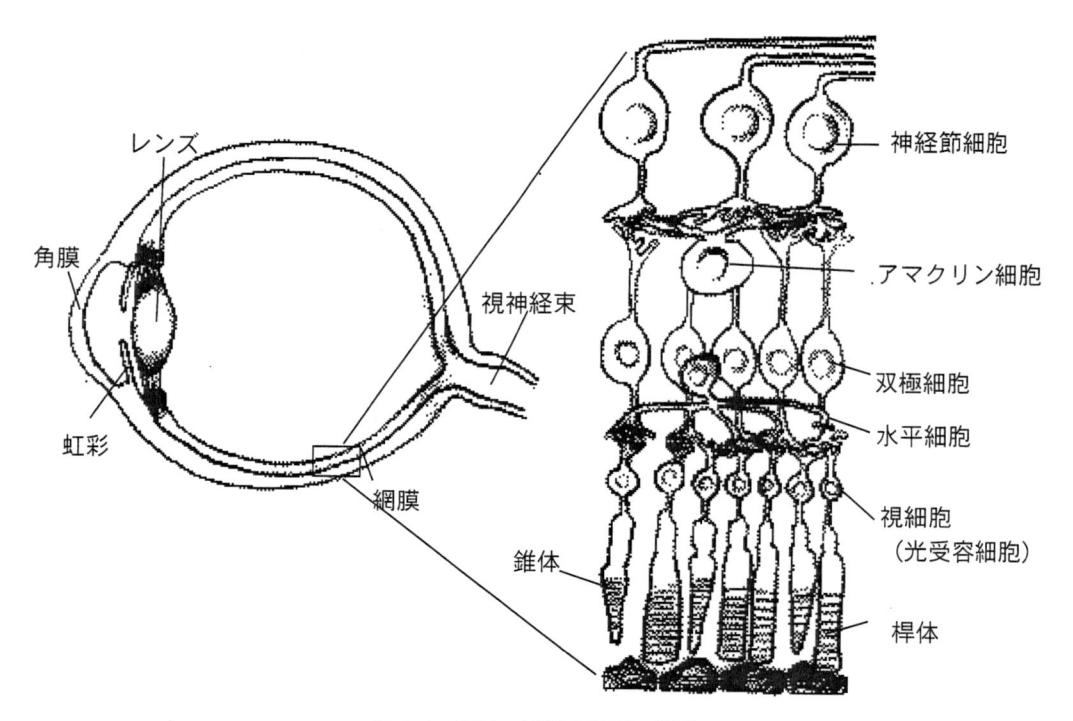

図 8-1 眼球の構造と網膜の構造

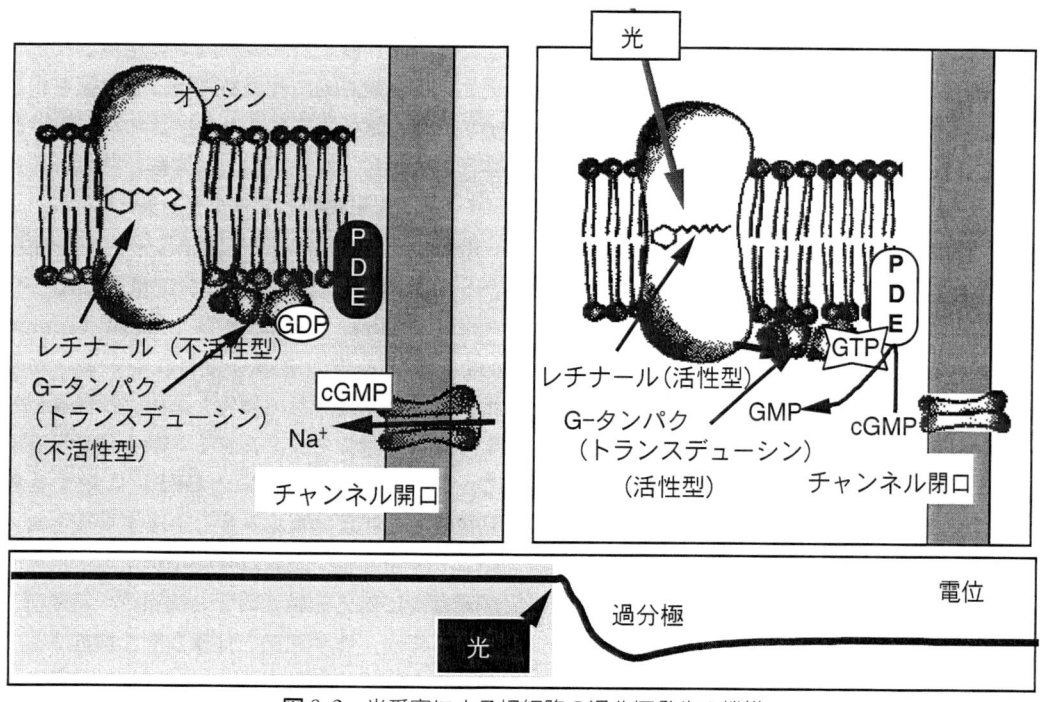

図 8-2 光受容による視細胞の過分極発生の機構
左：暗条件では Na^+ チャンネルが開口しており，視細胞は脱分極状態になっている．右：光が当たると transducin が活性化され，phosphodiesterase(PDE) を活性化して Na^+ チャンネルを活性化していた cGMP を GMP に変換する．その結果，Na^+ チャンネルは閉じて，下図に示すような過分極が生ずる．

8-1-3 暗順応と明順応，Na^+ チャンネルと Ca^{2+} チャンネルを介した調節（図8-3）

明るいところから暗いところに入るとしばらくは何も見えないが，やがて見えるようになることや，暗いところから突然明るいところに出ると眩しくて何も見えないが，やがて見えるようになることは日常経験するところである．これは次のように説明できる．すなわち，暗順応した受容細胞では Na^+ チャンネルはすべて開いた状態になっている．ここで，強い光を受けると，Na^+ チャンネルがすべて閉じてしまって，わずかな明暗による差を検知できなくなる．一方，明るいところから暗いところに急に入る場合はその逆の状態と考えればよい．すなわち，程良く光に反応するためには開状態と閉状態の Na^+ チャンネルを程良く保っておく必要がある．それを実現するのが Na^+ と同時にわずかに流れ込む Ca^{2+} である．Ca^{2+} は細胞内でcGMPの産生を阻害する．暗順応になって，Na^+ チャンネルが開いている時に流れ込んだ Ca^{2+} はcGMP量を減少させる．その結果，Na^+ チャンネルの一部が閉じる．これによって程良い感受性が保たれることになり，デリケートな光の差を感ずることができるようになる（**暗順応**；dark adaptation）．ここに強い光が入ると，Na^+ チャンネルはほとんど閉じてしまい，この状態では光の変化を感ずることはできないが，Ca^{2+} イオンの流入もできないので，cGMPの産生量は増大する．これはやがて Na^+ チャンネル適当量が開いた状態にするので，再びデリケートな光に反応できるようになる（**明順応**；light adaptation）．

8-1-4 過分極電位から視覚信号が発生する過程（図8-4）

網膜も体性感覚と同様に刺激された部位は脳の特定の部位と対応しており，活動電位の形で脳に送り込まれる．したがって，光受容細胞で受けた光信号は活動電位の形に置き換わっているはずである．しかし，これまでの知識では過分極信号によって活動電位が発生する仕組みは理解できない．ここで，光受容細胞の過分極を活動電位に置き換えるには双極細胞の機能を考えなければならない．重要なことは光受容細胞も双極細胞もそれ自体では活動電位を発生しないことである．光受容器である視細胞からは静止状態で**グルタミン酸**（glutamic acid）が遊離されている．したがって，光を受容して過分極するとグルタミン酸遊離量は減少する．一方，それを受ける双極細胞にはグルタミン酸により脱分極する受容体（イオンチャンネル連動型）と過分極する受容体（G-タンパク質連動型）があり，グルタミン酸が減少することは脱分極型の双極細胞については過分極を生じさせ，過分極型の双極細胞については逆に脱分極を生じさせることになる．網膜における受容野は円形になっており，刺激が加わった中心部とその周辺部では逆反応を示す．中心にOFF細胞がある場合はその周りはドーナッツ状に促進的に働くON細胞が配置されている．一方，ON細胞の周りにはOFF細胞が配置されている．中心に光を受けた時脱分極する「**中心ON細胞**」は周辺に光を受けた時には過分極し，逆に「**中心OFF細胞**」は周辺に光を受けた時には脱分極する．こうして，脱分極した双極細胞から遊離されたグルタミン酸が最終的に神経節細胞に脱分極を生じさせて，活動電位を発生させる．この活動電位が視神経を伝導し，視覚情報として脳に送られる．

8-1-5 水平細胞とアマクリン細胞

網膜には光受容細胞―双極細胞―神経節細胞という縦方向のつながりのほかに**水平細胞**（horizontal cells）と**アマクリン細胞**（amacrine cells）による横の連絡も行われている．水平細胞は光受容細胞や双極細胞と同様に活動電位を発生しない細胞でありグルタミン酸を伝達物質として，中心双極細胞（ONとOFF）に対する周辺双極細胞の相反的反応を生じさせる要因となっている．アマクリン細胞は双極細胞からの信号を神経節細胞に伝える軸索のない細胞で，活動電位も発生するが，水平細胞と同様な形で機能する．

> **参考**：中心ONの場合は過分極が脱分極に反転するので，「符号反転シナプス」と呼ばれる．一方中心OFFは「符号保存シナプス」と呼ばれる．

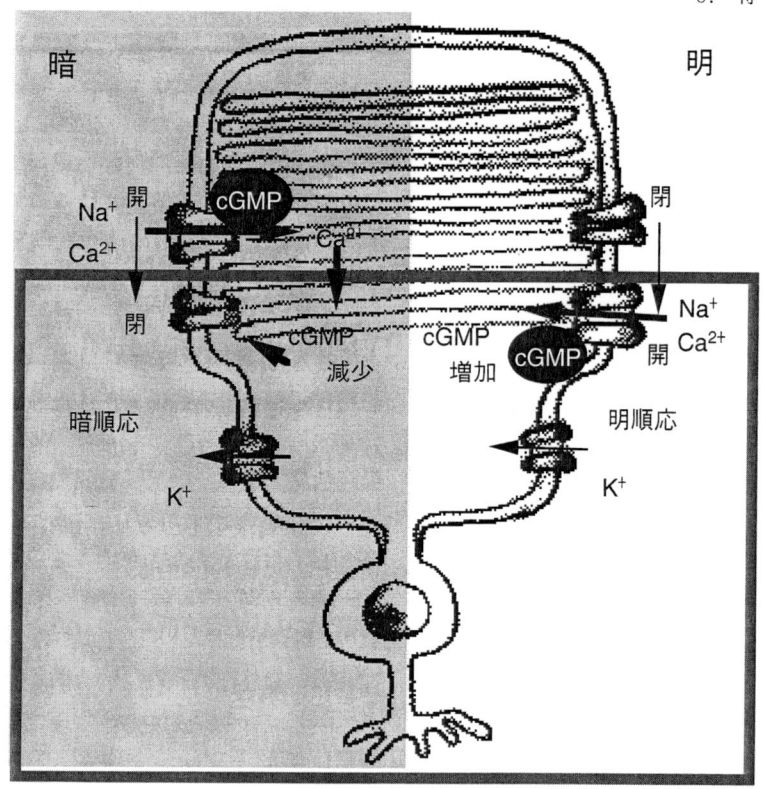

図 8-3 暗順応と明順応
暗順応状態では Na^+ チャンネルは cGMP が結合により開状態になり，Na^+ が流れ込んで脱分極状態になるが，その時には Ca^{2+} も同時に流れ込む．この Ca^{2+} は cGMP を減少させるので，一部の Na^+ チャンネルを閉じる．その結果程良い感度を保つことができる（暗順応）．一方，明順応では Na^+ と Ca^{2+} ともに流入できない．その結果 Ca^{2+} 量が減少して cGMP 量が増す．その結果一部の Na^+ チャンネルが開状態になり，程良い感度を保つ（明順応）．

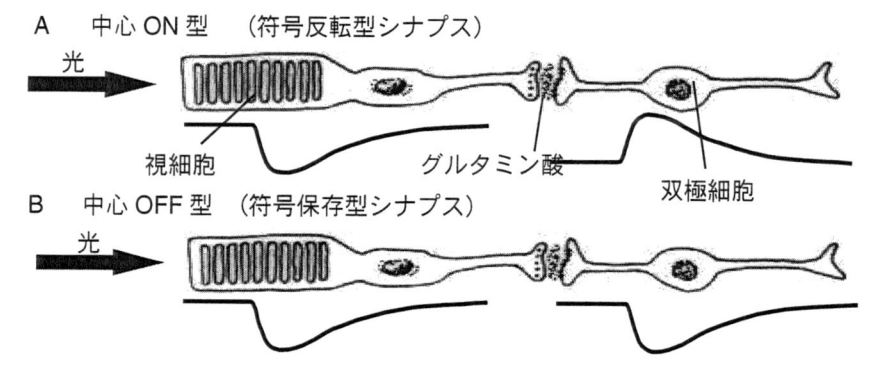

図 8-4 過分極信号が脱分極に変わる仕組み
視細胞は光が当たっていない状態でグルタミン酸を遊離している．光が当たると過分極してその遊離が一時停止する．双極細胞にはグルタミン酸によって過分極するものと脱分極するものとがある．前者はグルタミン酸遊離がとぎれると，過分極から脱分極に転ずる（A）．一方，後者はグルタミン酸遊離がとぎれると，電位を維持できず，過分極する（B）．光が，その視細胞を中心として当てられた時にどちらに振る舞うかによって，中心 ON 型，中心 OFF 型と分類される．

8-1-6 神経節細胞

双極細胞からグルタミン酸の放出量の変動という形で情報を受けた神経節細胞はその程度によって活動電位の頻度を変え，**神経軸索（視神経）**（optical nerve fibers）を介して，脳に送られる．この神経節細胞にも双極細胞と同じような**中心オン型**と**中心オフ型**があることが知られている．ネコの神経節細胞の研究から反応性によって次のように分類されている．

1) **X 細胞**：受容野が狭く，空間分解能が高い，網膜のほぼ全体に分布する．
2) **Y 細胞**：受容野が広く，動くものによく反応する（全体の 5～15%）．
3) **W 細胞**：性質が一定しない細胞群．

霊長類ではネコの X 細胞によく似た反応を持つ **P 細胞**があり，これは特定の色にも応答する．また，**M 細胞**と呼ばれるネコの Y 細胞に似た反応を持つ細胞も同定されている．

このようにすでに神経節細胞のレベルでかなり高度な情報の処理が行われていることは注目すべきことである．

8-1-7 視覚の経路

網膜の各部から集まってきた光の情報が神経節細胞に集約され，その神経軸索である**視神経**（optic nerve）として束になり，脳に向かう．左右からの視神経は**視交叉**（optic chiasm）で交叉し，**視索**（optic tract）として視床の**外側膝状体**（lateral geniculate body）に進む．ここでは網膜における位置関係を保ったままで区分けされている（図 8-5）．しかも，神経節細胞の種類（X, Y, W, M および P）にも対応した配列が見られる．

左右両眼で受容した信号はそれぞれ一部は同側に一部は反対側に入力する．**外側膝状体**でシナプスを乗り換えた信号は**視放線**（optic radiation）を作って，大脳皮質の後頭葉の視覚野（**一次視覚野**）（visual cortex）（Brodmann の 17 野）に至り，第 4 層のニューロンとシナプスを作る．ここでは棒状物体の傾きと明暗の縁という単純な図形にしか反応しない**単純細胞**（simple cells）と明暗の縁の傾きや位置に関係なく反応する**複雑細胞**（complex cells）がある．大脳皮質では，右目と左目から入ってきた信号を受ける部位が縞状に配列されており，さらに傾きに反応する感覚野もカラム状に傾きの角度に対応して連続的に配列されている．両眼による立体視についてもこのような配列の中に仕組まれている．視覚の研究に最も早く取り組み，視覚領での刺激応答を詳しく解析したのが，Hubel と Wiesel であり，彼らはこの研究によってノーベル賞を受けている．彼らが指摘した視覚情報の部位特異性は最近ではもっと詳しく調べられている．これを可能にしたのが**電位感受性色素**である．一次視覚領皮質をこの色素で染めて，特定の刺激に応じて反応している部位を画像として測定することができる．

一次視覚野（**V1 野**）で受容された信号はさらに **V2 野**，**V3 野**，**V4 野**とつながる神経回路の中で複雑になり，**MT 野**（middle temporal area），**MST 野**（medeal superior temporal area），**後頭頂葉皮質**（PP），下側頭葉皮質の前部，中部，後部（**視覚連合野**）までの間のシナプスの統合により極めて複雑に情報を統合して高度化していくことが知られている．実際，ヒトの顔やものの形を認識するためには，かなり複雑な情報の統合が必要であり，最終的に目で見たものを認識するには，さらに高次の脳の連合活動が必要である（図 8-6）．

参考：眼球の動きについては本書では特に解説しなかったが，物体を見るために眼球は断続的に動いていることが必要である．この眼球の動きは**サッケード運動**と呼ばれる．網膜の同じ位置に同じ像が連続的に映っていると，やがて順応が生じてその像が見えない状態になってしまう．サッケード運動により眼球が動くと目の前の物体は網膜のいろいろな部位に映され，順応することがなく新しい情報として脳に送られるのである．

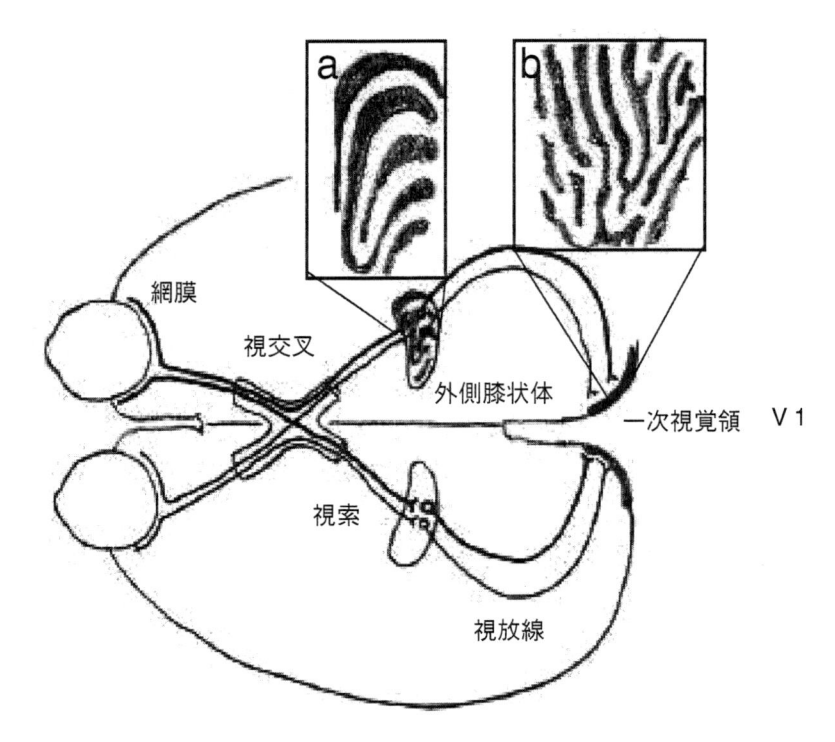

図 8-5 視覚の経路と左右視覚優位カラム
網膜からの入力は一部は視交叉で反対側に一部は同側の視索を通り，外側膝状体に至る．ここでは左右の入力がaに例示するように黒い部分（右）白い部分（左）と優位カラムが保たれている．ここで，シナプスを乗り換えて，視放線を形成しながら一次視覚領に至る．ここでもbに示すように左右優位カラムが保たれている．

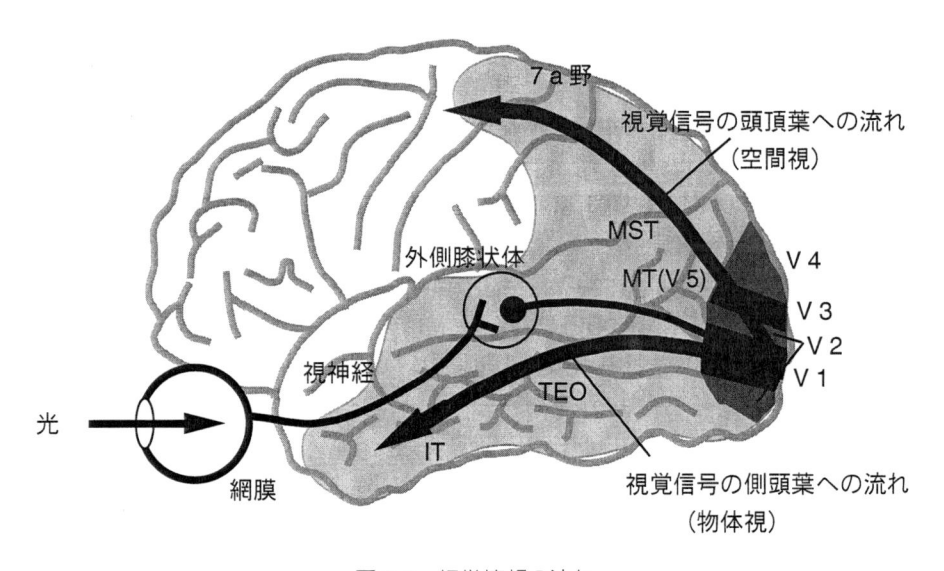

図 8-6 視覚情報の流れ
一次視覚領（V1）に達した信号はV2，V3を経て，MT野からMSTを経て頭頂部の7a野に至る頭頂視覚路（空間視に関わる）と，V1，V2からV4を経てITに至る側頭視覚路（物体視）をたどり，複雑な情報統合を行っている．

8-2 聴　　覚

音は光と並ぶ重要な情報である．下等な生物にとっては時に光情報よりも重要な場合があるが，ヒトにとっても言語による情報伝達の面から見てもその重要性は極めて高い．空気の振動としての音を識別し認識する仕組みも極めて巧妙である．

8-2-1　伝音系の構造

図 8-7 に示すようにヒトの**聴覚器官**（auditory sense organ）は頭蓋骨に穿たれた穴の奥に仕組まれている．音を集めるという意味で，**外耳**（耳介）も聴覚器官の一部であり，空気の振動としての音を**外耳道**を経て，**鼓膜**（eardrum）まで引き込むように設計されている．鼓膜は**中耳**と外耳の境界膜として存在し，その振動は**耳小骨**（auditory ossicles）（**ツチ骨，キヌタ骨，アブミ骨**）によって機械的に伝えられる．最後のアブミ骨が内耳の境界面にある**前庭窓**（卵形窓；vestibular window）に接触しており，振動は**蝸牛管**（cochlea）のリンパ液の振動となる．

内耳は側頭骨の中に埋まっており，平衡感覚に関与する前庭核と聴覚に関与する蝸牛からなっている．ヒトの蝸牛管は蝸牛軸を中心にして 2 回転と 3/4 らせん状を作っており，引き延ばすと約 35 cm の長さになる．図 8-8 はこれを横断した面を示す．この管は**ライスナー膜**（Reissner's membrane）と**基底膜**（Basiler membrace）で三つの部屋に分かれている．すなわち，**前庭階**（Scala restibuli）（**外リンパ**），**中央階**（cochlearduct）（**蝸牛階，内リンパ**）および**鼓室階**（Scala tympani）（**外リンパ**）である．どの部屋もリンパ液で満たされている．このうち，中央階にある**コルチ器官**（organ of Corti）が音を感じとる仕組みの最も重要な部分である．

8-2-2　周波数を分析する仕組み

声や多くの外界の音は様々な周波数の音の組み合わせである．ヒトでは 20 Hz～20 kHz という広範囲の周波数に対応できるようになっており，数 Hz の音の差を聞き分けることができる．蝸牛管まで振動として伝えられた声や音を周波数別に感じる仕組みには巧みな方法が用いられている．図 8-9 に見られるように振動受容部位としての**基底膜**は手前が狭く奥へ行くほど幅広くなっている．蝸牛管に伝えられた振動の内の高周波はリンパ液の最初の部分で減衰してしまうのに対して，低周波は前庭階の奥の方まで達し得る．さらに基底膜には幅があるので，一定の周波数に最もよく共鳴する部分ができる．このような基底膜の部分的な振動を神経信号に置き換えるためには特殊な感覚細胞が必要である．

8-2-3　基底膜の振動を音として感じる仕組み

基底膜の上に形成されているコルチ器官は図 8-10 に示すように基底膜，**有毛細胞**（hair cells）および**蓋膜**（tectorial membrane）を併せた部分の総称である．このうち有毛細胞には**内有毛細胞**（inner hair cells）と**外有毛細胞**（outer hair cells）の 2 種があるが，内有毛細胞は内側に一列に並んでおり，数としては外有毛細胞より少ないが，直接的に音の受容に関わるのは内有毛細胞である．有毛細胞の毛（**不動毛**；stereocilia）は蓋膜に触れるか触れないか程度のところに位置しており，基底膜が振動すると蓋膜と接触して変形し，ここで**受容器電位**を発生する（8-2-5 項参照）．このシステムは蝸牛管の前庭階にわたって分布して，同じメカニズムで信号を出す．したがって，周波数特異性は蝸牛管の長さ方向で生み出されている．一方，外有毛細胞は三列に並んでおり，毛の数も多い．こちらは蓋膜とかなり強く結合しており，直接的には音感受には関係がなく，周波数識別調節，感度の調節さらには過大な入力に対する保護的な機能を果たしているものと考えられている．

8. 特殊感覚　95

図 8-7　伝音系の構造

図 8-8　蝸牛管の断面

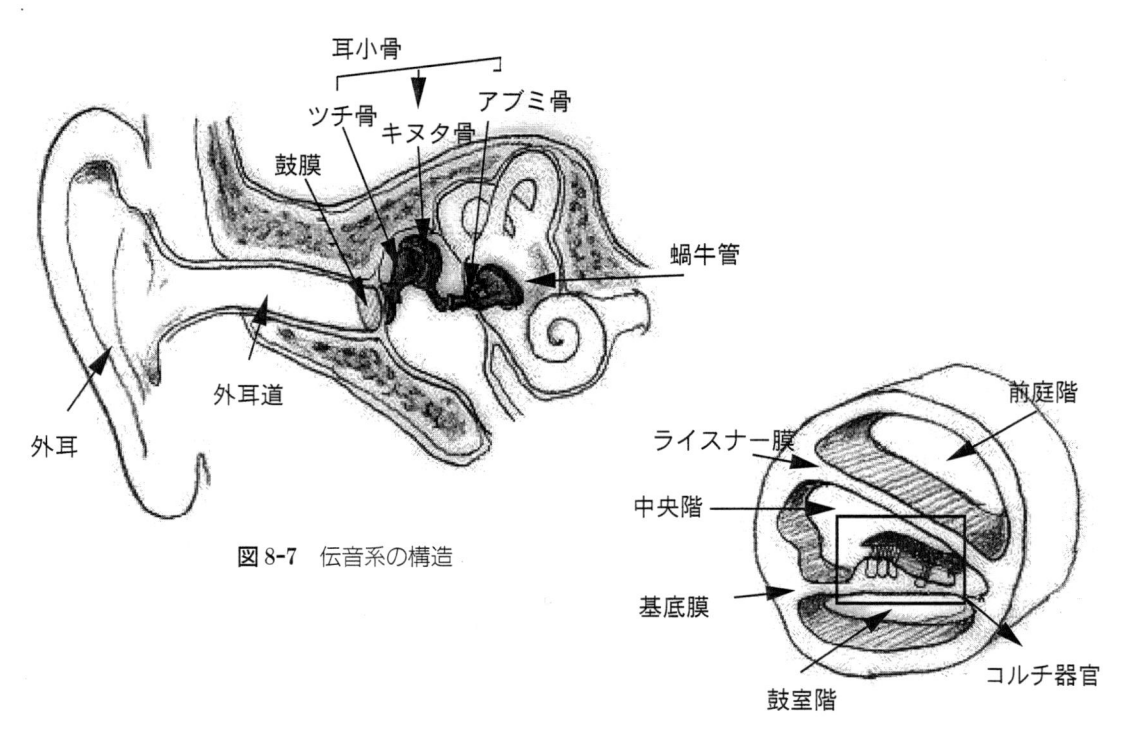

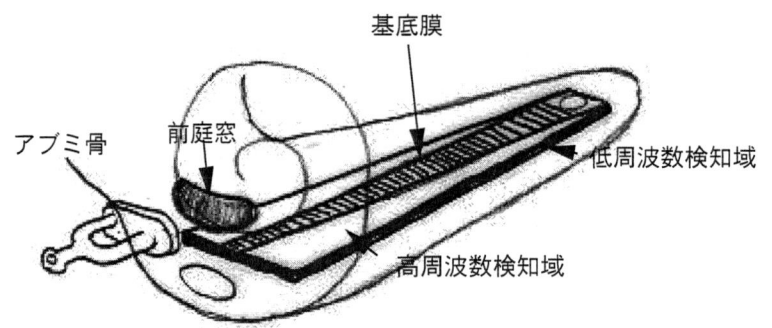

図 8-9　蝸牛管における周波数検知の仕組み
蝸牛管をまっすぐに伸ばした形．

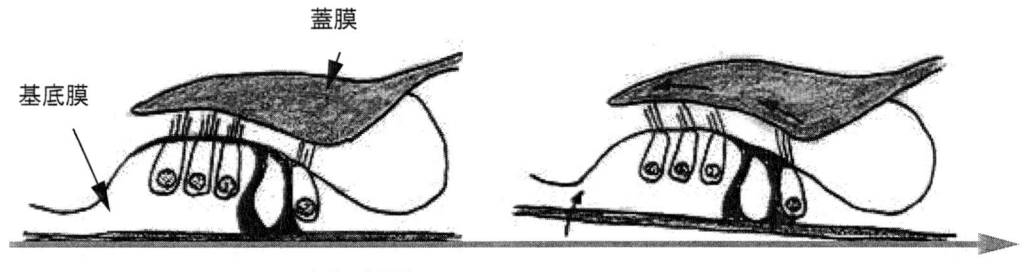

図 8-10　コルチ器官における音の感知
音が基底膜を振動させると，有毛細胞の先端に生えている毛の先が蓋膜と接触して変形して，細胞を興奮させる．数は少ないが，内有毛細胞の方が音受容の主役である．

8-2-4 内有毛細胞における信号の発生

図 8-11 に示すように内有毛細胞の不動毛は**先端糸**と呼ばれる細い線維でつながれており,すべての毛が同時に動くように仕組まれている.長い毛の方に倒れると,先端糸の張力が高まり毛の先端に分布する K^+ **チャンネル**が開口する.逆方向に倒れると先端糸の張力が弱まり,イオンチャンネルは閉じる.不動毛が接している中央階(内リンパ)のリンパ液は K^+ 濃度が高いので,K^+ チャンネルの開口により,通常 -70 mV に分極している有毛細胞は脱分極する.有毛細胞は活動電位を発生しないので,変形の大きさによって脱分極の程度も大きくなり,その結果,脱分極依存性 Ca^{2+} チャンネルの開口の程度に差が生ずる.流入した Ca^{2+} によってさらに脱分極が生じて,有毛細胞の底面から神経伝達物質が遊離され,蝸牛神経の終末部に活動電位を発生させる.こうして,特定周波数の情報が中枢に送られる.

8-2-5 内耳における電気現象

内耳の各部位には様々な電気現象が見られる.

1) **蝸牛管直流電流**(endocochlear potential:**中央階**は前庭階や鼓室階に対して $+80$ mV の電位が見られる.この電位の維持には高いエネルギーを必要としているようであるが,これが直接聴覚に関わっているわけではなく,おそらく中央階での有毛細胞の機械的感度をコントロールしているものと考えられる.

2) **受容器電位**:音刺激が与えられると蝸牛管表面やコルチ器官の近傍から**蝸牛マイクロフォン電位**(cochlear microphonic potential)が記録されるが,これは周波数とは関係なく,蝸牛が発生したすべての電位の総和である.

8-2-6 聴覚伝導路

有毛細胞から遊離された伝達物質によって発生した求心神経線維(**蝸牛神経**;cochlear nerve fiber,らせん神経節からの神経)の活動電位は**蝸牛核**(cochlear nucleus)にあるニューロンに伝えられる.その後,**一次聴覚領**(primary auditory cortex)に達するまでにこの信号は最低4回ニューロンを乗り換える(図8-12).メインストリートは**蝸牛神経核 → オリーブ核 → 下丘 → 内側膝状体 → 聴覚領**である.ほとんどは下丘に行くところで左右ニューロンの乗り換えをするが,一部は同側を上行する.聴覚の場合も蝸牛神経核には周波数に対応したニューロンが整然と配列されており,さらに,聴覚領皮質にも特定の周波数に反応する部位が配列されている.

8-2-7 脳における音情報処理機構

言葉や音がそれを構成する周波数に分類された形で脳に運ばれると,脳ではそれを処理して認識する.ヒトにおけるその仕組みはまだ十分には解明されていないが,様々な実験動物において少しずつ明らかにされている.たとえば,コウモリの大脳皮質では母音や子音の成分に反応する領域,一定の時間パターンに反応する領域が特定されており,おそらくヒトでも同様な領域特異性があるものと考えられている.また,音がどの方向から運ばれてくるのかを知る仕組みについては本書では詳しくは解説しないが,両眼による立体視と同じように,両耳から入ってくる音のわずかな時間差や強度差を**上オリーブ核ニューロン**において識別する仕組みによって**立体音**として認識される.

8-2-8 言語野との関連

聴覚野に音として到達した信号を意味のある言葉として認識したり,その言葉として認識したものを目で見たもの,味わったもの,さわったものなど他の感覚で捉えた感覚と統合するのが**前頭連合野,頭頂連合野,側頭連合野**である.未知な部分が多く残された興味深い分野である.

参考:耳にはいろいろな音が入ってくるが,脳はその中から必要のある音,関心のある音だけを選んで認識している.このような能力は聴覚に限らず感覚一般に見られる.このメカニズムはまだ完全には明らかにされていないが,特定の事項に関心を持つ,注意を払うという機能には,特定の回路を積極的に活性化したり,抑制するという高次の神経回路調節機構が関与しているものと考えられる.

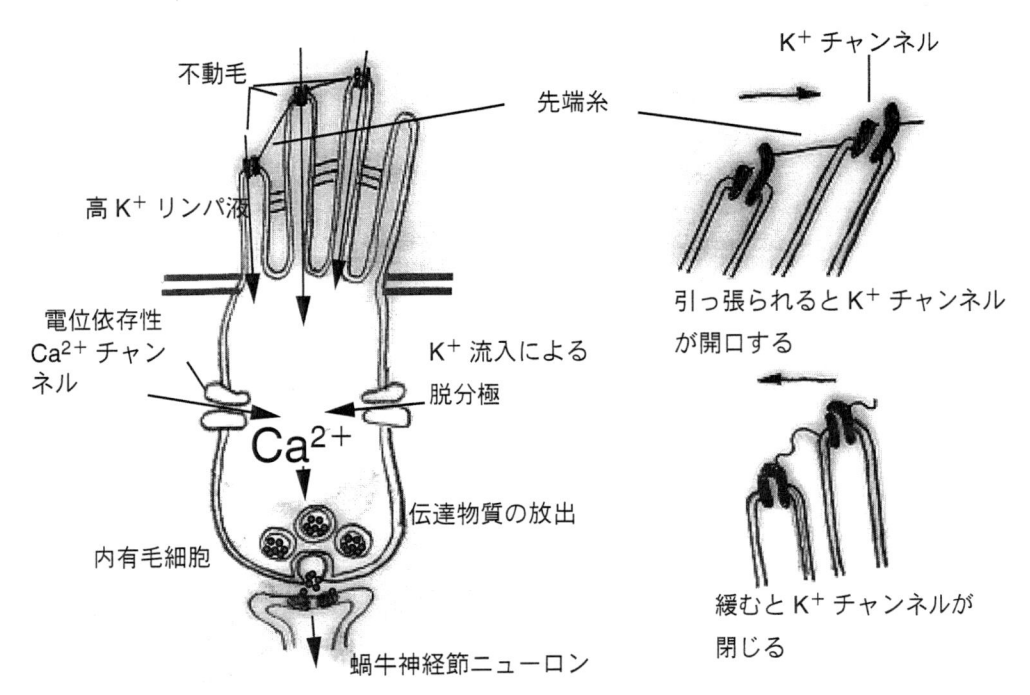

図 8-11 内有毛細胞における信号の発生メカニズム

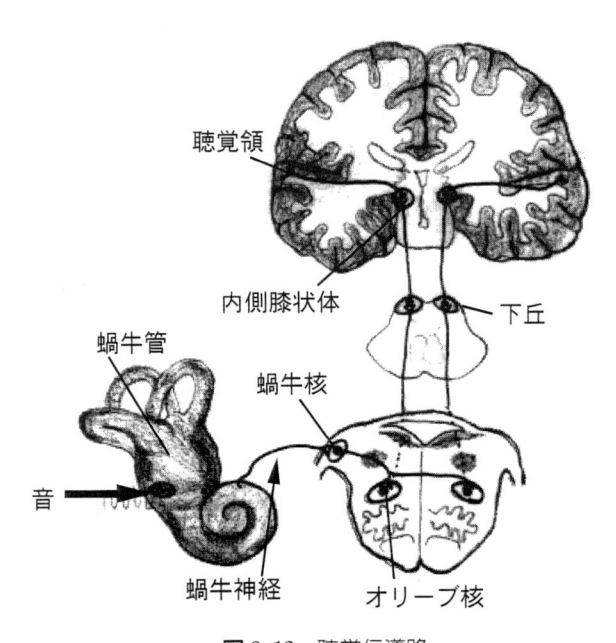

図 8-12 聴覚伝導路
音が神経の信号に置き換えられてから聴覚領に達するまでに，最低 4 回ニューロンを乗り換える．

8-3 味覚

特殊感覚のうち，これまで述べた視覚と聴覚は光や振動などの物理的な刺激を神経情報に変換する．それに対して，味覚と嗅覚は化学物質による刺激を神経情報に変換するものであり，特殊に分化した受容器を使って多様な化学物質に対応している．

8-3-1 味覚の受容体

味は**甘味，塩味，酸味**および**苦味**の四つの基本味からなる．最近はさらに**うま味**もこの基本型の一つとして加えられている．これらの味は**味覚受容器細胞**（**味細胞**；gustatory receptor cells）で受容される．味細胞は集まって**味蕾**と呼ばれる構造を作り，舌，口腔および咽頭に広く分布している（図8-13）．これだけの基本形で様々な食べ物の味が表現されていると考えられている．さらに匂いや嚙み心地などほかの要因も加わって"デリケートな味"と認識しているものと思われる．

8-3-2 味覚における化学刺激の信号変換

味蕾は**茸状乳頭**（fungiform papillae），**葉状乳頭**（foliate papillae）および**有郭乳頭**（vallate papillae）に分布している．舌の上には約5000個，舌以外に約2600個の味蕾が存在する．味細胞のうち味を感じるのは先端の部分であり，そこには**微絨毛**が生えており，味孔から突き出した形になっている．味細胞は組織的に見るとニューロンではないが底面のところで味覚神経の終末にシナプスを作り，味覚情報を神経軸索に送っている．味蕾はほぼ2週間で発生，死，再生のサイクルを繰り返している．これらの味細胞が刺激されると膜電位が脱分極または過分極という形で応答する（**受容器電位**）．脱分極性の受容器電位が十分に大きいと電位依存性Ca^{2+}チャンネルを開口し，伝達物質を遊離させる．この伝達物質についてはまだ解明されていないが，味覚神経に活動電位を発生させる．

90％以上の味細胞は2種以上の基本味に反応する．たとえば図8-14に示すように，個々の味細胞は基本味にいろいろな程度に反応する．このようなデリケートな感受性の差が様々な味を感ずるために重要であろうと考えられる．それぞれの基本味について考えられる変換システムを図8-14に示した．

1) **塩味**：Na^+そのものがチャンネルを通って味細胞内に流入し，脱分極を生じさせる．

2) **酸味**：水素イオンが塩味と同じNa^+チャンネルを通って脱分極させるか，水素イオンによってK^+チャンネルを遮断することによって脱分極させる．

3) **甘味**：特殊な甘味受容体（**G-タンパク質連動型**）を活性化し，**アデニル酸シクラーゼ**を活性化して**cAMP**を生成する．このcAMPは**cAMP依存性キナーゼ**を活性化してK^+チャンネルをリン酸化して不活性化する．その結果脱分極が生ずる．

4) **苦味**：直接K^+チャンネルを不活性化するタイプと，特殊な苦味受容体（G-タンパク質連動型）を活性化し，**ホスホリパーゼC**を活性化して，**イノシトール三リン酸**（IP_3）を生成し，小胞体からのCa^{2+}の流出を促すタイプがある．

5) **うま味**：**グルタミン酸受容体**を介して，Na^+の流入を促進して脱分極を生じさせる．

8-3-3 味覚の神経回路

味覚神経は第VII，第IX，第X脳神経を経由して延髄に入り，孤束核で神経を乗り換えて視床（後内側腹側核）でさらに神経を乗り換えて，大脳皮質の**味覚野I**（体性感覚野）と**味覚野II**（**島**；側頭葉の外側溝の奥）の2か所に至る（図8-13）．

参考：味の基本型に「うま味」が加えられたのは最近のことである．「味の素」として親しまれているアミノ酸，グルタミン酸ナトリウムの味が独特の受容体を介して発現していることが認められたからである．この受容体は英語でも"Umami Receptor"と表されている．

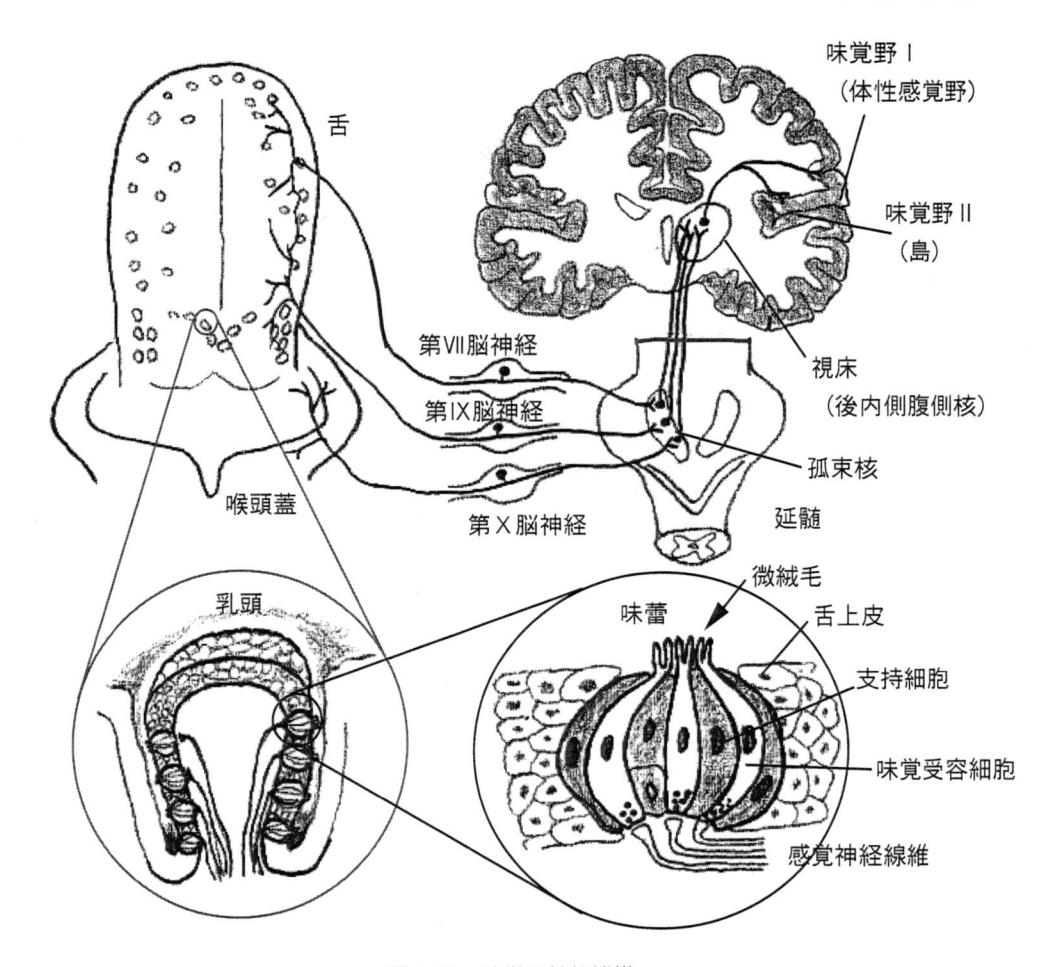

図 8-13 味覚の神経機構

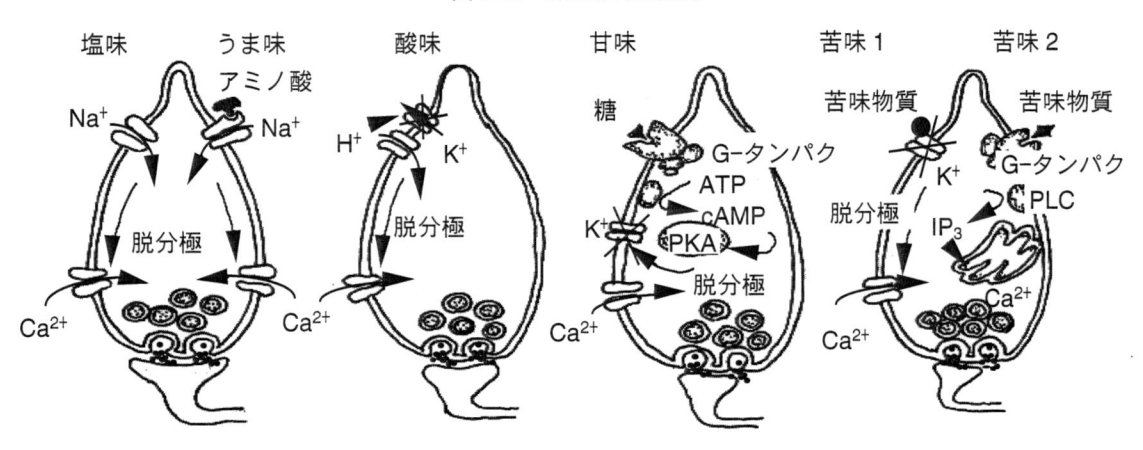

図 8-14 味覚の分子機構

それぞれの味によって，Na^+ チャンネルが活性化されて脱分極が生じて Ca^{2+} チャンネルが活性化される仕組み（塩味，うま味）；K^+ チャンネル抑制することにより脱分極を生じさせて Ca^{2+} チャンネルを活性化する仕組み（酸味，甘味，苦味1）；PLC 活性化による IP_3 の産生により細胞内 Ca^{2+} 貯留部位から Ca^{2+} を遊離する仕組み（苦味2）．いずれも，流入した Ca^{2+} により伝達物質が遊離される．

8-4 嗅 覚

野性の動物にとって嗅覚は生命維持のために必須の能力である．実際に哺乳動物は何千種類もの匂いを嗅ぎ分けることができる．味覚と同じ化学物質に対する感覚器であるが，味覚のように3種から4種の基本感覚の組み合わせというような単純なものではない．多様な化学物質に対応できる仕組みが構築されている．

8-4-1 匂い分子受容タンパク質

多くの場合，匂いは多数の分子の組み合わせによる刺激の結果である．たとえば，香水は多数の匂い物質をブレンドしたものであり，その結果，シャネルとかディオールなど香水メーカーの番号を付した特徴ある良い香りが作り出される．バラの匂いも，各種のアルデヒド，各種のアルコールなど15種もの物質が混ざり合ったものである．ヒトはこの匂いの差を感じ分けることができる．化粧品会社には匂い物質を嗅ぐだけで，どのような物質がどのくらい混ざっているのかを言い当てることができる「ハナリスト」と呼ばれる専門家がいる．このような匂いの嗅ぎ分けは鼻粘膜に分布する**嗅覚受容体細胞**（嗅細胞；olfactory receptor cells）の**嗅線毛**（receptor cilia, olfactory cilia）の上に表現されている多様な匂い物質に反応する多様な受容体タンパク質による．嗅上皮上に分布する嗅覚受容体細胞はそれぞれ一種の匂い分子受容体を発現しているが，その受容体は程度の差はあるが多様な物質に反応するらしい（図8-15の上図）．この点は味覚受容体の性質に似ている．

8-4-2 匂い刺激の信号変換

匂い受容体もG-タンパク質連動型である．この**三量体G-タンパク質**は嗅受容体に特異的なタイプで，**Golf**と命名されている．匂い分子が結合するとそのα-サブユニットがアデニル酸シクラーゼを活性化し，cAMPを生成する．このcAMPによってイオンチャンネルを開口する．このイオンチャンネルはNa^+のみではなくCa^{2+}を通す．その結果Ca^{2+}はCl^-チャンネルを開口する．一般的にはCl^-は細胞を過分極させるが，嗅受容体細胞では細胞内Cl^-レベルが非常に高いらしく，逆に脱分極を生ずる．この脱分極が十分のレベルに達すると，活動電位が生ずる．

8-4-3 匂いの神経回路と嗅覚

嗅覚受容体で発生した活動電位は**嗅神経**を通って**嗅球**（olfactory bulb）に至る．ここで，**僧帽細胞**（mitral cell）の終末とシナプスを作る．このシナプスは**糸球体**（glomerulus）と呼ばれるタイプであり，同じ受容体分子を持つ多数の嗅受容体細胞からの神経が集まっている（図8-15）．したがって，一つの僧帽細胞に同一の匂い情報が集められることになる．それぞれの匂いの間の**糸球体周囲細胞**（periglomeruler cell）や，僧帽神経細胞の周りに分布する顆粒細胞によって相互に制御されており，この段階で異なった匂いの同調が行われているものと考えられる．こうして集められた情報が**第二次嗅覚ニューロン**情報として嗅神経路を形成し，一部は**嗅関連皮質領域**に入る．多くは嗅神経節でニューロンを乗り換え，さらに視床内側背核でニューロンを再び乗り換えて，**眼窩前頭葉皮質**に至る（図8-15の下図）．

8-4-4 匂い感覚の発達と大脳皮質の発達

嗅覚は生物が外界の多様な分子を認識するために発達してきた感覚である．特に空気中に漂う極めて微量な分子を検出することが，食物を探したり，有害な物質を識別するといった生命維持の根本的な機能に関わる．動物の進化の段階で，嗅覚という高度な認識機構を発達させることは必須であり，その結果，大脳皮質が発達してきた可能性は高い．**匂い記憶**も重要であり，嗅皮質から記憶に関わる回路はよく発達している．

参考：ヒトの嗅受容体細胞は2000万個から5000万個あり，その種類は500から1000種類くらいある．イヌのように嗅覚の発達した動物の嗅細胞は1億個から2億個もある．

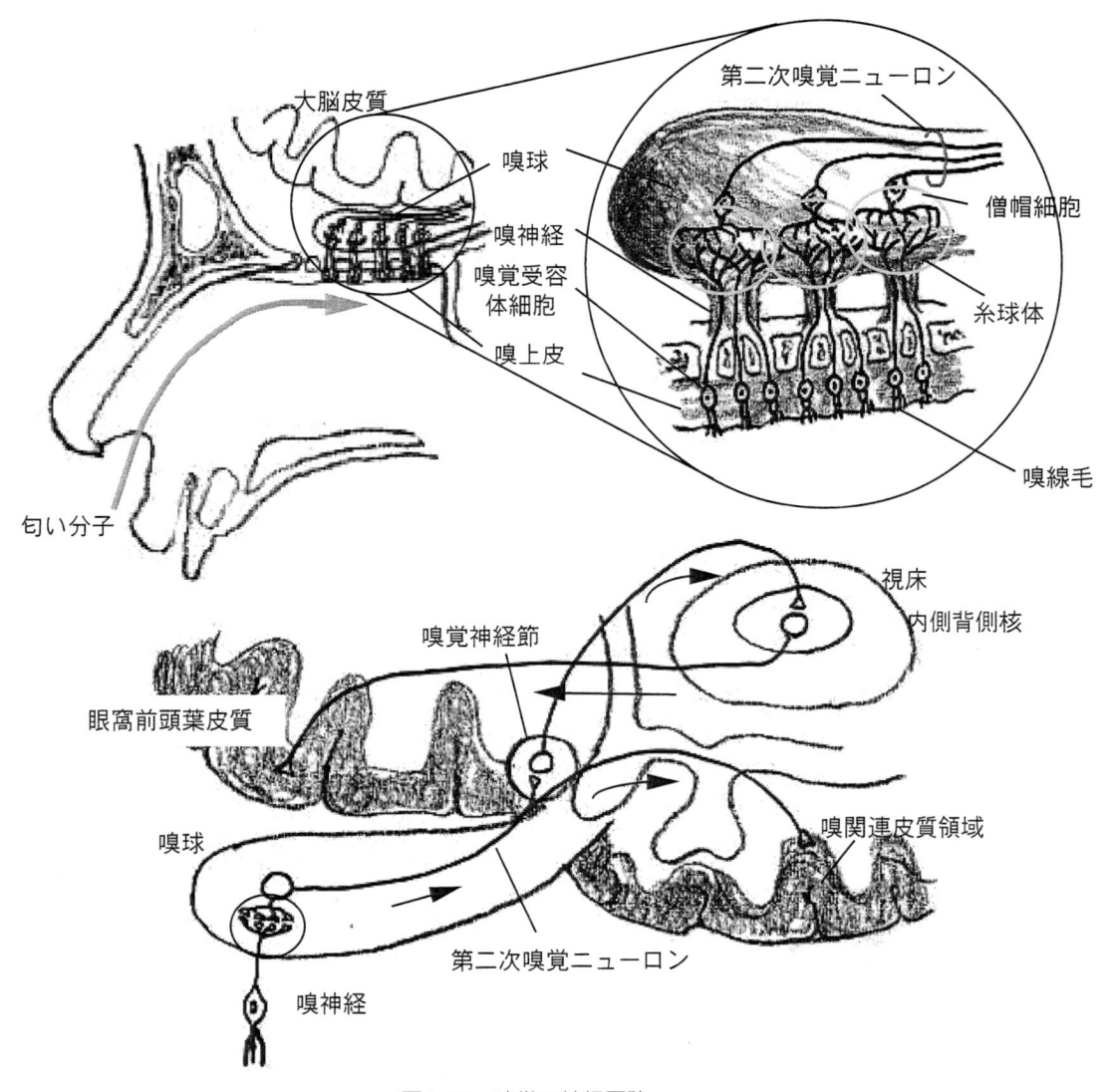

figure 8-15 嗅覚の神経回路

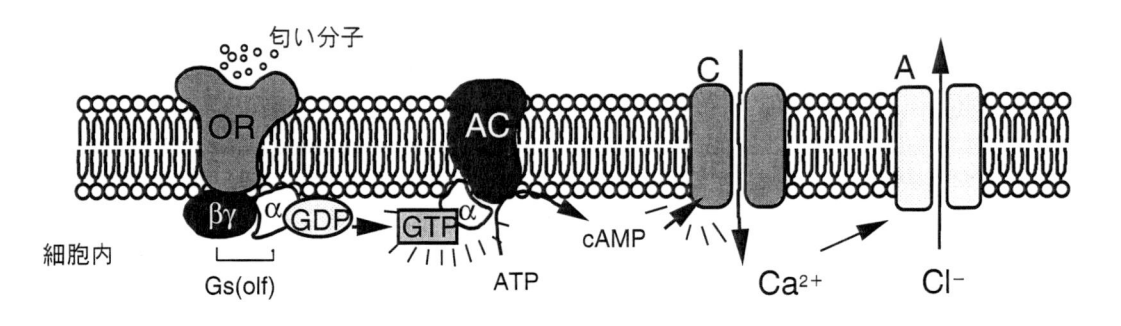

図 8-16 匂い受容の分子機構
OR：匂い受容体；Gs(olf)：三量体 G-タンパク質；AC：アデニレートシクラーゼ；C：陽イオンチャネル；A：陰イオンチャネル．

9. 運動制御機構

運動機構は動物が「動物」と呼ばれる所以であり，ゾウリムシのような単細胞生物の繊毛による動きから，ヒトの運動に至るまで，動きのメカニズムは単純に説明できるものではない．特にヒトの場合，外界に適応した行動を起こすため約750種類もの筋肉を発達させ，それぞれの協調した動きができるように制御されている．何気なく動かしている手足，唇や舌の動きは見事な協調運動の結果なのである．そのためには単に出力信号だけではなく，その時に筋肉がどのような状態にあるかを中枢に伝える仕組みが必要である．この章では，中枢神経からの信号による骨格筋の収縮の過程，それを円滑に行うための骨格筋の状態を感知するシステムなどについて考えてみよう．

9-1 行動における骨格筋群の協調

手足の動きに関わる骨格筋はいずれも脊髄から発した運動神経の支配を受け，さらにその運動神経の活動は上位中枢からの支配を受けている．また，頭部，顔面に分布する筋の動きには中脳，橋，延髄から発する脳神経の支配を受けている．それぞれの筋肉および腱にはその状態を感受するための感覚器が分布している．われわれは足で画鋲を踏んだ時，痛いと感ずるのと足を上げるのとはほとんど同時に行っている．その時に倒れないように姿勢を保つことは無意識のうちにできる．また，目の前にある水の入ったコップを取り上げて口に運ぶという動作も特に意識しないでできる．この二つの行動はどちらも極めて精巧な**協調運動**の結果であるが，前者は脊髄における**反射運動**であり，後者はさらに上位の中枢からの命令によるものである．これらを理解するためにはまず運動情報によって筋肉がどのように活動するかという基本的なところからの理解が必要である．

9-1-1 骨格筋を支配する神経（α-運動ニューロン）

脊髄の**前角**（ventral horn）に存在する**運動ニューロン**（motor neuron）は直径によりα, β, γの3種類に大別される．このうちα-運動ニューロンが骨格筋を動かすために直接的に関係している．1個のα-運動ニューロンが数本の骨格筋線維を支配しており，これは**運動単位**（motor unit）と呼ばれるが，これが雑然と並んでいるわけではなく，たとえば，二頭筋と呼ばれる一群の筋を支配する神経細胞は一群となって脊髄前角に存在している．これを**運動ニューロンプール**（motor neuron pool）と呼ぶ（図9-1）．脊髄前角での運動ニューロンプールの全体の分布もまた雑然と並んでいるわけではなく，腕の部位や**伸筋**と**屈筋**の種類によって整然と配列されている（図9-2）．
α-運動ニューロンの興奮は運動単位としての支配筋線維の収縮を起こす．1回の信号により骨格筋の収縮は短い収縮を起こし，すぐに弛緩する．この短い収縮を**単収縮**（twitch）と呼ぶ．持続的な収縮を起こしている筋肉ではα-運動ニューロンの反復性の活動電位が生じて，それぞれの活動電位に対応する単収縮が重なって力強い収縮を引き起こす．大きな力を生じさせる筋群は大きい1個のα-運動ニューロンによって数十の筋線維が支配されているが，まぶたなどのようにそれほど大きな力を要しない筋肉の場合は小さなα-運動ニューロンが1本の筋線維を支配している．

自己免疫病の一つ**重症筋無力症**（myasthenia gravis）は骨格筋のアセチルコリン受容体に対する抗体ができてしまったために，自身の受容体を遮断してしまう疾病である．この場合は発症初期に**眼瞼下垂**という症状が現れる．これは眼瞼骨格筋へのα-運動ニューロンの神経支配筋数が少ないので，弛緩症状が現れやすいためと考えられる．

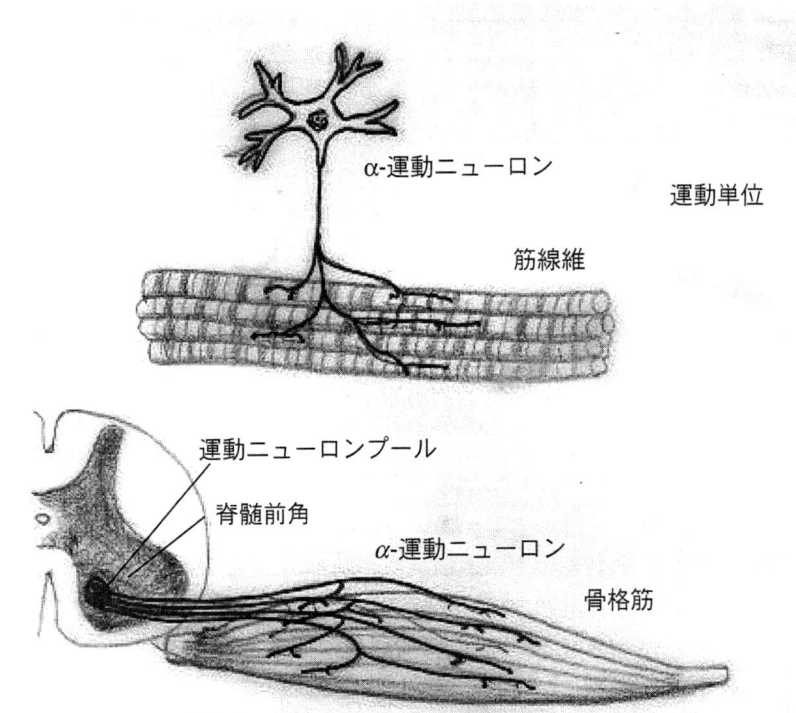

図 9-1　筋線維を支配する α-運動ニューロン

通常，一つの α-運動ニューロンは一つ以上の筋線維を支配している（運動単位）（上図）．一群の同じ筋を支配している α-運動ニューロンは脊髄全角の同じ部位に集まっている（運動ニューロンプール）（下図）．

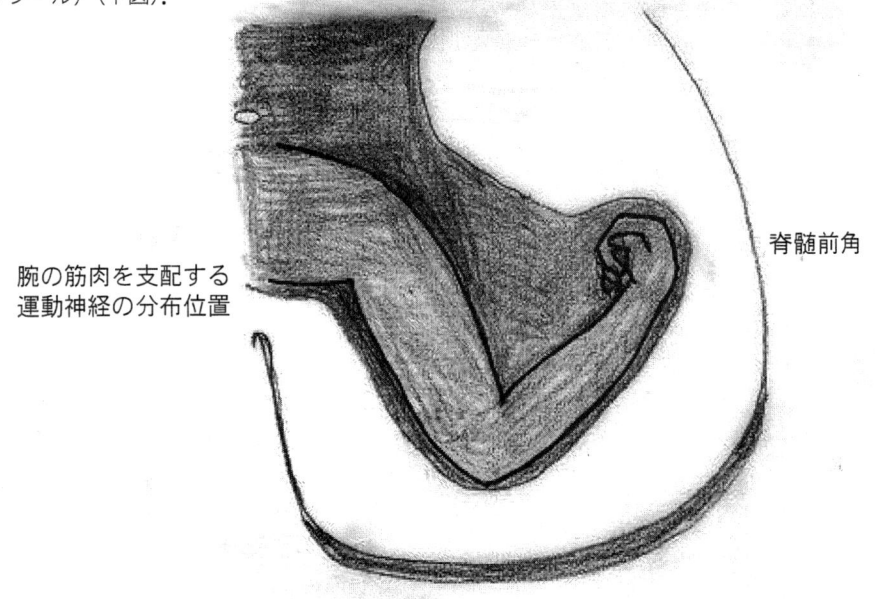

図 9-2　脊髄の前角における支配神経の分布

脊髄前角には末梢の筋肉の配列に対応した α-運動ニューロンプールの分布がある．図は腕を支配する α-運動ニューロンプールの配列を模式化したものである．

9-1-2 α-運動ニューロンの興奮から骨格筋の収縮まで（図9-3）

運動ニューロンの終末からは神経伝達物質としてアセチルコリンが遊離される．骨格筋に存在する**アセチルコリン受容体**（ニコチン作動性受容体）の集まった**終板**（endplate）と呼ばれる部分に脱分極を生じさせる．これが**終板電位**（endplate potential；EPP）である．終板電位は一種の興奮性シナプス後電位（EPSP）であり，これが一定のレベル（閾値）に達すると，ちょうど神経と同様な活動電位が生じて，骨格筋線維の全長に伝搬する．活動電位（脱分極）は筋線維膜上の**T-管**（T-tublus）を通って，**筋小胞体**（sarcoplasmic reticulum）に脱分極を引き起こし，ここに蓄えられている Ca^{2+} を骨格筋細胞内に遊離させる．この Ca^{2+} は**アクチン**（actin）のフィラメントが**ミオシン**（myosin）のヘッドの部分と反応することを抑制している因子，**トロポニン**（troponin）と結合して，その抑制効果をなくさせる．その結果として，アクチンとミオシンのヘッドの部分の滑り込み反応が生ずる．これが典型的な骨格筋の収縮反応である．細胞内に上昇した Ca^{2+} はやがて筋小胞体に取り込まれ，細胞内 Ca^{2+} 濃度は減少して，再びトロポニンの機能が現れ，アクチンとミオシンのヘッドの反応を抑制する．こうして，再び筋肉は弛緩する．このように，筋肉の電気的興奮が収縮につながる反応を**興奮-収縮連関**（excitation-contraction coupling；EC coupling）と呼ぶ．

9-1-3 速い筋肉（fast muscle）と遅い筋肉（slow muscle）

われわれが食べる肉には赤っぽい肉と白っぽい肉とがある．色も違うが味も違う．これはこれらの骨格筋の成分が異なるからである．赤っぽい方は**ミトコンドリア**（mitochondria）が非常に多くて，**酸化的エネルギー代謝**によって，エネルギーを得る．したがって，長い時間の収縮に耐える疲労しにくい筋である．収縮の時間経過は遅く，代表的な姿勢維持のための筋肉（**ヒラメ筋**；soleus）では収縮時間が 100 msec もある．マラソンではこの遅い筋肉の持久力に頼ることになる．この筋肉の持続的な活動には十分な酸素が必要とされる（**有酸素運動**）．一方，白っぽい肉にはミトコンドリアが少なく，エネルギーは主として無酸素での解糖系による．収縮は速いが疲れやすい．足のふくらはぎの筋肉（**ひ腹筋**；gastrocnemius）の収縮速度は 30 msec と速い．したがって 100 m 走の選手ではこの速い筋肉を目一杯働かせる．この場合は酸素の急速な供給は必要としない（**無酸素運動**）．

おもしろいことに，速い筋肉を支配している α-運動ニューロンを遅い筋肉に移し変えると，遅い筋肉が速い筋肉に変わっていく，その逆もある．すなわち，速いか遅いかを決めているのは α-運動ニューロンなのである．

腹部や背中などの姿勢維持のための筋肉はほとんどが遅い筋肉でできている．足には両者がうまく混ざっているが，筋肉の種類によって比率が異なる．腕の筋肉は速いものが多い．これらは目的から考えると比較的理解しやすい．

参考：Ca^{2+} は様々な生命現象の引き金になっているが，そのメカニズムが最初にはっきりした形で示されたのが骨格筋収縮機構である．Ca^{2+} と結合する収縮抑制因子，トロポニンは日本の科学者，江橋節郎によって発見された．数多い筋肉収縮機構に関わる研究の中でも最も重要な発見の一つである．

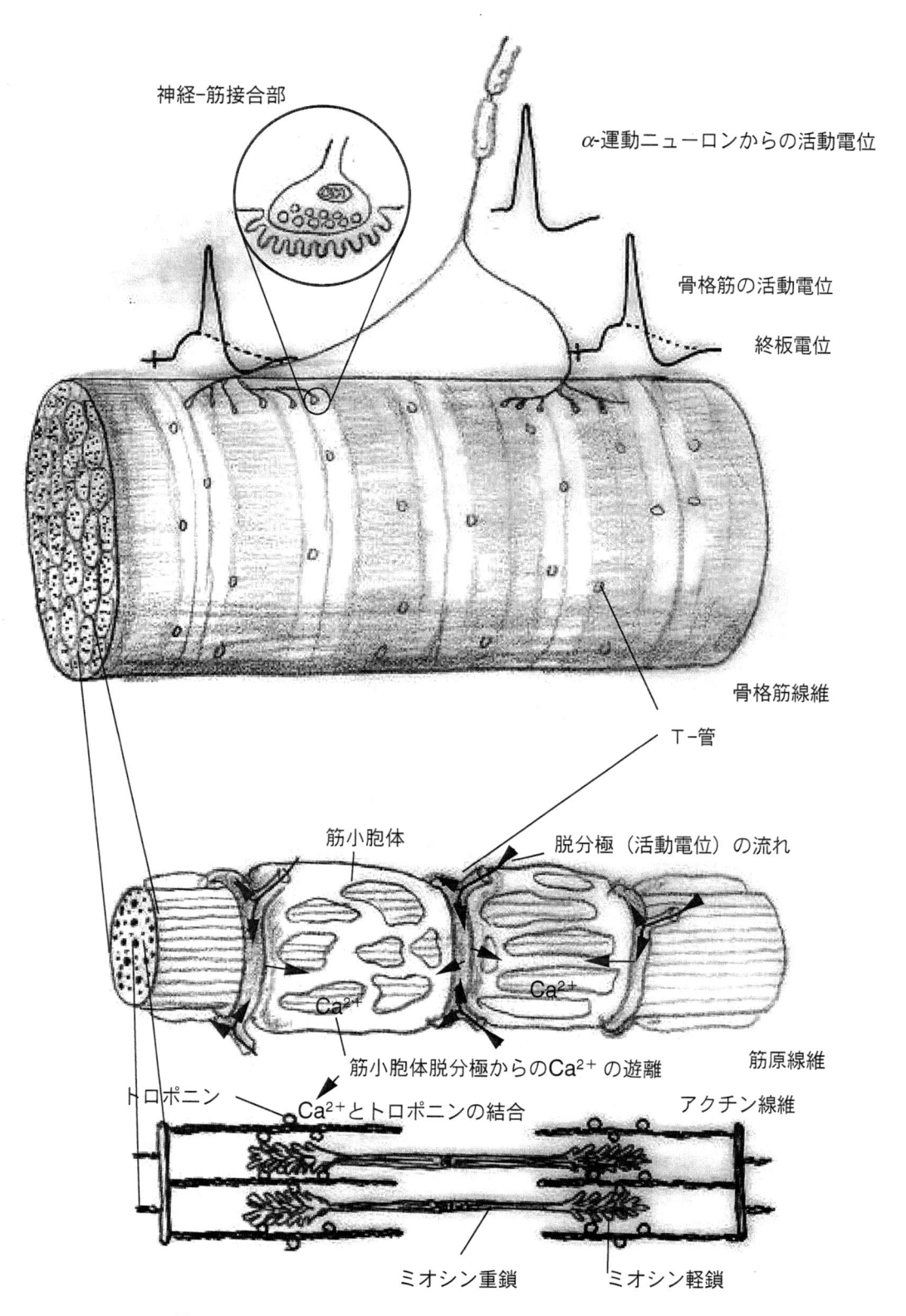

図 9-3　α-運動ニューロンからの信号が骨格筋の収縮に至るまで

9-2 筋紡錘と腱器官筋

われわれは目をつむっていても自分の足の位置や手の位置を知ることができる．柔らかい豆腐と堅くて重い鉄塊をそれぞれ必要な力を加えて持ち上げることができる．すなわち豆腐の柔らかさや重さ，鉄の塊の堅さや重さが感受できなければ，それに必要な力を出すこと（骨格筋を運動させること）は難しい．そのために働いている器官が，筋紡錘と腱器官である．どちらも筋肉の収縮弛緩状態を感受する．

9-2-1 筋紡錘（図9-4）

筋紡錘（muscle spindle）はすでに7-2-3項で**深部感覚器**として述べた体性感覚の一つである．筋紡錘は骨格筋線維に平行に多数存在しており，その信号は**Ia求心性神経線維**（Ia afferent fiber）と呼ばれる感覚ニューロンの中では最も太い軸索によって脊髄へ運ばれる．筋肉と並列に存在しているので，筋肉が伸ばされ，筋肉の長さが長くなると受動的に伸ばされる．その結果，終末部である筋紡錘に変形が生じて，ここで**受容器電位**が発生する．この電位が求心性のインパルスを発生させる．もし，筋が収縮したら，筋紡錘も緩む．こうなると，筋紡錘からの信号は生じにくくなり，感度が低下することになる．しかし，筋紡錘の両端には特殊な筋線維（**錘内筋線維**；intrafusal muscle）が発達しており，ここに特殊な運動ニューロン（**γ-運動ニューロン**，γ-motor neuron；最も細い運動神経）が入力している．これが興奮すると，収縮した状態の筋においても筋紡錘の長さが対応できるようになる（図9-5）．こうすると，縮んだ状態でも感ずることができる．このγ-運動ニューロンの中枢は，骨格筋を支配しているα-運動ニューロン中枢とは異なり，**小脳**，**大脳基底核**などにあり，**錐体外路系**（extrapyramidal tract）を介して脊髄に至る（6-4節参照）．筋紡錘の働きによって，われわれは自分の四肢がどのような状態になっているかを感知できる．骨格筋のスムースな動きはこうした**微調整**（fine tuning）システムによって行われる．練習や訓練によって，腕や足がうまく動くようになるのはこうしたシステムの働きが小脳などが関わる運動記憶機構により学習されたためである．

9-2-2 腱器官

腱器官（tendon organ）も手足の状態を感知するために骨格筋に対して直列に配列された深部感覚である．この感覚器は骨格筋の長さの変化ではなくて，図9-6に示すように**張力**の変化を感ずる．この情報は**Ib求心性神経線維**（Ib afferent fiber）により中枢に伝えられる．たとえば肘を曲げようとする力に対して，抵抗するように力を加えていると，急に力が抜けて，抵抗をなくしてしまう反射がある．これは，一定の力をかけると，開くジャックナイフに似ているので，**ジャックナイフ反射**（折りたたみナイフ反射；clasp-knife reflex）と呼ばれる．筋肉に異常な力が加わったことを感じて，危険から守るために筋の張力を一瞬にしてなくすことによって，筋の断裂を防ぐための反射である．

9-2-3 筋感覚情報による屈筋と伸筋の同調

関節を曲げる時に収縮する筋肉を**屈筋**（flexor muscles），伸ばす時に収縮する筋肉を**伸筋**（extensor muscles）という．一つの関節を中心として，両者は互いに拮抗関係にあり，それぞれの筋紡錘からの信号を使って一方が収縮している時には他方を抑制する．われわれが日常当たり前に行っている動作の中には多数の屈筋と伸筋のデリケートな協調が行われており，そのためにはそれぞれの筋肉の動きの感知とそれに応じたその他の筋の収縮と弛緩が円滑に行われなければならない．まさに，α-運動ニューロンの活動，深部感覚器そしてγ-運動ニューロンの調節が作り出しているみごとなハーモニーである．

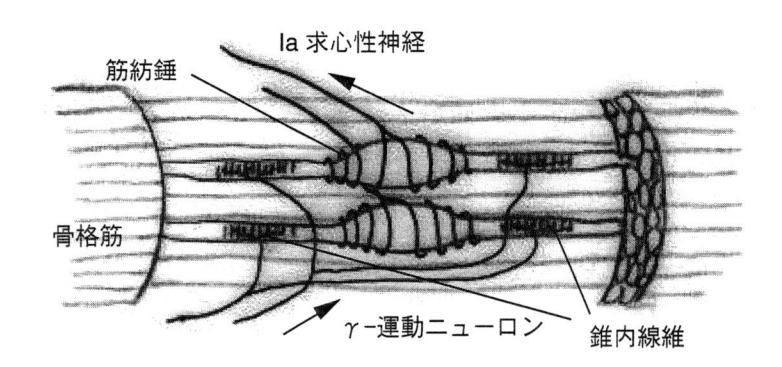

図 9-4 骨格筋内に並列に存在する筋紡錘
筋紡錘からの求心性神経は太い（Ia 神経線維）．γ-運動ニューロンに支配された錐内線維が収縮すると，筋紡錘を引き伸ばす形になり，感度が上昇する．

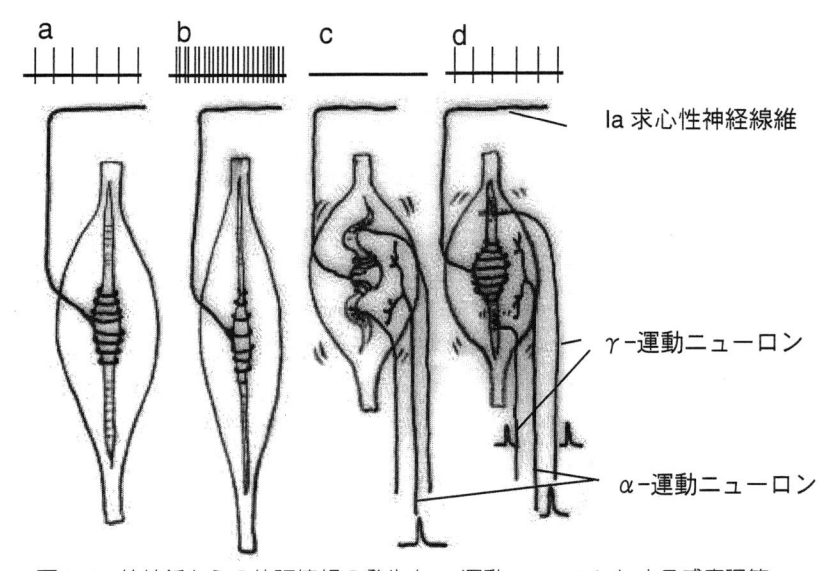

図 9-5 筋紡錘からの伸張情報の発生と γ-運動ニューロンによる感度調節
a：伸張されていない状態（わずかな信号を発生している）．b：筋肉が引き伸ばされた時，筋紡錘も引き伸ばされて激しい信号を発生する．c：α-運動ニューロン刺激によって，筋肉が収縮し，筋紡錘が緩んだ状態．信号は発生しない．d：cの状態でγ-運動ニューロンが活性化されると，錐内線維が収縮して，筋紡錘の感度が高まるので，この状態でも信号を発生できる．

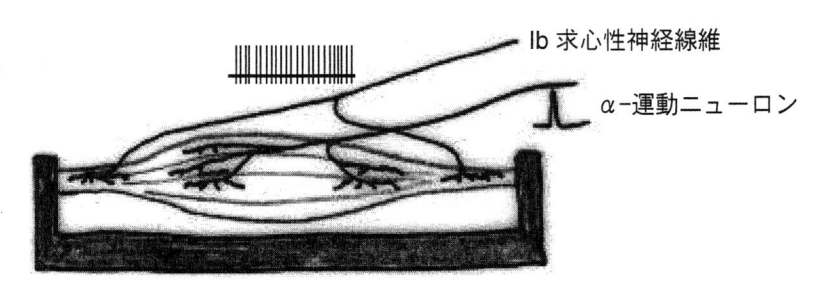

図 9-6 腱器官
腱に存在する腱器官は長さではなくて筋肉に加えられた張力を検出する．

9-3 運動領から脊髄運動ニューロンへの命令系統

これまでに述べた様々な筋肉の協調運動は生まれて育っていく過程で学習していくものである。ヒトの赤ん坊が生まれてから，育つ過程での，最初の移動行動は手と足を使った「はいはい」であり，目的の場所に素早く移動するという状態は，まさに四足歩行である。その後立ち上がり，やがて歩くようになる。その歩きは育つに従って，徐々に確かなものになっていく。強い重力場では直立するだけでも，足の筋のほかにも腹筋や背筋さらに頸筋など多数の筋肉の協調的活動を必要とする。そこから二足歩行をすることになると，さらに多くの筋肉の協調運動が必要である。さらにどこかに行きたい，何かをしたいという意志に従って，運動するためには上位の中枢からの命令が必要である。

運動の情報が脊髄運動ニューロンに至る**下行性脊髄路**(descending spinal tract)は**錐体路**(pyramidal tract)と**錐体外路**(extrapyramidal tract)に大別される。

9-3-1 錐体路

大脳皮質の運動野から発して，中脳の外側を通り，延髄の腹側の**錐体**と呼ばれる三角形の部位を通って脊髄の外側に至り初めてα-**運動ニューロン**とシナプスを作る。脳から発するニューロンでは最も長い軸索を持つ。錐体を通るので，錐体路と呼ばれる。その経路をとって，**皮質-脊髄路**(corticospinal tract)とも呼ばれる。この経路が運動のメインストリートである（図9-7）。

9-3-2 錐体外路

上記の錐体路以外の運動性の下行路はどれも錐体を通らないので，錐体外路と呼ばれる。この経路は極めて複雑で，平衡感覚や視覚の情報をうまく運動系への情報として渡し，姿勢の維持や空間との位置関係のデリケートな調節のために使われる経路である。これには次のような経路がある（図9-7）。

1) **赤核-脊髄路**(rubrospinal tract)（赤核に始まり，屈筋を制御して屈筋反射を促進）
2) **前庭-脊髄路**(vestibulospinal tract)（平衡感覚に関連した反射の調節）
3) **視蓋-脊髄路**(tectospinal tract)（頭と目の協同運動に関与する）
4) **内側網様体-脊髄路**(medial reticulospinal tract)（前庭神経核との協調，伸筋の調節）
5) **外側網様体-脊髄路**(lateral reticulospinal tract)（姿勢反射に関与する）

これらの錐体外路系はα-運動ニューロンと直接シナプスを作らず，脊髄において介在ニューロンとシナプスを作る。また，9-2-1項で述べたγ-運動ニューロンはこれらの経路の情報を受けて筋の感受性を調節している。

9-3-3 除脳固縮(decerebrate rigidity)

大脳皮質からの運動指令に加えて，上記のような様々な錐体外路による支配により筋肉の緊張性はデリケートにコントロールされている。脳の経路をある特定な部位（網様体の中間）で切断すると，下肢の伸筋のαおよびγ-運動ニューロンの活動が高まり，伸筋が緊張して両足ともにつっぱってしまう。この状態を**固縮**(rigiditiy)と呼ぶ。シナプス反射が持続的に亢進した状態であり，しばしば同様な症状は脳性障害の患者に見られる。

9-3-4 パーキンソン病(Parkinson's disease)

6-4-3項でも述べた**パーキンソン病**は運動のデリケートな調節に関わる大脳基底核のうち，**黒質-線条体系**におけるドーパミンニューロンの機能低下による疾病で，手足の動きがぎこちなくなるなどの運動障害が特徴的な症状として現れる。

参考：1979年，カリフォルニアで若年性のパーキンソン病が報告された。これは密造された合成麻薬に混在していた 1-methyl-4-phenyl-1, 2, 3, 6-tetrahydropiridine (MPTP)が原因であることがつきとめられる。この物質がグリアに取り込まれて，MAO-Bで代謝され，1-methyl-4-phenyl-piperidinium ion (MPP^+)になり，ドーパミンニューロンに取り込まれて神経細胞の呼吸系を阻害してしまう。

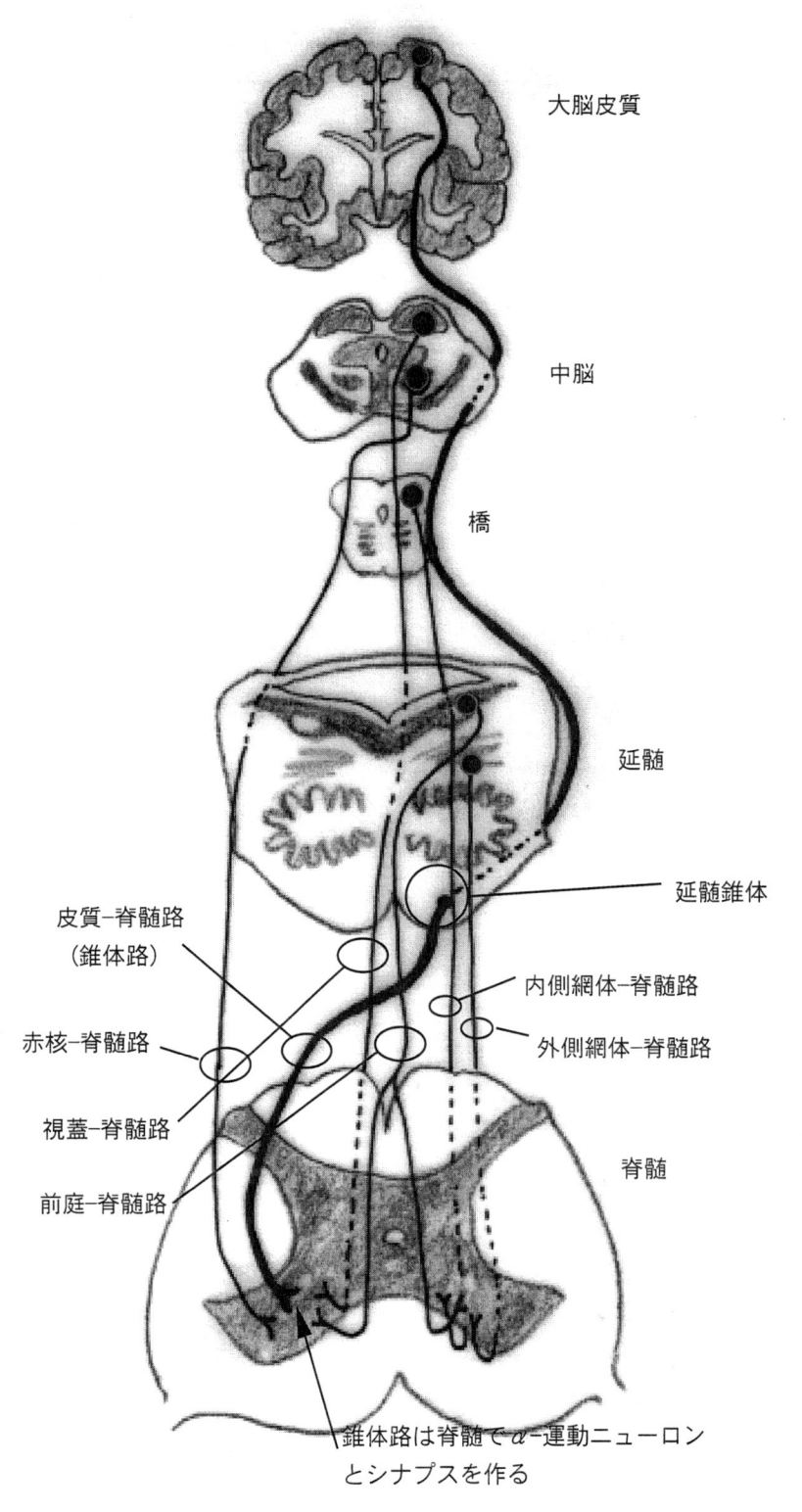

図 9-7 運動情報の起始部と経路

皮質-脊髄路（錐体路）以外はすべて錐体外路である．錐体外路は脊髄で γ-運動ニューロンや介在ニューロンにシナプスを作る．

9-4 意識的運動を司る脳領域

最近，**陽電子放射断層写真法**（positron emission tomography；PET）や**機能的磁気共鳴画像法**（functional magnetic resonance imaging；fMRI）によって無麻酔で無侵襲の状態で，特定の運動を行っている最中に活動している脳の部位を画像として表すことができるようになっている．そのために，口を動かしたり，手足を動かしたり，指を動かしたりする時に脳のどの部分が活動するかを解析することができるようになっている．その結果，運動を起こす場合には第一次運動野の活動だけではなく，運動に関連した様々な部位が補足的に活動していることが明らかにされている．

9-4-1 運動野の多様性

意識的に運動する場合は運動領だけの活動が生じているわけではない．当然，それをする目的やその運動をしたいという意志が関わるし，それまでに練習や訓練や記憶によってどのようにすれば最も効率よくその目的の運動をなし得るかという様々な情報が関わる．**第一次運動野**は図 9-8 に示すように第 4 野，中心溝の前の部分（M 1）であるが，その前の部分，**第 6 野**，**運動前野**（premotor area；PMA）や**補足運動野**（supplementary motor area；SMA）が運動の計画に関わっていることが，明らかにされている．さらにどのような運動をどのように遂行するかといった高度な企画は**第 5 野**や**第 7 野**（頭頂葉後部）と**前頭葉前部**（prefrontal cortex）の間の情報のやりとりがあることも明らかにされてきている．

9-4-2 高次運動野

補足運動野と運動前野は**高次運動野**（運動連合野）とも呼ばれており，**大脳皮質連合野**からの情報を受けて，その出力を第一次運動野に送る．大脳皮質連合野は視覚や聴覚などの感覚情報を処理統合する部位であるので，その出力を受けた高次運動野は感覚情報に対応した運動を起こすための仲立ちをすることになる．図 9-9 に示すように，聴覚と視覚などの第一次感覚情報はさらに統合されて音声や図形，顔などの形で認識されるが，さらにその信号は**側頭・頭頂連合野**に送られ，さらに前頭前野に送られてから高次運動野に至る．一方，皮膚感覚や筋・関接の情報はそのまま運動野に送られる．高次運動野では見たこと聴いたことに対応する運動がプログラムされ，運動を開始する準備がなされる．すでに記憶されている情報に基づいて運動を行う場合は大脳辺縁系から帯状回，帯状回から補足運動野そして第一次運動野の経路が使われている．

実際にヒトの脳手術の際に補足運動野を電気的に刺激してみると，後方刺激では足が，中間部位では手や顔の筋肉の動きが誘発されたが，前方を刺激した時には「手が動きそうな気がする」とか「手を動かしたいという衝動」が感じられたという．この結果は高次運動野の運動発現における役割を示すものとして興味深い．

9-4-3 運動における大脳基底核と小脳の重要性

6-4 節でも述べたように**大脳基底核**は運動のデリケートな調節を支える部位である．ある運動が行われる時に使われる様々な筋肉を選んだり，動作を切り替えたりする際に重要な役割を果たしていると考えられる．さらに，運動としては大脳基底核で司られている本能行動の遂行が非常に大切である．われわれ人間はこの運動をうまく上位の脳で制御している．一方，小脳は特定の運動をうまく行えるように微調整をしたり，学習した運動をうまく行う場合に活動している．

参考：生まれたばかりの赤ん坊が母親の乳房を探し当て，乳を吸うという本能行動には，唇や舌を動かし，さらには口腔内を陰圧にして，口に入ってきた乳を飲み込むというみごとに協調のとれた一連の複雑な運動が行われている．このために組み込まれた神経回路は極めて高度に組織化されているはずである．生命維持に必要な行動とはいえ，これだけみごとな運動が生まれつきできることは驚異的である．

9. 運動制御機構　111

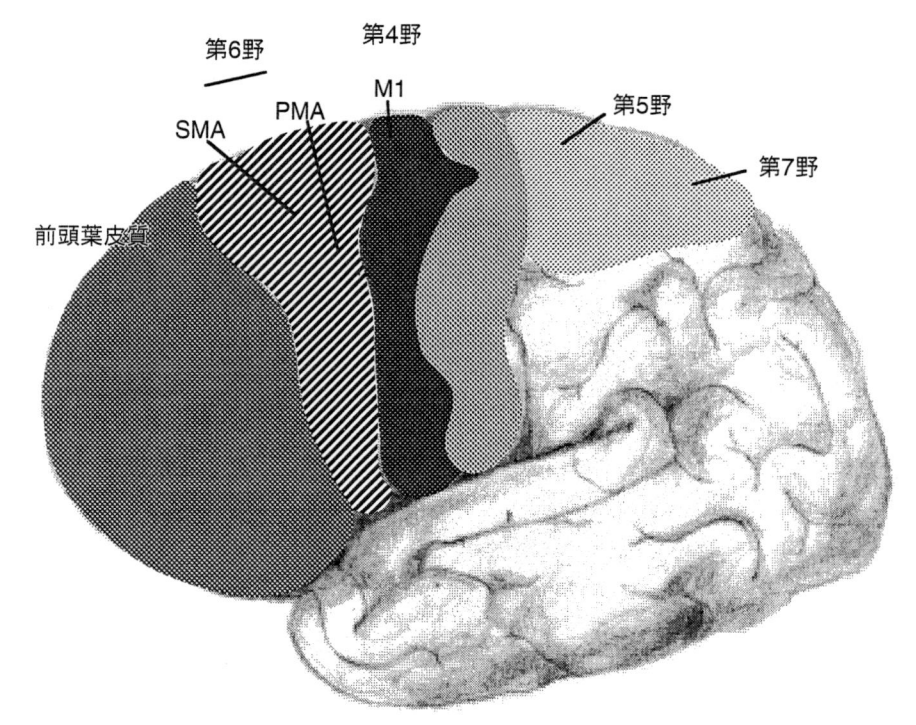

図 9-8　随意運動計画および意図のために使われる脳の部位

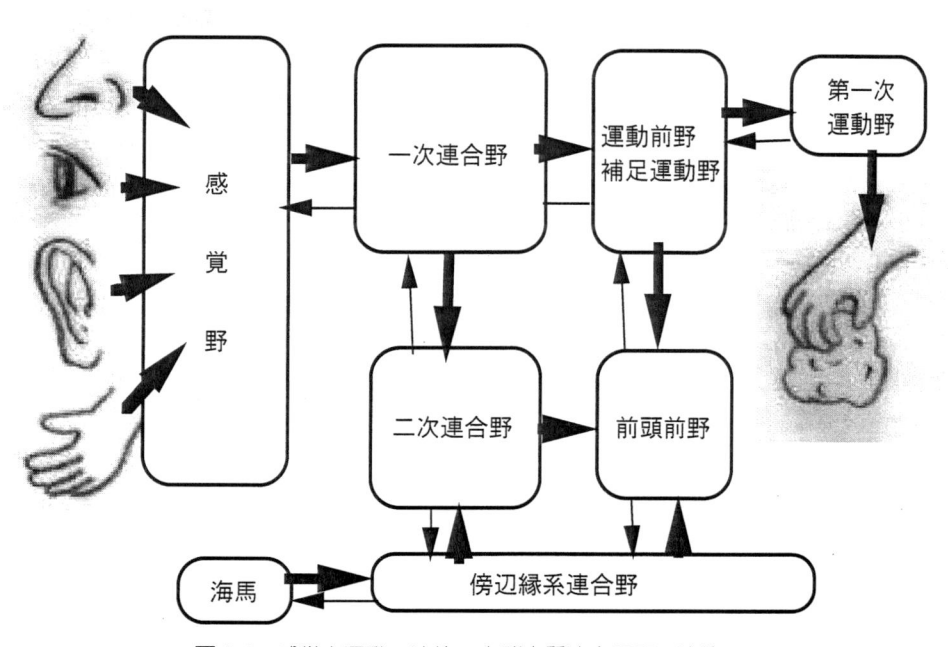

図 9-9　感覚と運動の連絡，大脳皮質連合野間の連絡

10. 記憶の神経機構

「記憶」という言葉は，われわれにとって極めて身近な言葉である．記憶が脳の働きによるものであることは誰しも容易に理解できる．しかし，5年ぶりに会った知人の顔を一瞬にして思い出したり，50歳になっても子どもの頃に覚えた歌を歌詞も曲も間違いなく歌うことができるといった驚くべき記憶はどのようなメカニズムによるものかについては，現在世界中の神経科学者の精力的な研究にも関わらずまだ不明な部分が多く残されている．

10-1 記憶の概念

記憶には事実や出来事に関する記憶，たとえば「昨日，家族そろって食事に出かけた」というような記憶は「**記述的記憶**（declarative memory）」と呼ばれる．一方，バイオリンの弾き方を覚えたり，自転車に乗るのを覚えたり，テニスのテクニックを覚えたりといった技術の習得は「**手続き記憶**（procedual memory）」と呼ばれる．これら2種の記憶はそれぞれ異なった記憶システムを使って行われていると理解されている（図10-1）．

一方，記憶は「**短期記憶**（short term memory）」と「**長期記憶**（long term memory）」に分類されることがある．たとえばそば屋に電話をかける時に，電話番号簿から電話番号を探し出して，とりあえず覚えて，ダイヤルを回す．少なくとも数分間は覚えていられる．しかし，30分後にそばが来ないので，もう一度電話をかけようと思った時にはたいていの人の場合は正確には思い出せず，もう一度電話番号を確かめてからかけなければならない．これが短期記憶の例である（図10-2）．一方，自分の家の電話番号はいつでも思い出せる．これは長期記憶として貯蔵されているからである．短期記憶と長期記憶との関係は図10-2に示すような過程が考えられる．長期記憶をする場合に短期記憶が必須かどうかにはまだ議論の余地がある．

おそらく，われわれの脳にもコンピュータのワーキングメモリーに近いメモリーシステムがあり，これでとりあえずの記憶を保持しておくことができるのだろう．さらにこれを長期の記憶にするためには**記憶の固定**（consolidation）という過程が必要である．コンピュータのハードディスクに書き込むようなものと解釈できる．長期記憶が成立する過程の早期にタンパク質合成阻害薬を投与すると，記憶が固定されないことが動物実験で明らかにされており，記憶の固定にはタンパク質の新生が伴うらしいことが早くから指摘されていた．同様に事故などで脳に強い衝撃を受けた場合には，その後ばかりか，事故にあう前の一定時間のこともまったく覚えていない．これらの事実は，記憶されるべき事項が記憶として固定されるには脳内でタンパク質の新生も含めた一定の時間を要する機構が働いていることを意味している．1960年代には「記憶が物質として脳に保存される」という考え方が支持され，「記憶物質」の探索が精力的に行われた．RNAやペプチド類がその候補としてあげられた．しかし，現在ではこれを支持するものはない．現在は記憶は脳の回路の中に書き込まれているとの考え方が主流である．こうして脳に何らかの形で残されている**記憶痕跡**（engram）が脳のどの部分に残されているかについてはまだ議論の段階である．特定ニューロンの結合の変化とする**記憶局在仮説**と記憶は脳に分散して保持されているという**分散記憶仮説**である（図10-3）．どちらにせよ，記憶の基本形は神経回路の可塑的変化が基礎になっているという点ではもはや議論の余地はない．

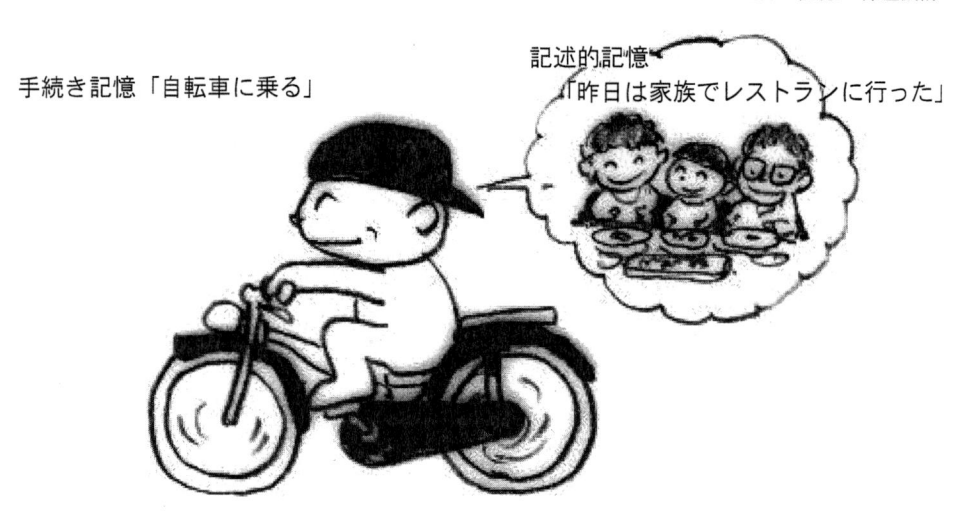

図 10-1 記述的記憶と手続き記憶
この二つの記憶は別々のメカニズムによると考えられる．

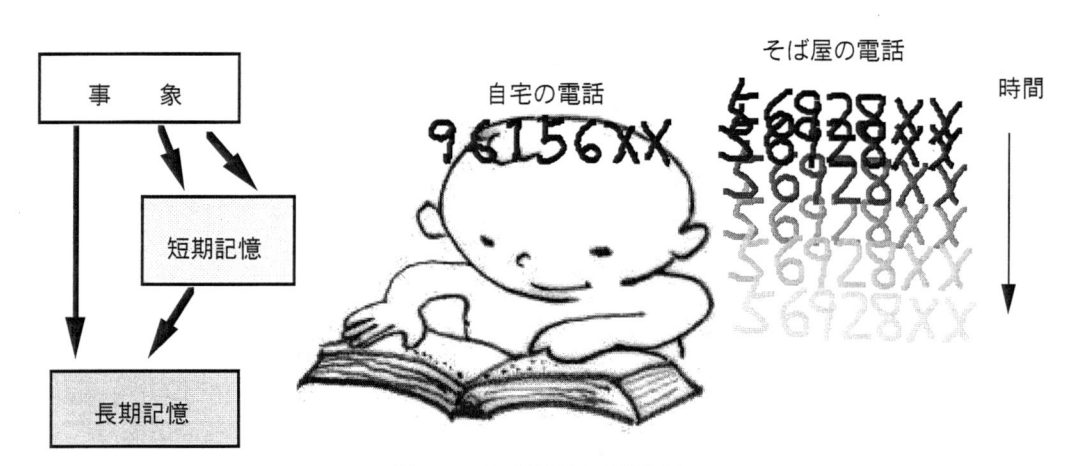

図 10-2 短期記憶と長期記憶
長期記憶の成立に短期記憶成立の過程が必須かどうかについてはまだ不明である．

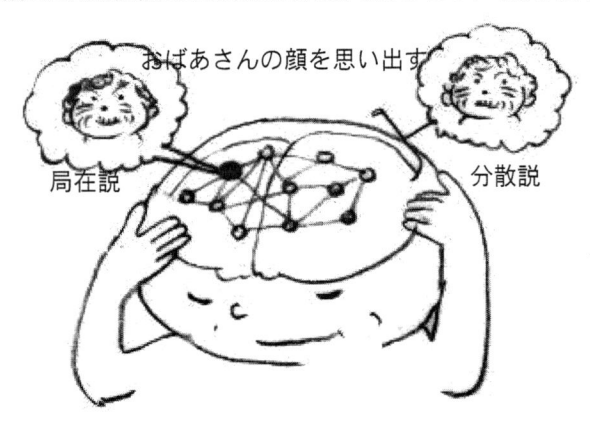

図 10-3 記憶の痕跡（engram）
特定のニューロンに局在するという「局在説」と脳に様々な情報として分散しているという「分散説」とがある．

10-2 記憶の素過程としてのシナプスの可塑性（図10-4）

「可塑性（plasticity）」という言葉は日常あまり使わないが，「プラスチック（plastic）」という言葉は日常的である．これは思い通りの形に成形できる素材という意味での命名である．可塑性の定義は「外から加えられた力によって変形した物体がそのままの形を保つこと」となっている．粘土の性質である．**シナプスの可塑性**はシナプスにその定義を当てはめたものであるが，シナプスがどのように「可塑的」と解釈できるのか．

シナプスはすでに第4章で述べたように，神経と神経のつなぎ目であり，神経軸索の終末から遊離された神経伝達物質が，接触する別の神経や筋組織などに表現された伝達物質受容体を介して情報を伝える部位である．ここでの「可塑性」は，シナプス伝達効率が高まったまま，または低下したまま長時間持続することと解釈される「現象的な可塑性」であるが，これには「物質的な可塑性」を伴っていることが明らかにされてきている．

シナプスが可塑性を持っていることを最も如実に示した研究結果が海馬の**長期増強現象**（long term potentiation）である．詳しくは後で述べるが，シナプスにおける伝達効率が強い刺激を短時間加えた後に増強されたまま数時間から数週間にわたって持続する現象である．シナプスにおける情報の伝達が接合部における単純な受け渡しにとどまらず，時に応じ，必要に応じてその結合の強さを変化させ，それを保持することができることを意味するものである．この事実は数億を越える神経細胞が互いにシナプス結合によって作り出している神経回路はプリント配線や半田付けされた電気回路のような固定的なものではなく，入力の状況に従って，その形を変えられる柔らかな構造になっていることを示している．学習によって様々な事象を覚えたり，練習によって，ピアノが自由に弾けるようになることはこのような仕組みによって配線がより高度になった結果であると解釈することができる．これこそ「記憶の素過程」であると考えられるに至っている．

10-3 記憶・学習機構解明への様々なアプローチ

記憶や学習などの高次機能を解明のために様々なアプローチが試みられている．記憶がシナプス回路の可塑性を素過程としているとの立場から見れば，その可塑性現象をより正確に捉えることができる実験方法の確立が必要である．**アメフラシ**や**ウミウシ**など比較的単純な神経回路を持ち，しかも学習・記憶と見なせる行動を示す動物を対象にする記憶研究が一方で行われ，**ラット**や**マウス**の**海馬**や**小脳**など記憶・学習に関わる神経組織で見られるシナプスレベルでの可塑性現象の解析も行われている（図10-5）．さらに，記憶・学習という以上，単にシナプスレベルの可塑性だけでは不十分であると，**T-迷路学習，八方迷路学習，水迷路学習**など実際の学習行動を研究対象にする場合も多い．また，よりヒトに近い動物としてサルを研究対象とした研究も行われている．

分子生物学の発達に伴い，シナプスレベルの研究で得られた結果からシナプス可塑性に関わると指摘された特定の分子をコードする遺伝子を**ノックアウト**（knock out）することによって，記憶・学習行動能力の低下を引き起こすかどうかを解析する研究も行われるようになってきている．生理学的，生化学的，分子生物学的，組織学的さらに行動科学的に解析される必要があり，どの方法がベストであるということはない．様々な分野の最高の研究手段を集めて初めて解明の糸口が見つかるものと考えられる．

参考：記憶・学習に関わる細胞内メカニズムの中でも特定機能タンパク質のリン酸化が重要である．MITの利根川 進のグループは，マウスにおいてこのリン酸化に関わるカルシウムカルモデュリン依存性タンパク質キナーゼ（CaMKII）のα-サブタイプの遺伝子をノックアウトした結果，マウスの記憶学習能力が低下したと報告している．

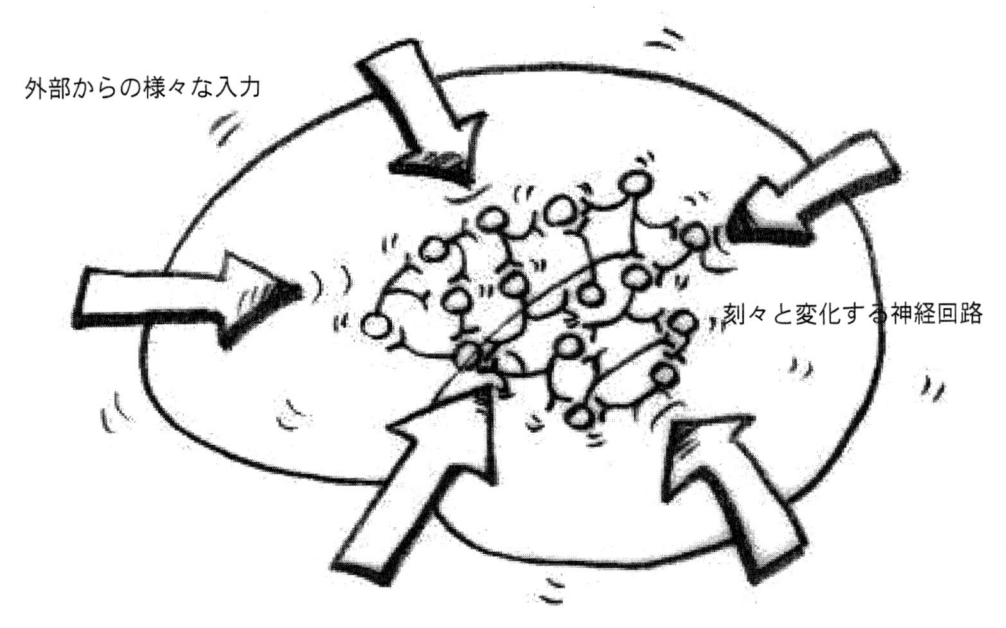

図 10-4 シナプスの可塑性
脳機能を作り出しているシナプス回路は固定したものではなく，外部からの入力を受け強化されたり，弱化されたりする．

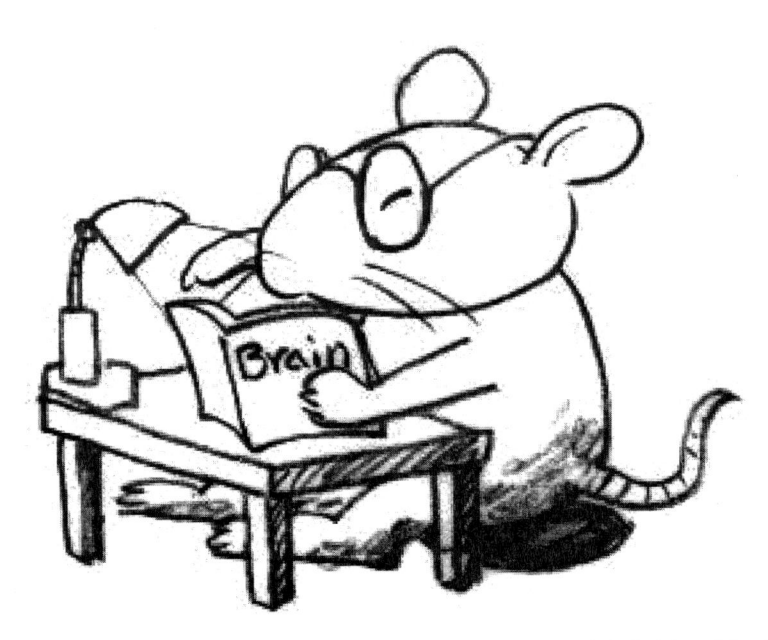

図 10-5 ラットはかなり高度な「学習」をするので，学習記憶の研究対象として用いられる．

10-4 アメフラシの学習（学習の神経科学的研究の始まり）

さまざまな記憶学習研究の中でも特に大きな成功を見たのが**アメフラシ**（*Aplysia*）の学習研究である．E. Kandel のグループはアメフラシの学習行動と神経回路の生理学的研究によって，記憶・学習の基礎的な考え方を構築した．この成果が，高等動物における研究の手がかりを与えている．

10-4-1 なぜアメフラシなのか

アメフラシ（図10-6）は海辺に生息する軟体動物の一種であるが，学習研究に好都合な生物とされている．その理由は次の通りである．

1) 明らかに記憶・学習と見なされる行動があり，実験的に再現できる．
2) 神経系の規模が小さくてすべてを解析することが可能である．
3) 構成するニューロンのサイズが大きいので電気生理学的にアプローチしやすい．
4) ニューロンを同定しやすい．
5) 回路を同定しやすい．
6) 遺伝子が単純で，ライフサイクルが短いので遺伝子レベルからの解析が容易である．

10-4-2 アメフラシに見られる学習行動（慣れ，habituation）

図10-7に示すように，アメフラシの**水口**（siphon）のところに水をかけてやると，驚いたアメフラシは鰓（エラ）を引っ込める．これは大事な鰓を損傷から守るためである．ところが，何度も水をかけていると，慣れてしまって，鰓を縮めなくなってしまう．これは**慣れ**と呼ばれる一種の学習である．この時，単純な神経回路に何が起きていると考えられるか？

1) 水口のところの感覚が鈍くなっている．
2) 運動ニューロンの反応性が低下している．
3) 感覚神経と運動ニューロンの神経伝達の効率が低下している．

1)の可能性は，感覚神経の神経活動が繰り返しの刺激にも変化しないことから除外できる．2)の可能性も運動ニューロンに電極を入れて直接興奮性をはかってみると変化していないことから除外できる．残る3)の可能性が最も強い．実際にシナプス伝達物質の遊離量が減少していることを確認できた．これはアメフラシの最も単純な学習である．この時にシナプスで生じている変化のメカニズムは十分に解明されているわけではないが，慣れの過程を経ると，伝達物質遊離量が減少することが明らかにされている．

10-4-3 アメフラシに見られる学習行動（感作，sensitization）（図10-8）

さらに高度な学習が確認されており，このメカニズムは明らかにされている．これは逆に，鰓引っ込め反射の感受性を高める学習である．この時には水口に水をかけると同時に頭に電気刺激を与えてやる．慣れた場合は，「大したことないな」と見くびって，どんどん反応を低下させていったのだが，今度は，「水口に水がかかると，頭にいやな刺激がくる！」と学習する．この時には水口に水が少しかかるだけでも，急いで，鰓を引っ込めて身を守る．これが**感作**である．この時の調節もシナプス前にかかる．L 29 と同定されている神経の終末は水口の感覚ニューロンの神経終末にシナプスを作るが，この伝達物質はセロトニンであり，水口ニューロンの神経終末にあるセロトニン受容体に連動する．G-タンパク質を介して，アデニル酸シクラーゼを活性化して，cAMP の量を上昇させる．結果，cAMP 依存性キナーゼが活性化されて，K^+ チャンネルをリン酸化する．その結果，K^+ チャンネルが閉じたままになるので，シナプス終末の脱分極が持続的になり，流入する Ca^{2+} の量を高めて，伝達物質の量を増すと説明されている．

参考：E. Kandel はこの一連の研究の成果を評価されて，2000年のノーベル生理学賞を受賞している．軟体動物による学習では，D. Alkon のウミウシ（*Harmissenda*）の学習に関する神経生理学的研究も有名である．

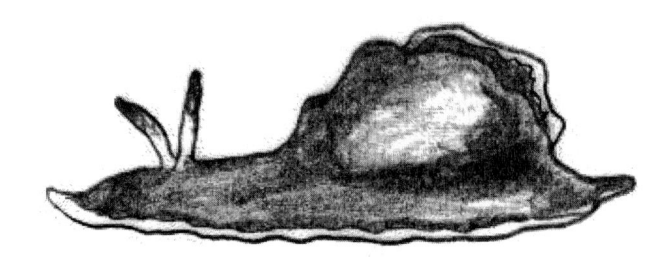

図 10-6 アメフラシ

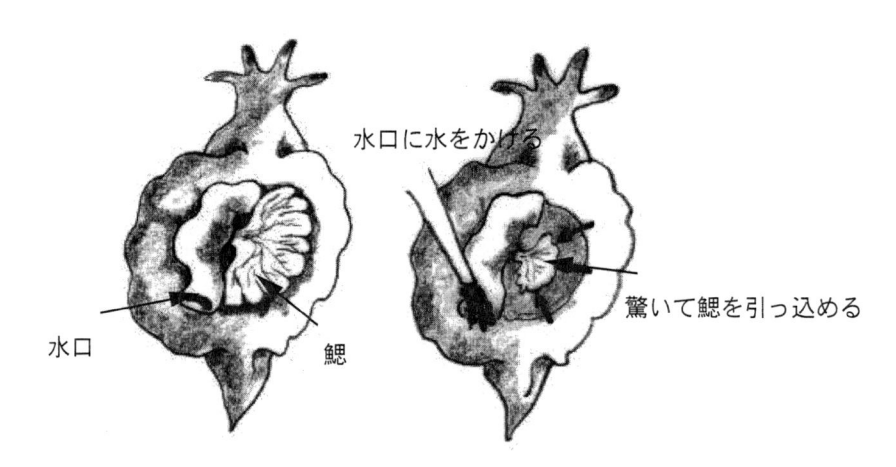

図 10-7 アメフラシの学習（慣れ）：アメフラシの鰓引っ込め行動
何度も同じことを繰り返しているとやがて慣れてしまって，水をかけても鰓を引っ込めなくなる．これが慣れ（habituation）である．

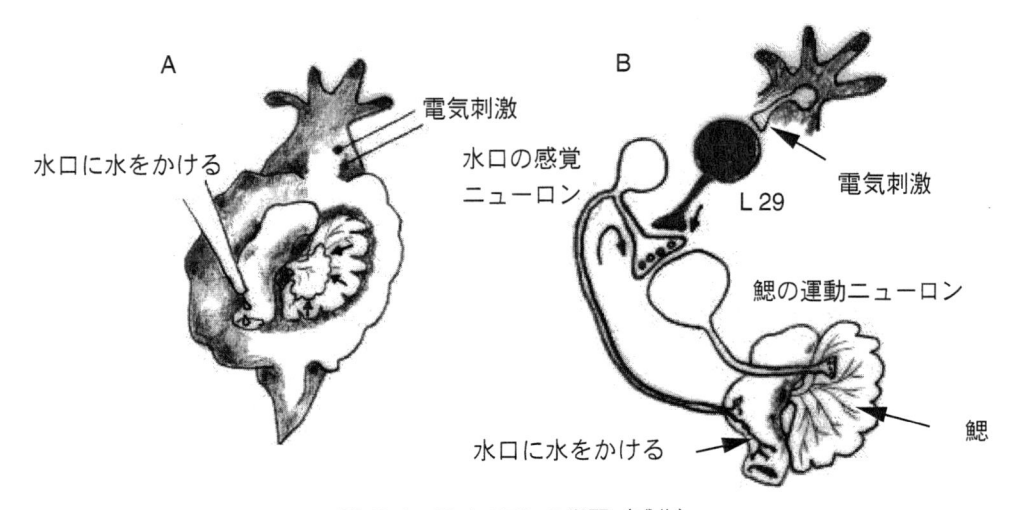

図 10-8 アメフラシの学習（感作）
A：アメフラシの水口に水をかけると同時に頭に電気刺激を与えると，やがて，電気刺激を与えるだけで鰓を引っ込めるようになる．これが感作（sensitization）である．B：感作の神経機構：頭部の電気刺激はL 29と呼ばれる介在ニューロンを興奮させる．このニューロンはセロトニンを伝達物質としており，水口感覚ニューロンが鰓の運動ニューロンに形成するシナプスの前部に作用して，神経伝達物質の遊離量を増大させる．

10-5 海馬における学習

海馬（hippocampus）（図10-9）が記憶に重要らしいことは，HMというてんかん患者の手術後の観察から特に注目され始めた．彼は全く新しい記憶が成立しなくなってしまったのである．特に時間空間に関する記憶がまったく残らない．「時間空間に関する記憶」は**「記述的記憶**（declarative memory）**」**であり，日常生活のほとんどの記憶がこのタイプになるので，その障害は大変な苦痛である．しかし，手術以前に覚えた人の顔，名前，言葉，場所などはほとんど影響を受けていないのである．NHKの番組「脳と心」でもやはり血流障害によって海馬が選択的に障害を受けたイギリスの青年の症例が示されていた．見たこと，聴いたことを数分間は覚えていられるが，その先には完全に忘れてしまう．この青年が自身の記憶の障害をアラーム時計と録音装置と併用し，さらに夜には1日の録音装置の記録をノートに書き込むという努力で克服しようとする姿は感動的であり，われわれの脳がいかにすごい記憶能力を持っているかを教えられた．

HMの症例が発表されたのと同じ頃（1975年）にLømoとBlissがおもしろい現象を見つけた．麻酔ウサギにおいて大脳皮質からの海馬への入力部位を刺激して，**海馬歯状回**において，**集合電位**（population potentials）を計測した実験である．彼らはこのシナプス経路において通常の強さの刺激を与えた時の集合電位の振幅が，強い刺激（100 Hz, 60秒；今から考えると強すぎる刺激）を与えた後，それ以前に与えていた刺激と同じ強さの刺激を与えたにも関わらず，数倍の振幅の集合電位が発生することを見い出した（図10-10）．集合電位はすでに3-8-1項でも述べたように，複数のニューロンの活動電位が加算された電位であり，振幅の大きさは活性化されたニューロンの数に対応する．したがって，それまでの刺激では反応していなかったニューロンが反応するようになったということであり，シナプスが強化されたと解釈できる．さらに重要なことは強化された反応が数時間から数週間も持続する点である．この現象は**長期増強現象**（long term potentiation；LTP）と呼ばれる．当時，神経生理学は電気生理学万能の時代であり，シナプス活動に関わるメカニズムはすべてミリ秒のレベルで解釈されていたので，解析が難しい不思議な現象として興味は持たれたものの，その解析の糸口が見つからなかった．

海馬における長期増強現象の解析の手がかりは，海馬**スライス標本**（slice preparation）の作製とそれを用いた電気生理学的，薬理学的および生化学的研究の境界的研究によって得られた．海馬を数百ミクロンの厚さに切り出しても，シナプス電位は計測できるし，さらに長期増強現象を再現することが山本長三郎によって示された（1978年）（図10-11）．この標本を用いれば，細胞外液の組成を変化させたり，薬物を与えたり，特定部位のニューロンに電極を刺入したりすることが簡単になる．この標本を用いた様々な研究の中で重要な発見がなされた．海馬のシナプス後ニューロンの細胞体にCa^{2+}のキレータであるEGTAを注入しておくと長期増強現象が生じなくなることである．この事実は長期増強を生じさせるに十分な刺激，すなわち興奮性神経伝達物質グルタミン酸の十分な遊離に伴って，細胞内のCa^{2+}濃度が上昇することが必須であることが明らかにされたことを示している．細胞内にはCa^{2+}で活性化される酵素が非常に多種多様に存在するので，細胞膜上および細胞内の機能分子が修飾され，その結果，可塑性が生ずると考えられるようになり，Ca^{2+}上昇と機能分子修飾の関係についての研究が進められた．

参考：海馬は図10-9に示すようにかなりの大きさを持った組織である．図10-11に示すようにその横断面にはどこを切っても同じような特徴的な細胞の配列が見られる．部位によってCA 1, CA 3, 歯状回などに区別されている．CA（アンモン回）は，Cornu Ammonis（Ammon's horn；Ammonはエジプトの太陽神）からきた名称である．

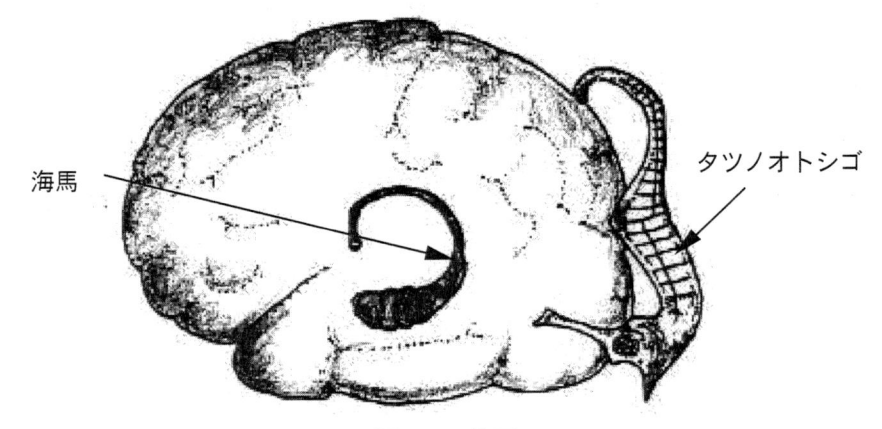

図 10-9 海馬
その形がタツノオトシゴ（sea horse：海馬）に似ていることから命名されたともいわれている．

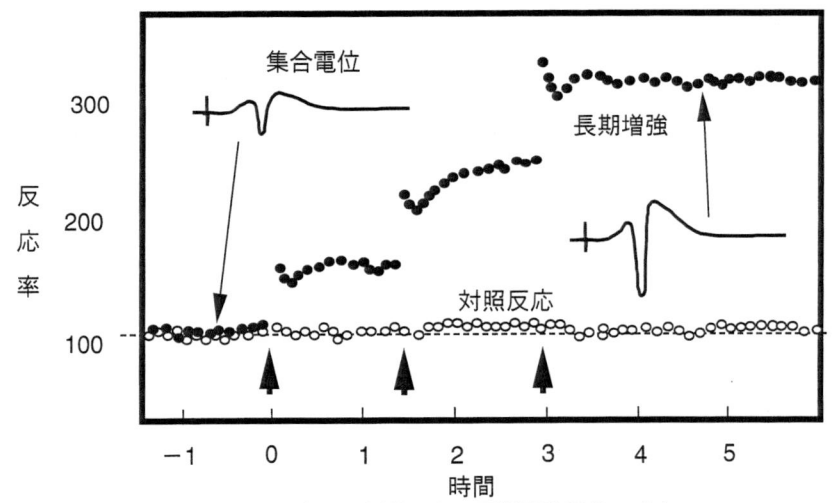

図 10-10 テタヌス刺激による長期増強現象の成立
矢印のところで短いテタヌス刺激（高頻度の刺激）を与えた後に集合電位の振幅は増大したままに保たれている．

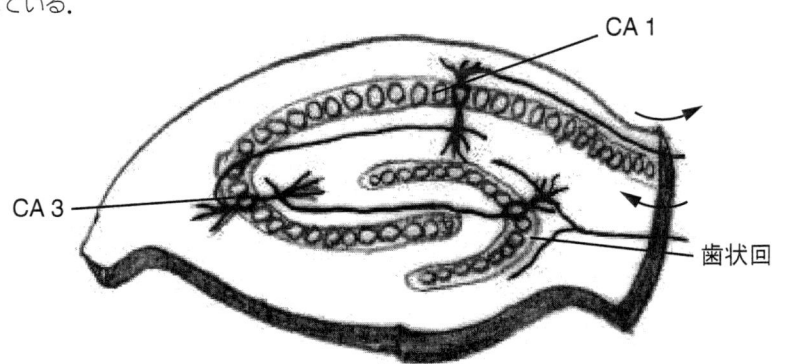

図 10-11 海馬スライス標本
ラット，マウス，モルモットの海馬を摘出し，厚さ 300 μm ほどのスライスにする．この標本では主要な回路は保たれているので，十分な酸素とグルコースを含む液中では数時間シナプス活動を観察することができる．

10-6　長期増強現象成立とグルタミン酸受容体

海馬においては，グルタミン酸が興奮性伝達物質として使われている．研究の初期にはグルタミン酸は脱分極を生じさせるから，**細胞内 Ca^{2+} 濃度は脱分極依存性 Ca^{2+} チャンネル**を介して当然生ずるものと考えられていた．どこかのシナプスで十分な興奮性シナプス電位が発生すれば，ニューロン全体の脱分極が生じ，その結果ニューロン上に形成されているどのシナプスにも等しく Ca^{2+} 流入が生ずることになる．このような仕組みでは個々のシナプスにおける可塑性現象を説明することはできない．強い入力が入ったシナプスのみに細胞内 Ca^{2+} 濃度の上昇が起きているはずである．

グルタミン酸受容体の活性化を介したニューロン内 Ca^{2+} 濃度の上昇については，3-8-2項でも述べたように，細胞内に容易に負荷することができる蛍光 Ca^{2+} 指示薬を用い，**顕微鏡画像処理法**で計測すると容易に解析できる．この方法で筆者は最初に海馬ニューロンがグルタミン酸刺激によって細胞内 Ca^{2+} 濃度を上昇させることを示した（1986年）．その後，グルタミン酸受容体のサブタイプの一つである N-methyl-D-aspartic acid（**NMDA**）**受容体**が Ca^{2+} 濃度上昇には重要であることが電気生理学的に明らかにされた．この NMDA 受容体は不思議な性質を持っていることが明らかにされた．ある程度脱分極しないとイオン透過性を発揮しないのである．**図 10-12** に示すように静止電位レベルでは NMDA 受容体のサブユニットに Mg^{2+} が結合してチャンネルを不活性状態にしている．Mg^{2+} による制御は膜電位がある程度脱分極すると解除され，NMDA 受容体連動イオンチャンネルが開口する．このチャンネルは Ca^{2+} を透過させるに十分な大きさがあり，第3章で述べたように，細胞内 Ca^{2+} 濃度は極端に低く保たれているので，このチャンネルを通って細胞内への Ca^{2+} の流入が生ずる．脱分極によっても細胞内 Ca^{2+} 濃度は上昇するが，NMDA 受容体を介した Ca^{2+} の流入はシナプス入力のある部分において選択的に生ずるために，局所的に極めて大きな Ca^{2+} 濃度の上昇が見込まれる．このことが特定のシナプスにおいて選択的に可塑性現象が生ずることの原因の一つと考えられる．

10-7　長期増強現象の成立の初期過程

神経細胞内には流入した Ca^{2+} によって活性化される酵素が数多く存在するが，短期に急速に機能分子を修飾できる酵素としてはリン酸化酵素（キナーゼ）が最も有力な候補である．これまでの薬理学的，生化学的，分子生物学的研究により，特に**カルモデュリン依存性キナーゼ（CaMKII），cAMP 依存性キナーゼ（PKA），プロテインキナーゼ C（PKC）**による **AMPA 受容体**などの機能分子のリン酸化が重要であると示唆されている．グルタミン酸によるシナプス伝達には AMPA 型受容体の活性化によるシナプス電位の発生が必要であるので，リン酸化により AMPA 受容体の開口が容易になったり，開口時間が長くなったりすることが，長期増強現象の初期過程と考えられるようになっている．

長期増強現象がすべてシナプス後の変化だけに依存するわけではなく，伝達物質の遊離量が増加しているとの報告もある．そのため，シナプス後で Ca^{2+} 上昇に伴って生じた逆行性伝達物質の存在が示唆されている．**一酸化窒素（NO），一酸化炭素（CO），アラキドン酸**などがその候補としてあげられている．

参考：5-1節で述べたようにグルタミン酸受容体サブタイプのうち，通常興奮性シナプス電位発生に関わるグルタミン酸受容体は AMPA 型であり，その活性化により Na^+ の流入が生ずる．それに対して，NMDA 受容体は十分な脱分極後 Ca^{2+} の流入に関与するが，シナプス電位の発生には大きな寄与はしていない．

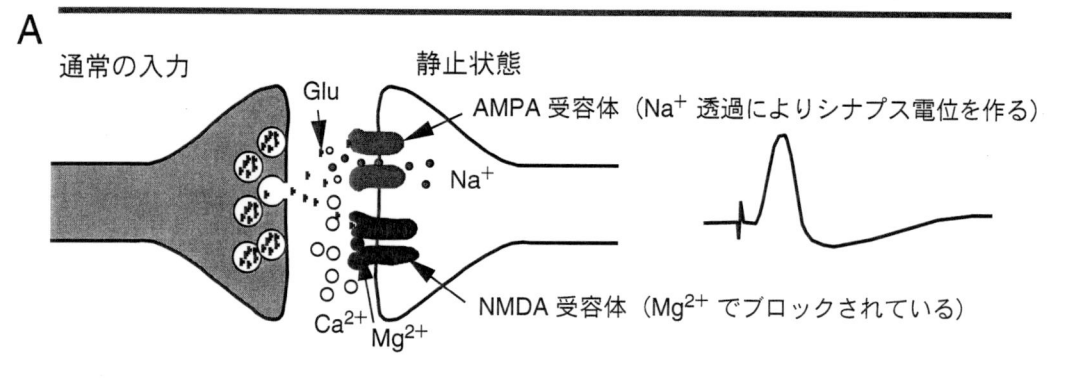

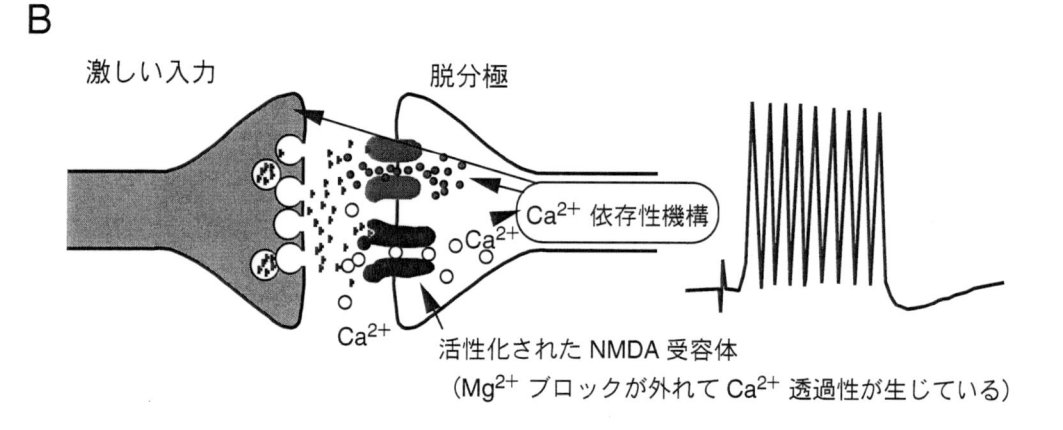

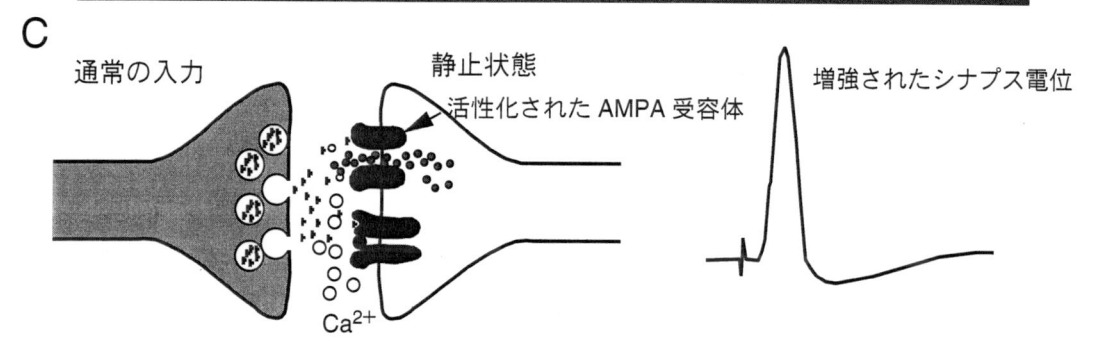

図 10-12 強い刺激によって長期増強現象が発現するメカニズム

A：強い刺激前の状態．通常のシナプス前の入力によって遊離されたグルタミン酸（Glu）はAMPAおよびNMDA酸受容体に結合するが，NMDA受容体はMg^{2+}でブロックされており，イオン透過性を発揮できない．B：テタヌス刺激（強い連続刺激）によってシナプス後膜が十分脱分極するとNMDAのMg^{2+}ブロックが外れてCa^{2+}に対する透過性が生ずる．その結果，シナプス後神経細胞内に存在するタンパク質リン酸化機構などの様々なCa^{2+}依存性調節機構が活性化される．C：再びシナプス後神経細胞が静止状態に戻ると，NMDA受容体は不活性状態に戻るが，AMPA受容体は活性化されたままになり，シナプス電位は長期間増強された状態に保たれる．

10-8 長期増強現象の持続機構

機能分子の**リン酸化**は急速であり，早い機能修飾には有利であるが，やがて脱リン酸化される．リン酸化だけで**長期増強現象**を数時間から数日間も維持することは不可能である．とりあえず，強化したシナプス伝達をさらに維持するためには，次のステップが必要である．先にも述べたように記憶の固定にはタンパク質の新生が必要らしい．これはタンパク質合成を阻害すると記憶の固定ができないことから類推されている．実際にどのようなタンパク質の新生が必要なのかについてはまだ結論には至っていないが，長期増強現象を生じさせた海馬のシナプスの形態が変化していることが電子顕微鏡や最近開発された**二光子励起法**（two photon excitation）による生きたシナプスのダイナミックな形態の解析によって明らかにされている．形態変化までが生ずるとしたらタンパク質レベルでもかなり大きな変化が生じているものと考えられる．

最近では"**サイレントシナプス**（silent synapse）"と呼ばれ，**NMDA 受容体**しか持たず，シナプス電位が発生しないシナプスに十分な刺激が加わると，細胞内の Ca^{2+} 濃度の上昇を介して，伝達に関わるグルタミン酸シナプスにおける，**AMPA 受容体**のシナプスへの組み込みが促進されることが示されている．この機構によれば，ニューロンにとりあえず形成されているシナプスが十分な刺激を受けることにより，強化されるメカニズムが非常によく理解できる（図10-13）．

長期増強現象の成立機構の解析は現在も精力的に進められ，全貌が明らかにされつつあるが，最初に考えられたように単純な機構ではなく，複数の経路があるいは直列的にあるいは並列的に関係を持ちながら活性化されるものであるらしく，本質的な解決にはまだ時間がかかりそうである．

10-9 海馬は記憶の座ではない

長期増強現象は海馬の三つのシナプスのどの部位でも観察され，非常に再現性の高いものであることが明らかにされた．長期増強現象が記憶に最も強く関わっている海馬に顕著に見られたことから，海馬こそ**記憶の座**ではないかと考えられたが，海馬を切除した後も古い記憶は残っており，読み出せるので，記憶の座とは考えられない．しかし，海馬は記憶すべき事柄を整理して，記憶すべき場所にファイルする役割をしているのではないかと考えられている．しかし，海馬のシナプスに見られた長期増強現象やその逆の**長期抑圧現象**は最終的な記憶の座と考えられる大脳皮質や小脳にも見られるので，海馬において記憶の素過程としての可塑性現象を研究することは的はずれではない．

10-10 海馬が関わる記憶学習の研究

海馬は空間的，時間的な記憶に関わるとされており，ここを使う記憶学習の実験には図10-14に示したような装置（**八方迷路学習，水迷路学習**）が使われる．ラットやマウスはこれらの装置のおかれた研究室の空間的な情報を手がかりとして，進むべき方向や泳ぎ着くべきプラットホームをみごとに学習する．海馬に損傷を与えたり，グルタミン酸受容体を阻害したりすることで，これらの記憶学習の成立が阻害されることが検証できる．電気生理学的，薬理学的，生化学的，分子生物学的研究により長期増強現象や学習記憶の成立に関わる要因が発見された場合には，このような個体レベルでの研究において確認することが求められる．

参考：海馬は記憶の座ではない．しかし，特定の場所で学習させたラットやサルの海馬に電極を刺入し，単一ニューロンの発火を記録する研究によって，これらの動物の海馬には学習した空間のうちの特定の「場」に位置すると発火するニューロンがあることが明らかにされている．このニューロンは place neuron と呼ばれている．海馬には「場」を記憶する能力があることを示すものである．

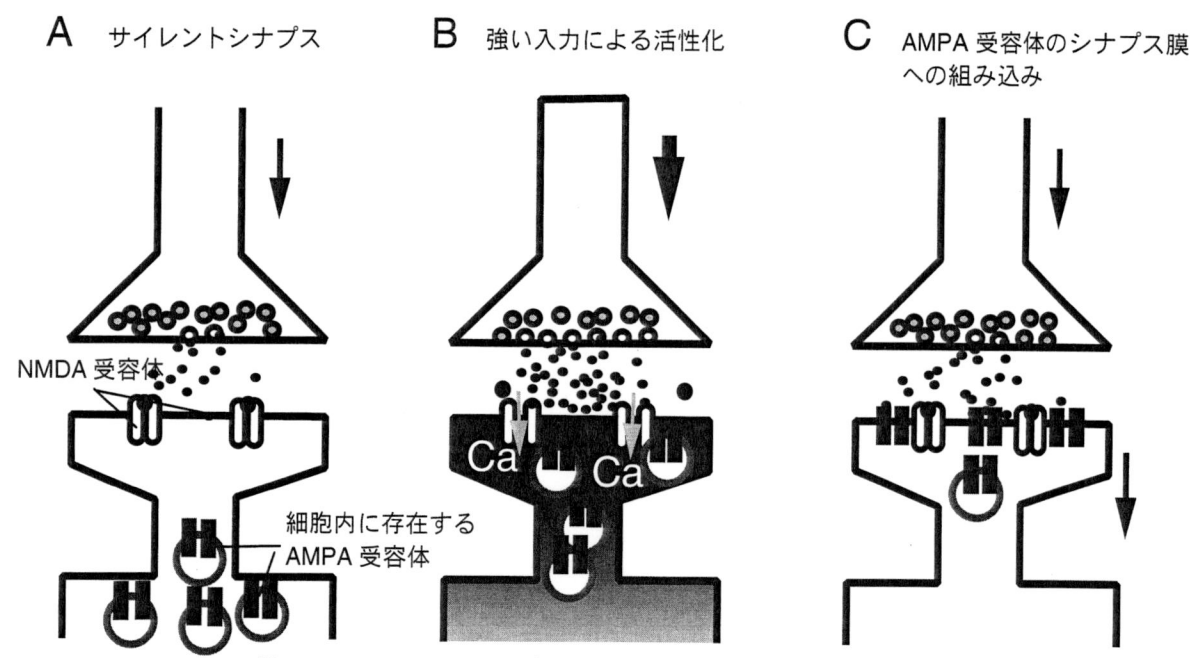

図10-13 サイレントシナプスが機能的シナプスに移行するメカニズム
A：サイレントシナプスにはNMDA受容体のみが発現しているので，通常のシナプス入力によっては開口できない．B：強い入力があると十分なグルタミン酸が遊離され，NMDAが開口してカルシウム流入を促す．その結果，細胞内のカルシウム依存性機構が活性化され，細胞内に分布しているAMPA受容体のシナプス膜への融合を促進する．その結果，このシナプスは通常の入力にも反応するようになる．

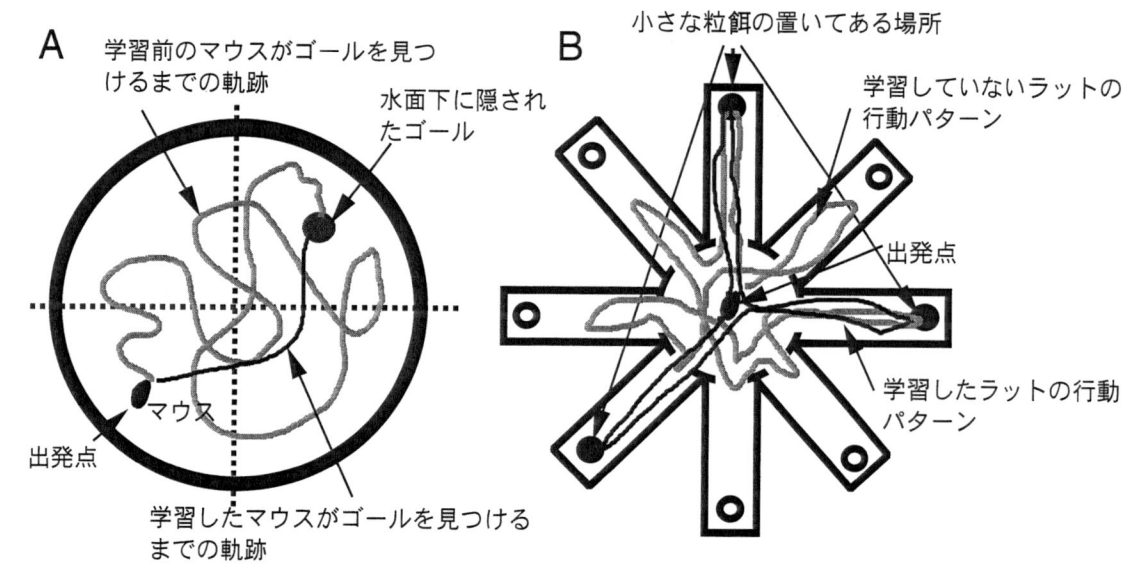

図10-14 学習行動測定装置の例
A：モリスの水迷路：プールの右上に泳いでいるマウスには見えないゴールがある．出発地点からマウスはプール内を泳ぎ，やがてゴールを発見する．これを繰り返しているうちにゴールの位置を覚えて，ほとんど直線的にゴールに泳ぎ着くようになる．B：八方迷路：八方にある回廊のうち，たとえば3か所だけに餌を入れておく（餌の場所はラットごとにいつも同じにする），ラットは最初はすべての回廊を動き回って，餌を発見するが，学習すると無駄なく3個の餌をゲットするようになる．

10-11 小脳における学習

　小脳には大きな**プルキンエ細胞**(Purkinje cell)が存在し，これが小脳からの唯一の出力である（6-7節参照）．しかも，プルキンエ細胞は抑制性伝達物質，GABAを遊離する純然たる抑制性ニューロンである．このプルキンエ細胞には二つの経路からの入力がある．一つは，**下オリーブ核**(inferior olive)から発した**登上神経線維**(climing fiber)であり，これは運動の間違いの情報を運ぶ神経線維であることが明らかにされている．この神経はプルキンエ細胞にぐるぐると巻き付き，数百から数千のシナプスを作る．一方，大脳皮質からの情報を受けた網様体のニューロンから発した**苔状神経線維**(mossy fiber)が小脳顆粒細胞にシナプスを作る．**顆粒細胞**(granule cell)からの出力は，上行し，プルキンエ細胞のシナプス層で両側に分かれて，シナプスを作りながら走る．これは**平行線維**(parallel fiber)と呼ばれ，プルキンエ細胞の極めて限られた部位にシナプスを作る（図6-18参照）．登上線維からの入力はシナプスの多さから考えても，プルキンエ細胞に大きな脱分極を生じさせることができる．このために登上線維を介した入力はプルキンエ細胞の樹状突起にCa^{2+}依存性のスパイク電位を発生させ，細胞内Ca^{2+}濃度を上昇させる．一方，平行線維はグルタミン酸を伝達物質として，プルキンエ細胞のスパインに分布するAMPA受容体を活性化して，興奮性シナプス電位を発生する．

　ところが，プルキンエ細胞に登上線維入力と平行線維入力とが同時に加えられると，平行線維を介したシナプスの伝達効率が低下してしまうのである．しかも，この現象は海馬の長期増強現象のように非常に長時間持続するのである．これが**長期抑圧現象**(long term depression; LTD)である（図10-15）．小脳は抑制性ニューロンであるから，その抑圧はその支配部位を興奮させることになる．

　一つのプルキンエ細胞に，たった1個の登上線維の入力と数万にも及ぶ平行線維の入力が収束していることはすでにCajalの観察で指摘されていた（図1-11参照）．1970年代初期にJames Albusはこのような神経回路が運動学習に関与している可能性を指摘した．すなわち，登上線維はエラー信号をプルキンエに伝え（この運動は間違っていたと伝える），この信号は平行神経線維からのプルキンエへの入力を抑制するはずであるという仮説である．しかし，この仮説はそれより2年も前にDavid Marrが予言していたものと同じであった．現在，この仮説は「**Marr-Albusの運動学習学説**」と呼ばれている．残念ながらMarrはその考え方を実証する前に亡くなってしまった．この予言をLTDという形で実証したのが伊藤正男である．

　現象として捉えられたLTDの発現機構に関してはその後，精力的に解析されてきた．現在，まだ完全に解明されているわけではないが，これまでの証拠から，様々な因子が絡み合う複雑な仕組みであると考えられている．登上線維からの脱分極によるCa^{2+}の流入と，平行線維からのAMPA受容体とG-タンパク質を介した信号によって，PKCが活性化されることにより，AMPA受容体のリン酸化が生ずることが，AMPA受容体の開口の程度を抑制するというものである．この過程にはその他，**一酸化窒素**(NO)を介した調節や，脱リン酸化過程などが関与していることが指摘されている．

　図10-11に示すようにこの長期抑圧現象発現過程とアメフラシの古典的な条件付けの過程とがよく似ていることは非常に興味深いところである．

参考：小脳は，運動に関する記憶の中枢である．「技の記憶」の場であり，自転車に乗れるようになる，編み物ができるようになるなどのほか，ドアを開ける，釘を打つなどの日常の生活における様々な運動の円滑さは小脳の記憶機能による．しかし，この運動機能も小脳がすべてを請け負っているわけではなく，大脳基底核，大脳皮質も関与している．

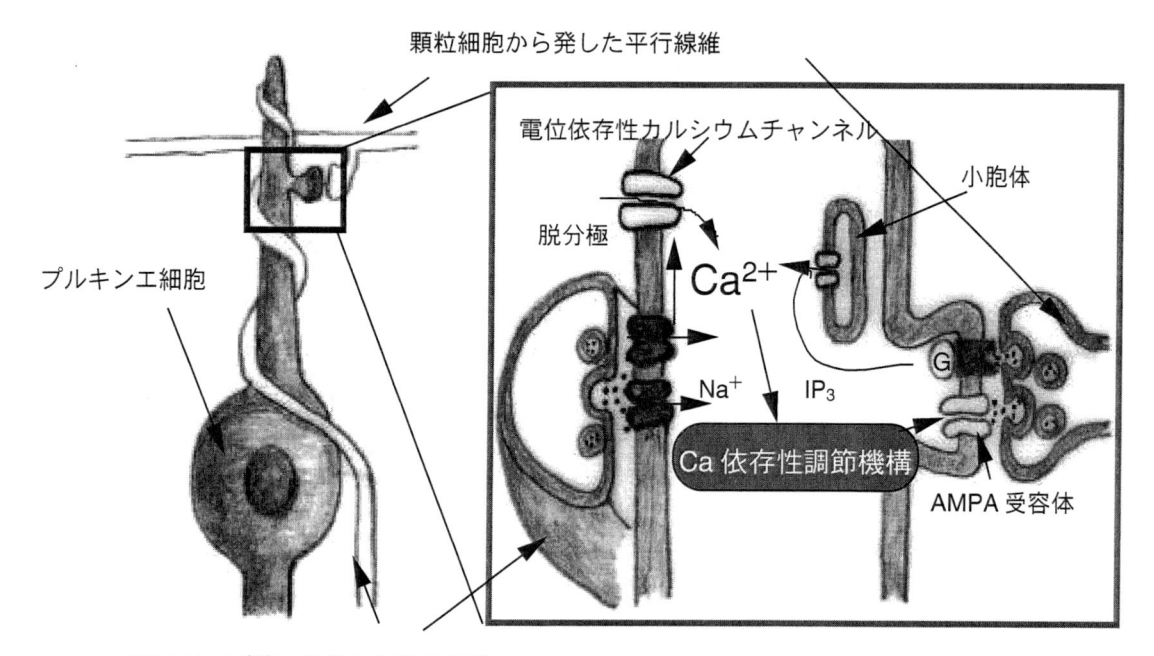

図 10-15 小脳における長期抑圧現象の発現機構

プルキンエ細胞の樹状突起には多数の顆粒細胞から発した平行線維が数多くのシナプスを作っている．一方，一つのプルキンエ細胞は1個の下オリーブ神経から発した登上線維が全体に絡み付いている．この両方が同時に入力されると，長期抑圧現象が成立する．右図はそのメカニズムの一部を模式的に示した．登上線維による脱分極と平行線維による G-タンパク質連動機構（G）によって生成されたイノシトール三リン酸（IP_3）によって細胞内に増大した Ca^{2+} によって，AMPA受容体をリン酸化調節する機構が活性化されるものと考えられている．

10-12 健忘症（図10-16）

よく，小説や映画のテーマに「ここはどこ？」「私は誰？」という記憶喪失の人の話がある．こんなに激しい記憶喪失はそんなにはないが，頭を強くぶつけた時とか，激しく酔っぱらった時，脳卒中の後遺症などでは短期の健忘症（Amnesia）がしばしば見られる．たとえば脳障害を受けた時には二つのタイプの健忘症が見られる．

最も多いのが，**逆行性健忘症**（retrograde amnesia）であり，このタイプでは脳障害を受けた時から数分から数時間にわたっての記憶が消失する．これは，記憶の固定に時間がかかることの証拠とされている．たとえば，ラットに一定の学習をさせる前後の一定期間にタンパク質合成阻害薬を投与すると，その学習が固定されないことは実験的にも示されている．一方，悲惨な健忘症が**順行性健忘症**（anterograde amnesia）である．この場合は，脳障害を受ける前のことは覚えているが，その後の記憶が成立しにくくなってしまうタイプのものである．先に述べたHMの症例などのこの種の健忘症患者は少なくない．海馬の損傷ではいつどこで何をしたかという記憶（記述的，認知的記憶，declarative memory）に障害が生ずるが，ドアの開け方や編み物の仕方などの手続き記憶（procedual memory）には傷害はない．

10-13 記憶研究の今後

これまでに述べてきたように記憶の素過程としてのシナプス可塑性を研究するには海馬に見られるLTPや，小脳に見られるLTDは極めて好都合である．しかし，これらの現象だけを解析しても最終的な記憶学習のメカニズムまでを明らかにすることはできない．実際に記憶や学習と認められる行動との対応が必要である．そのため先にも述べたように様々な**記憶学習行動実験**が考案されており，LTPやLTDの成立と行動上の記憶学習成立との平行性が解析されている．しかし，これらにしても記憶学習機構の解析に直接的に迫る物とはいいがたい．また，ヒトにおける記憶学習という現象があまりにも多様であるために，下等哺乳動物では解析しきれない部分もある．現在の記憶研究はサルなどの霊長類の脳に **functional MRI（fMRI）** を適用し，脳機能を実時間で計測しながら，様々な記憶の過程に脳のどの部位が機能しているかを解析している．しかし，この方法でも記憶成立に脳のどの部位が関わっているかということは解析できるが，実際にシナプスレベルでどのような変化が生じているかを解析することはできない．

LTPやLTDの研究によって，細胞内のどのような分子がシナプス可塑性に関わるかについての情報が得られることは確かである．その分子の関与をより深く知るために，特定な機能分子の阻害薬を使う神経薬理学的研究も重要な方法である．しかし，最近，たとえば**ジーンターゲッティング**（gene targeting）のように遺伝子操作する方法により行動と特定分子を一気に結びつける試みもなされている．たとえばCaMKIIの遺伝子をノックアウトする試みがなされ，その動物（マウス）では，学習能力が悪くなり，LTPも起きなくなっているという報告もなされた（利根川進）．この実験には多くの問題点があるものの，利根川が投げかけた新しい研究方法は記憶研究の新しい分野を作り始めている．

記憶のメカニズムの解析には動物の行動，脳の電気的活動，シナプスの形態変化，機能分子動態，その分子を支える遺伝子の動態などのすべての研究が必要なのである．

A　逆行性健忘症

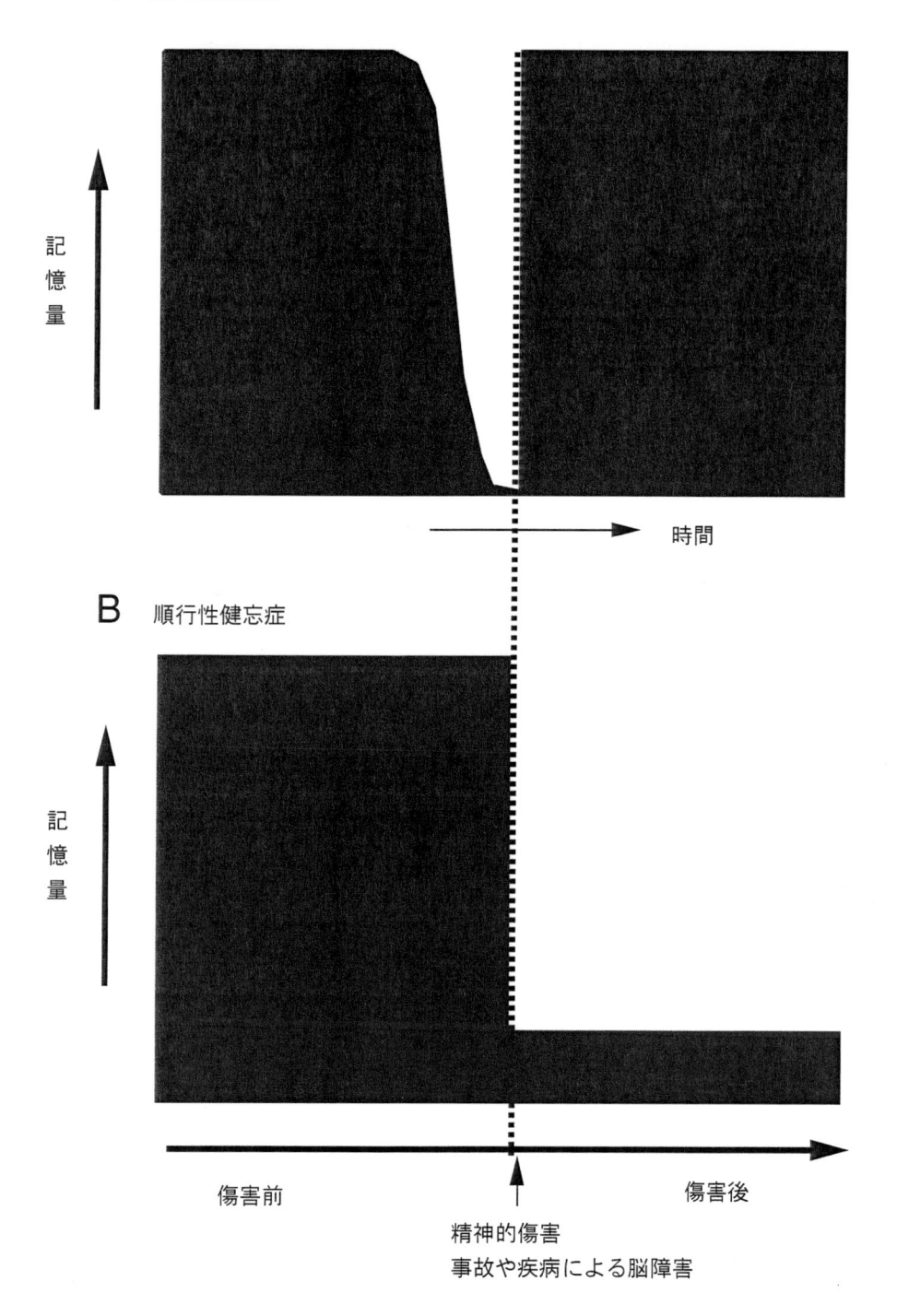

記憶量

時間

B　順行性健忘症

記憶量

傷害前　　　　　　　　　　　　傷害後

精神的傷害
事故や疾病による脳障害

図 10-16　健忘症
A：傷害を受ける前の記憶を失う「逆行性健忘症」は事故や脳梗塞などの脳障害を起こした場合に見られる．B：傷害を受けた後，新しい記憶ができなくなる「順行性健忘症」は海馬の傷害など重篤な脳障害の場合に見られる．

11. 情動の神経機構

　喜怒哀楽や恐怖，嫌悪といった感情の動きは顔の様子でわかる．「**表情**」は文字通り，感情の表れを示す言葉である．実際に，ものすごく怒っている状態を想像してみよう．顔面は蒼白になったり，真っ赤になったり，目や眉がつり上がったりといった典型的な怒りの表情になる．その他に，心臓の拍動は高まり，口の中はからからに渇き，時には手足が震える．**情動**（emotion）はこのような生理的な変化を伴う感情の変化を表す心理学的用語である．

11-1　情動発現の学説

　喜び，悲しみ，恐怖，嫌悪などの情動がどのようにして発現するかについてはこれまでに様々な論争がなされてきた．たとえば，19世紀末にWilliam Jamesによって提唱され，Carl Langeによって修正された"**James-Lange**"**学説**によれば，外部からの刺激を受けた時，情動に関わる様々な生理学的な変化が生じ，その結果，脳に記憶されている経験的な情動が引き起こされるという．これによると，情動は表情や生理的変化が引き起こすことになる．逆のような気がするが，たとえば怒っている時に，顔の筋肉のひきつりや心臓の拍動の高まりなどを正常に戻しても同じように怒りを続けることは難しいことから考えると，なるほどとうなずけるところもある．しかし，その後に，Walter Cannonによって提唱され，Philip Bardに修正された"**Cannon-Bard**"**学説**はまったく逆に情動の発現を解釈している．すなわち，外部からの刺激はまず脳に記憶された情動の経験を呼び起こし，その結果，生理的な変化が生ずるという考え方である．そのほかにも情動発現のメカニズムに関する心理学的学説は多く提唱されているが，いずれも決定的ではない．これらの本質的解釈には情動の神経機構の解明が必要である（図11-1）．

11-2　情動の神経機構

　情動の神経機構が完全に解明されているわけではない．しかし，入力としての感覚から，出力としての行動や表情の変化までに関わる神経回路についてはかなり解明されてきている．様々な情動は脳のいろいろな部位から産み出されているが，最終的には同じ部位に集まってくる．

11-2-1　情動の中枢としての辺縁系皮質

　情動に関わるシステムは**辺縁系**（lymbic system）と呼ばれる部分と**大脳皮質**（前頭葉皮質）にあることが突き止められているが，これまで学んできた視覚や聴覚などに関わるシステムとはかなり異なっている．辺縁系の存在を見い出したのは言語野の発見でも有名なPaul Brocaである．彼は哺乳動物の脳を比較して，大脳皮質とは明瞭に異なった部分が存在することに気づいた．この部分は大脳皮質との境界に存在するという意味で，辺縁系と呼ばれている．主な部位は脳梁を覆うように存在する**帯状回**（cingulate gyrus）であり，これは脳梁の後部まで伸びて側頭葉の内側で海馬につながっている（図11-2）．Brocaの報告にはこの部位が情動に関わっているとは述べられてはいない．しかし，この部位こそが情動システムの中心であることが明らかにされることになる．

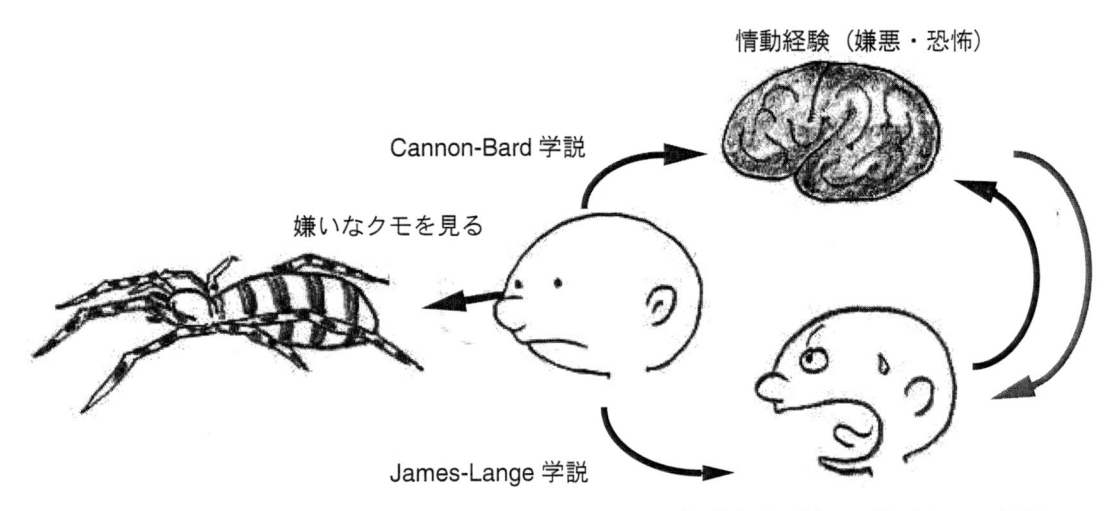

図 11-1　情動発現の学説
James-Lange学説では刺激が情動に関わる生理的な変化が生じ，その結果脳に記憶されている経験的な情動が引き出されると考える．Cannon-Bard学説では刺激がまず脳に記憶された情動の経験が呼び起こされ，その結果，生理的な情動表現が生ずると考える．

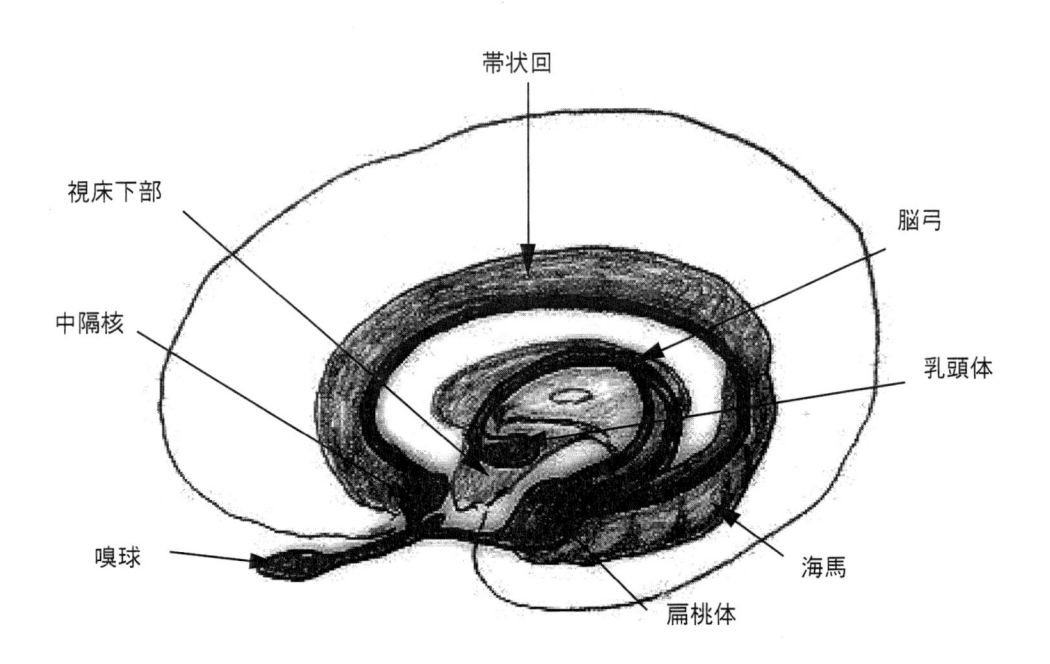

図 11-2　大脳辺縁系の構造

11-2-2　ペーペズ (Papez) 回路

20世紀の初めまでは臨床的な知見から情動の発現と辺縁系皮質の関係が示唆されてきた．そして，James Papez が情動システムは大脳皮質と視床下部の間に位置して，大脳皮質と視床下部を連動させている部位（辺縁系）にあると提唱する．彼は図 11-3 に示すように，情動経験は帯状回にあり，そこから海馬に送られ，海馬から視床下部に至って自律神経系を介した様々な情動表現が生ずる，さらに，視床前側を介して，再び帯状回に戻る回路（**ペーペズ回路**）を形成していると考えた．帯状回の上位に位置する新皮質は情動の詳細を決定する部位であり，帯状回との間で両方向性の回路を形成していると考えたのである．このような考え方は海馬ニューロンが狂犬病ウイルスにおかされると，恐怖や攻撃性が著しく高まることや，前頭葉皮質に傷害を受けると情動表現がなくなってしまうこと，視床前側の傷害が生ずると，理由もなく笑う，泣くなどの情動変化が生じてしまうことなどを根拠として提唱された．

11-2-3　情動の発達

哺乳動物の脳は最も古い爬虫類の脳，その上に古い哺乳動物の脳（辺縁系皮質）そして新しい哺乳動物の脳の三つの主な部位に分けられる（Paul MacLean による分類）．爬虫類の脳では決まった行動しかできないのに対して，古い脳である辺縁系の発達によって情動の原型が現れ，さらに新しい脳が付け加わられてさらに複雑な情動表現ができるようになってくると考えられる．実際，大脳皮質の発達が情動表現を非常に複雑な形にしている．脳に鉄梃子が刺さった Phineas Gage の症状や，**前頭葉ロボトミー** (lobotomy) と呼ばれる手術後の情動の低下も高位脳と情動発現の関係を示す例としてあげられる（図 11-4）．

11-3　情動発現に関わる脳部位の複雑さ

情動表現は様々であり，それらがすべて同じ脳部位が起点になっているとは考えにくい．辺縁系が情動システムの中心であるとしても，恐れや不安，怒りや攻撃性などの発現には異なった部位が関わると考えられる．

11-3-1　恐れと不安に関わる脳部位，扁桃核

扁桃核 (amygdala) は側頭葉の内側に位置する海馬の先端にあるアーモンドのような形をした組織である．これを左右両側とも切断すると，情動の起伏がなくなり，特に恐怖を感じなくなり，攻撃性もなくなってしまう．たとえば，ヤマネコのようなどう猛な動物でも，この手術によって普通のネコのようにおとなしくなる．ヒトでは扁桃核除去手術を受けた場合，知能や記憶には問題はなかったが，他の人の情動を感じ取ることができず，また，怒りや恐怖の感情がなくなったという症例が報告されている．

11-3-2　怒りと攻撃性に関わる脳部位，視床下部

古い実験で，ネコやイヌの大脳皮質を取り除くという実験が行われた．その結果，これらの動物はごくわずかな刺激に対して激しい怒りを表現するようになる．しかし，攻撃性はほとんどないので「**偽の怒り** (sham rage)」と呼ばれた．しかし，大脳皮質を全部取り除くことは，他の脳部位との連絡に大きな傷害を及ぼす．さらに詳細な破壊実験から，**視床下部** (hypothalamus) の前側部が傷害されると同じ症状が生ずることが判明した．しかし，この部位を電気刺激することによって確認しようとした実験では，電極の位置によって様々な情動反応が生じてしまい，単純な結論を引き出すことができなかった．しかし，この部位が恐怖や怒りを含む様々な情動に関わっていることを証明することはできた．

参考：Phineas Gage の不幸な事件：Phineas Gage は工事の現場監督を務める，勤勉で計画性があり，人間性の豊かな男であった．ある日彼は工事現場の爆発事故に巻き込まれ，図 11-4 に示すように 1.3 m もある金梃子が彼の顎の下から脳の前頭葉を貫いたのである．幸い，Gage は一命をとりとめたが，その後の Gage は無気力になり，計画性もなく，人間性に乏しい人物になってしまった．前頭葉が人間らしさの発現に関わっていることを示す症例の一つである．

11. 情動の神経機構　131

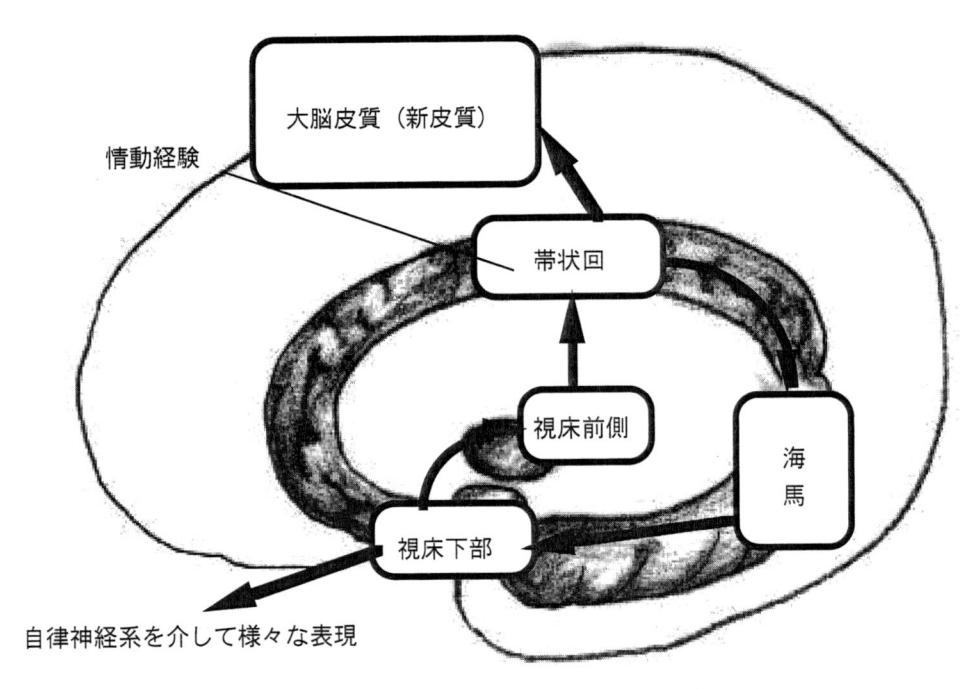

図 11-3 ペーペズ（Papez）回路

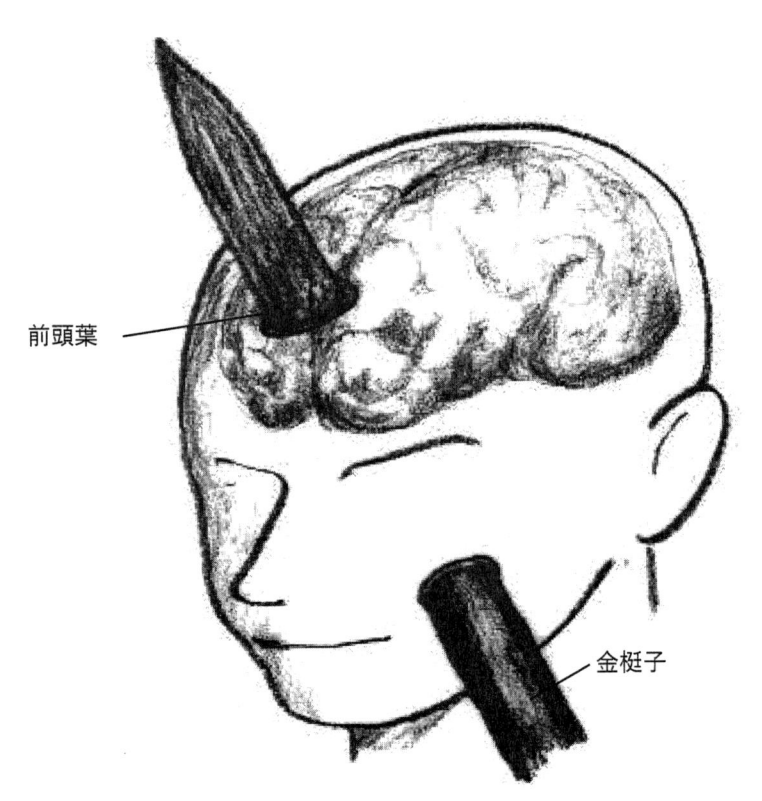

図 11-4 前頭葉に鉄の金梃子が刺さった Phineas Gage はその後，喜怒哀楽の情動が非常に乏しくなった．

12. 心

「心とは何か」という問いは古今東西の哲学者の知的意欲を駆り立て，また悩ませてきた．確かにこれほど魅力的ではあるが困難な命題もほかにはない．これまで学んできた脳機能をもとに心について考えてみよう．もちろん，心の解釈は一様ではない．ここで述べる心の解釈は筆者の解釈であるので，これを読んで簡単に納得しないで自分なりの解釈を試みてほしい．

12-1 「心」解釈の歴史

すでに第1章で述べた脳研究の歴史に戻って，心がどのように解釈されてきたかを振り返ってみよう．しばしば脳と「心」の哲学的解釈の始祖としてデカルト（Rene Descartes：1596-1650）の名前があげられる．彼は左右一対になっている脳組織の中で**松果体**（pineal gland）だけが1個しかないこと，さらに彼が精気と考えていた髄液に囲まれていることに注目して，松果体こそが精気を送り出す中心であるとしている（図1-7参照）．しかし，松果体がそれほどのものではないことは彼の時代からはるかに1500年も遡ったガレン（Galen：130-200）の書の中に明快に述べられている．また，デカルトより100年も前にヴェサリウス（Andreas Vesalius：1514-1564）は，「心」を持っていないと考えられていたヒツジなどの動物の方が大きな松果体を持っていることを指摘して，「心」と松果体の関係を否定している．これだけを見るとデカルトによる脳機能の洞察は大したことはないように思える．しかし，デカルトが脳研究の歴史でその地位を確保したのは，脳を**反射機械**（reflexive machine）と考えたことにある．ルネッサンス前後には脳機能と心の解釈が盛んに行われた．このころのデカルトをはじめとする哲学者の考えは精神と物質は別物である**二元論**に立っており，精神のもとである精気は神経のパイプ（バルブがついていると考えられていた）を使って全身に供給されるものと解釈している．当時の彼らにとって解剖学的に解釈できる脳は脳室であり，一塊の精気の入れ物なのである．彼らの洞察力がいかに高くとも，当時のマクロ解剖学的情報から脳機能を見破ることは不可能であった．彼らは脳が神経単位が織りなすネットワークの塊であるなどとは思いもつかなかったのは当然で，二元論でも持ち込まなければとても「心」の説明はできなかった（図12-1）．

脳の本格的な研究が始まるのは19世紀末からである．第一次世界大戦の後では脳に外傷を受けた患者の研究から脳の実体は少しずつ明らかにされ，運動機能や感覚機能に加えて，心も外傷によって大きく変化することを知り，脳が**心の座**であることを改めて認識することになる．しかし，脳が神経細胞から成り立つ複雑な情報処理装置であるとの認識が定着したのはそれほど古い話ではない．そして，脳研究は1980年代から世界各国で急速に進められ，この20年足らずの間に蓄積されてきた知識は膨大なものである．定量化こそできないが，それ以前の脳に関する知識の何十倍にも達している．このような現状を見ると「心」のメカニズムの解明もそれほど先のことではなさそうだと思える．

参考：ノーベル賞受賞者の神経生理学者のJ. C. Ecclesや著名な脳外科学者のW. Penfieldは脳研究者としての名声を博した研究者であるが，晩年は心身二元説に傾いている．彼らほどの人たちがなぜという思いはあるものの，われわれよりはるかに高次元で脳機能の驚くべき深遠さに触れた時に単純な一元論での心の解釈に疑問を持ち始めたとしても，不思議ではないようにも思う．

現象

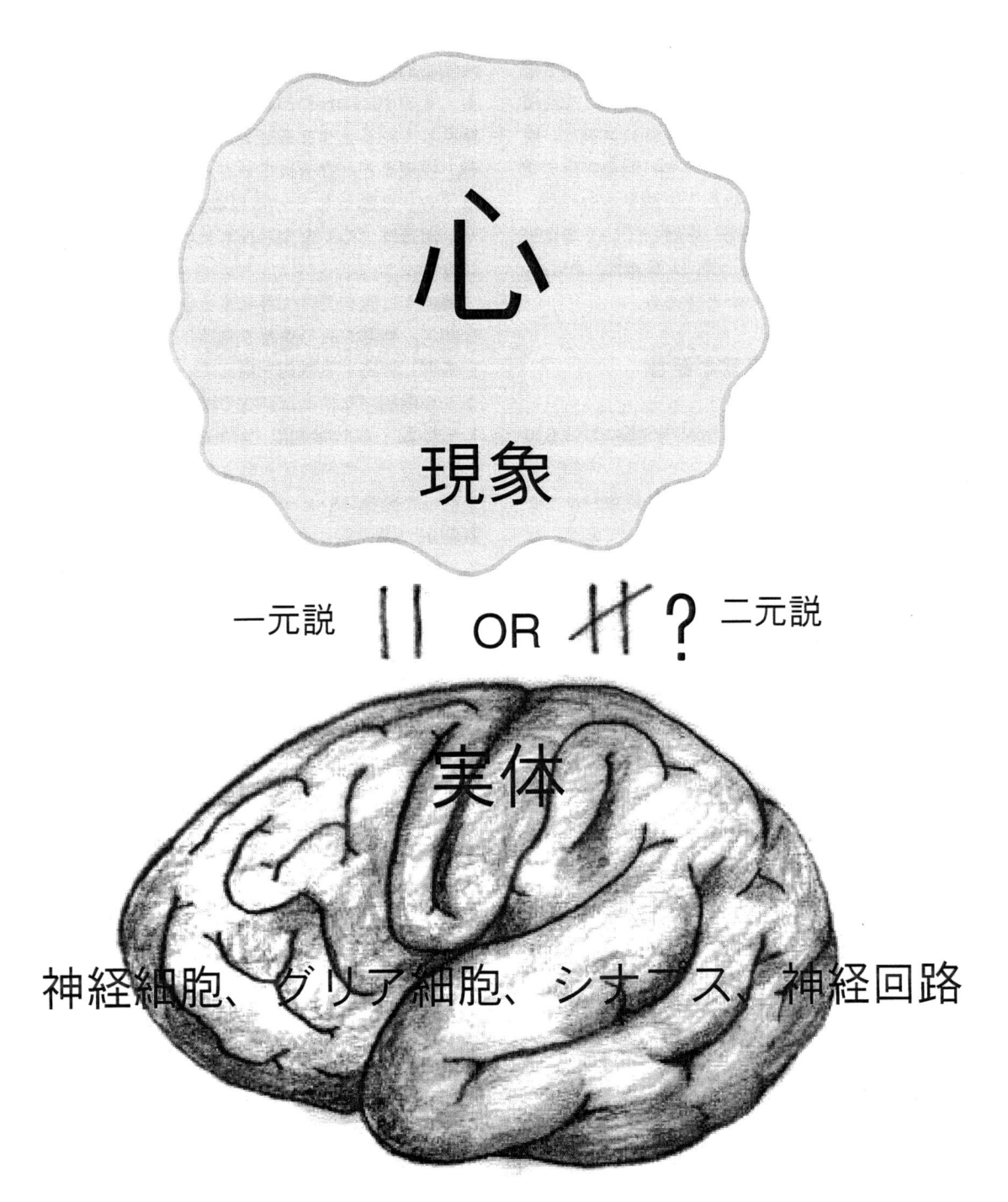

心

一元説 = OR ≠ ? 二元説

実体

神経細胞、グリア細胞、シナプス、神経回路

図 12-1　心は脳機能の結果である？

12-2　心の基本としての感覚情報

　地球上に生活するわれわれは外界からの光を感受し，音を聴き，味わい，匂いを感じそして皮膚で触れる．このような入力情報は時には快く，時には不快である．その基準は自身の歴史の中で蓄えられた記憶にある．地球上で生活するものが，様々な情報に対処して記憶し学習していく中に生まれてくる快不快の感情（第11章参照）が心の最も基本的な形ではないかと考える．

12-3　感覚と記憶

　感覚器は外部環境からまた体の内部における量的質的情報を**電気的信号**（インパルス）の頻度形に置き換えて脳に送り込む．その神経信号がたどり着くべき大脳皮質の部位が特定されており，感覚情報を特定の感覚と知覚するのはたどり着いた先の大脳の感覚領においてである．指先が痛いとか背中がかゆいなどという体性感覚情報もすべて情報が行き着いたその部位に相当する感覚領で処理された結果であり，これは**「感覚の投射」**と呼ばれる現象である．当然のように思いながらもよく考えると，不思議な現象である．事故などで指を失ったヒトがないはずの指先がかゆいと感ずるのは，指の実体はなくてもその部分の感覚に関わる脳は残されているからである．脳の機能はこれらの感覚器官によって，刻々と送られてくる情報の上に成り立っており，広義ではこれらの**特殊感覚器**ばかりではなく**末梢感覚器**もすべて脳の一部と見なすべきである．逆に感覚器が正常でも，対応する皮質に傷害がある時にはまったく感ずることができなくなる．

　図**12-2**に示すように脳は感覚入力を受けるとそれを処理して**「認識」**する．さらにそれに対応する適切な行動を起こす．行動することによってまた新しい感覚情報がもたらされ，それにまた対応する．これをデカルトのいう反射と解釈すれば生きているということは反射の繰り返しである．しかし，知覚した情報を認識するためにはそれまでに脳に蓄積された**記憶情報**が必要である．すなわち，入力された情報は何らかの形で過去の記憶と照合される必要がある．そして，それに対する適切な行動を展開するにもその照合は必要である．その中にはわれわれが「心」の現れの一部と解釈しているような喜怒哀楽や快不快の感情，衝動，欲望などが含まれている．とすれば感覚入力は「心」を動かしている原動力ということになり，記憶は「心」を生み出すための源ということになろう．

　地球上に生を受けて存在する生命体は多かれ少なかれ，外部からの情報を受けるシステムとそれを処理し対応する機能を備えている．むしろそのような機能がなければ存在や種の維持は極めて難しくなる．イヌの嗅覚，コウモリの聴覚など個々の感覚をとってみれば人間よりはるかに高い能力を持った動物はいるが，進化の段階でこれを最も複雑かつ高性能に発達させてきたのが人間である．問題は今の時点で入力されてくる多数の感覚情報を脳の中でどの程度まで処理できるかにある．われわれは生まれ育つ間に様々な感覚体験をし，これを記憶という形で残していく．そして，現時点で入力されてくる感覚情報の種類や程度がどの程度のものか，異常か正常か，新規か新規でなく類似のものかをその記憶された情報に照らし合わせて「認識」している．その認識のもとに対応すべき行動を起こすのであるから，単純な反射ではなく，意志が加えられる．デカルトが不随意運動にのみ脳を反射装置と当てはめたのには，おそらくこの意志の部分を意識してのことであろうと考えると納得がいく．

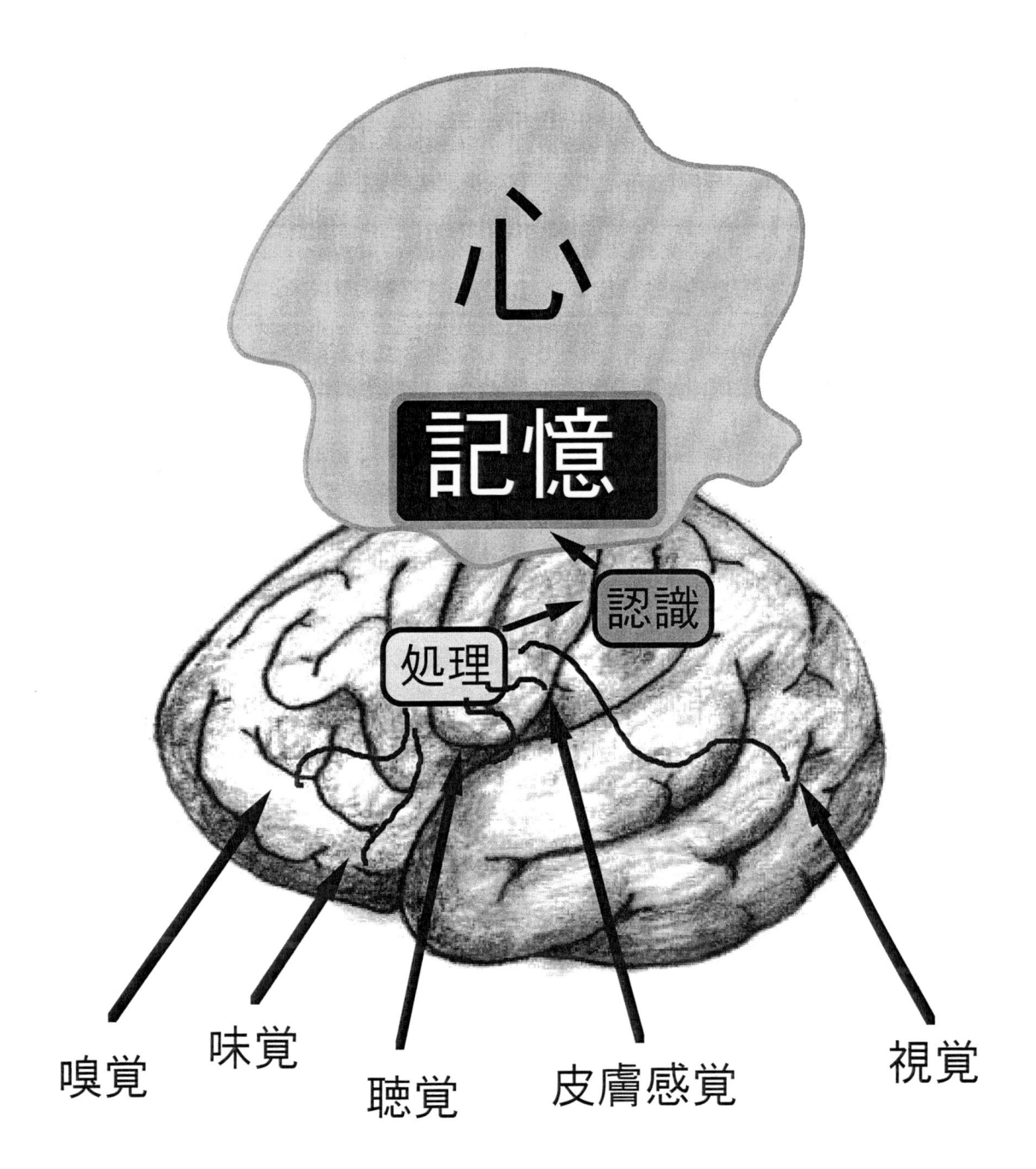

図 12-2 心の豊かさは感覚入力の豊かさとそれに対応する過去の記憶の豊かさに依存する．

12-4　感覚で作られる世界

　われわれが存在しているこの世界には光，音，臭い，味，振動や温度などの物理的，化学的情報が満ちている．これらはそこに存在するあらゆる生命体に対して量的にも質的にも等しく与えられる．生命体はこれらの外界からの情報をそれぞれの目的に応じて発達させた受容器で感受して，それに対する適切な行動を起こす．人間の場合は前述の様々な**感覚受容体**でこれらの刺激を感受し，大脳皮質の感覚野と連合野で処理するによってその存在，量および質を認知している．このようにして認知された部分がその個体にとっての世界である．いったん感覚器に入力された情報はそこでインパルスに置き換えられる．その効率は種によって異なる．したがって，人間と同じ世界の同じ環境にいるイヌやネコが彼らの脳で作り上げている世界とわれわれが脳で作り出している世界が違うであろうことは当然と理解できる．さらに同じ人間でも個人が固有に作り出している世界は多少なりとも異なっているはずである．もちろん人間であれば，それぞれの感覚器の仕組みや感受性は同じであろうと考えられるが，それを認識する段階になると，それまでの個人の歴史，経験の差が大きく，それをもとに脳で構成された世界が同じであるという保証はない．同じ世界にいてもその時に外界から提示されているどの種の刺激に注意を払うかによって作られる世界は大きく異なる．脳が作り出した自分の世界は固有であり主観的なのである．置かれている状況をどのように感じ，どのように自身の世界として捉えるかはその個人の「心」のありように依存している（**図12-3**）．

　精神的障害や薬物中毒時にあるといわれる幻覚，幻視，幻聴，幻臭などは確かにそのヒトにしてみれば存在するものであり，周囲のヒトには見えも聴こえもしないものがはっきりと見えたり聴こえたりするらしい．このような幻覚は病的であるが，眠ってしまって外界からの刺激から解き放された時に見ている夢はだれにでも経験のある**疑似感覚**である．これは脳の中に作り出された映像であり，時には現実と区別がつかないほどに鮮明な場合がある．おそらく記憶の一部が何らかのきっかけで引き出されてきたものと考えられる．どちらも脳が作り出しているものには違いない．

12-5　大脳皮質の機能局在と連合野

　感覚情報と過去の記憶情報を連合領において様々に処理する過程に「心」が発現すると考えてみると，様々な感覚領の間に存在する連合領の発達の程度が心の複雑さのレベルを決める要因であり，その発達の程度は「心」のレベルを示す指標になるはずである．「心」という現象はどのくらい発達した動物から発現するのか．イヌやネコには「心」はないのだと言明した脳科学者がいた．これは極論かも知れないが，何をもって「心」とするか．心の定義は曖昧であり，万人に受け入れられるものはない．風に乗って遊ぶカラス，主人と一緒に戯れるイヌやネコを見る時，彼らには多少なりともわれわれが「心」と理解している脳の働きがあるに違いないと思うのは筆者ばかりではないだろう．ではワニやトカゲにはどうだろうか，魚にはどうだろうか，彼らにはあったとしてもごく単純な快，不快といった原始的なものと考えられる．これらの動物にも程度の差こそあれ五感はある．五感の鋭さが「心」の豊かさに比例するのだろうかという問いには否と答えるべきであろう．五感を引き金にして，それまでに体験し，記憶として残されている様々な事象を想起し，それを膨らませていく能力が「心」の豊かさといえるのではないだろうか．

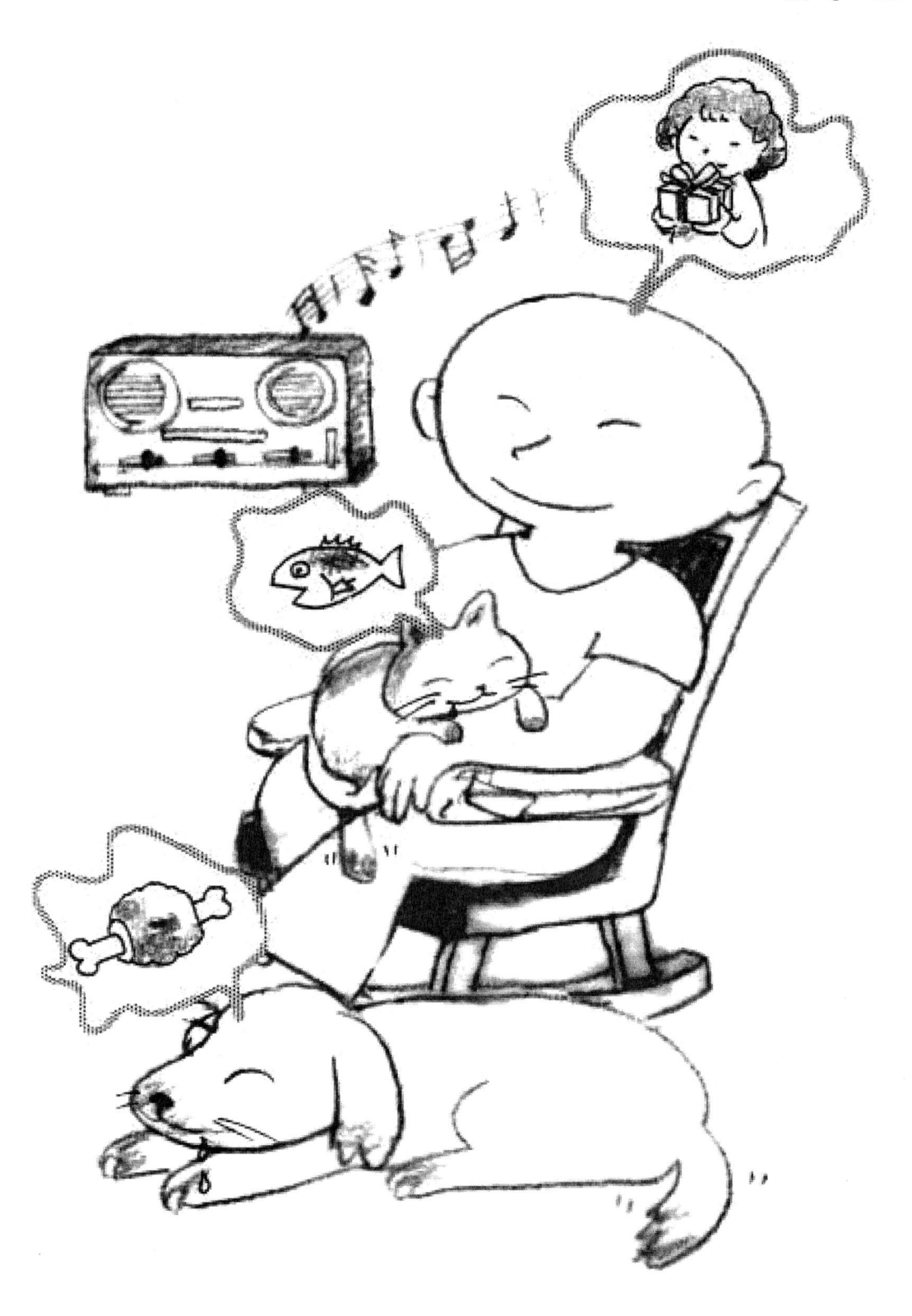

図 12-3　心のあり方は脳の発達の程度で大きく異なるものと考えられる．

12-6 心は連合野にあるのか

すでに，6-3-3項でも述べたようにヒトの大脳皮質には連合野と名付けられている部位が多い（図6-9参照）．この領域が様々な感覚情報を処理し，互いに関係付け，判断し，それに対してどのように対処するかを計画するために機能している部位である．これはまさに精神的活動を営む場所と考えてもよいだろう．**連合野**には**前頭連合野**，**側頭連合野**および**頭頂連合野**などがある．それぞれの部位についてこれまでの病理的な所見からその機能が解釈されている．頭頂連合野については感覚とその認識，理解や判断などの精神活動を司ること，側頭連合野の傷害では情緒や攻撃・逃避行動が低下することが知られている．そして，ヒトの前頭連合野については他の動物とは比較できないほど高度に発達している．この部位は意志や創造性，計画力など高度な人間らしい精神活動に関わっていることが明らかにされており，「**人間らしく生きる**」ための脳部位と定義されることもある．ここにこそ人間としての心の座があるのではないかと考えられる．かつて精神分裂病患者の凶暴性を抑えるために，前頭連合野を離断する手術が行われたことがある．**ロボトミー**と呼ばれる手術である．これの手術を施された患者は少なくとも凶暴性はなくなる．知的障害はほとんどないが，意志が欠如し，社会性が失われ，人格が失われる．このような症状を見てもわれわれが「心」と呼んでいる精神活動の一部が確かにこの部位から発生していることを示している．

12-7 感覚と言葉と心（図12-4）

自分が感じたことを言葉で表現するという能力はヒトにしかない．もちろん痛い時の叫び声や悲しい時の鳴き声はヒト以外の動物にもあるが，ヒトはもっと複雑な感覚やそれによって発生する気分をデリケートに表現できる．それはヒトにそのことを伝えるという目的のほかにも自身がそれを認識する場合にも使われている．われわれは日頃自問し自答し声に出さないでも物事を考える時，無意識に言葉を使っている．論理的にものを考える時にもやはり言葉という媒体は不可欠である．ヒトは言葉を介して五感を越えた情報を産み出してきた．「心」の座は脳にあることは確かであるが，心をここまで豊かにしてきたのは言語であるといっても過言ではないであろう．話すこと，聴くこと，書くこと，読むこと，そしてそれらをそれまでに蓄積してきた記憶に照らし合わせて理解することが総じて**言語能力**と見なされており，当然のことながら言語能力は極めて広い範囲の脳を使う．聴覚野の周りには**言語感覚中枢**があり，前頭葉には**言語運動中枢**がある．聴覚野で言葉を聴き，言語感覚野で解釈し，言語運動中枢で言葉として発声し，連合野で視覚で捉えているものとの対応付けをする．ほとんど脳全体が使われているようである．言語の基本は聴覚であると思われるが，不幸にして聴覚に障害がある場合でも，視覚が言語発達を補うことができる．聴覚も視覚も傷害されている場合でも皮膚感覚を使って言語を理解し，そこから世界を大きく広げて，独自の世界を作り上げていくことができる．でき上がる世界が個人のものであるという意味ではまったく同じであると言えよう．事実，先に述べた連合野の障害は言語障害につながることが多いことが臨床的に明らかにされている．言語を持つようになったから，脳は発達し，言語を持つようになったからデリケートな心が育まれてきたと考えることはそれほど無理なことではないように思う．

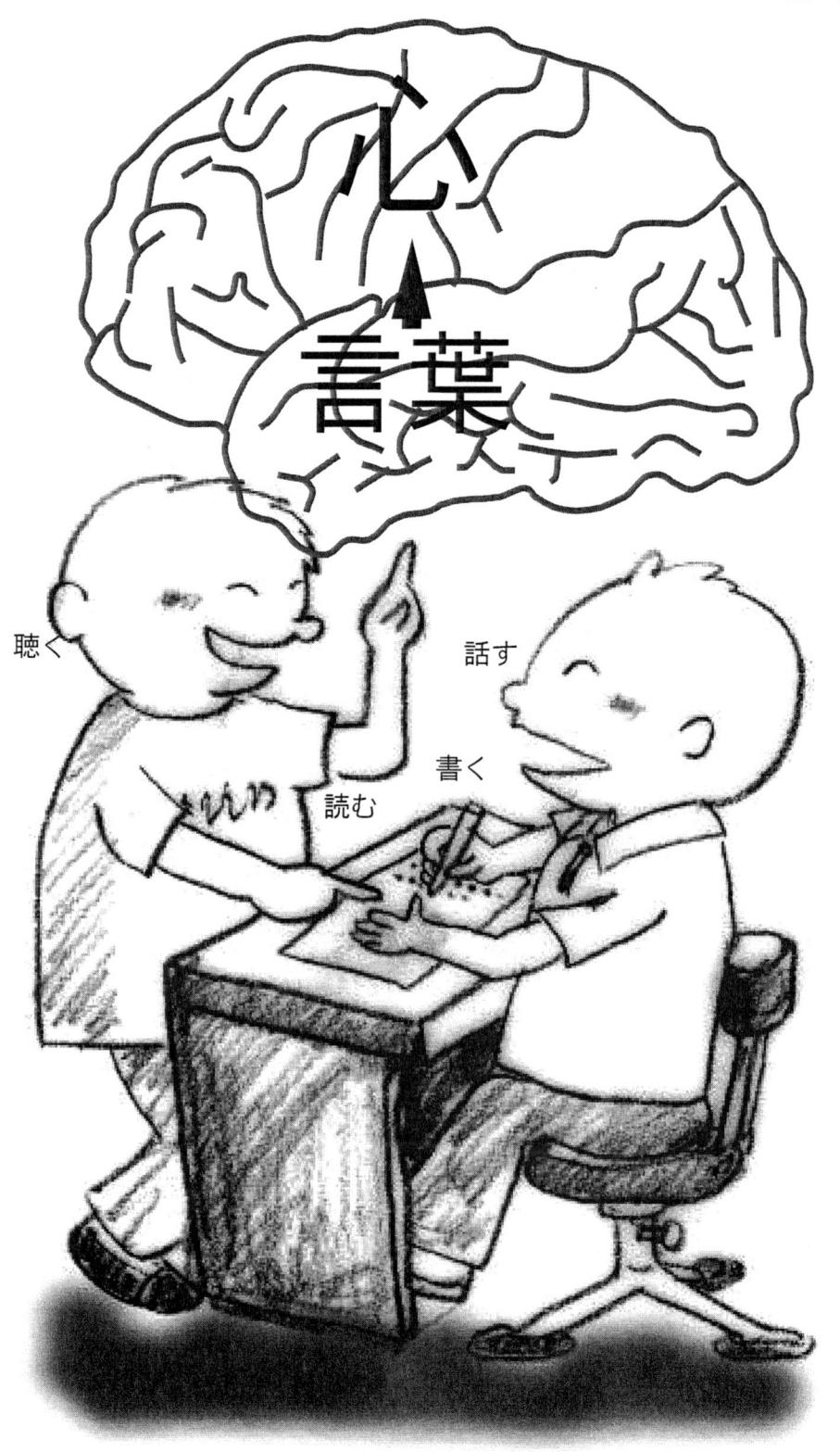

図 12-4 言語が心を豊かにする．

●巻末注1

3-5-1項（28ページ）

直径 50 μm の球形の細胞の細胞内 K^+ 濃度が 100 mM である時，この細胞に -80 mV の静止膜電位を発生させる場合に寄与する K^+ の比率を求める．

直径 50 μm（半径 25 μm）の球形細胞の表面積は
$$4\pi r^2 = 4 \times 3.14 \times (0.0025 \text{ cm})^2 = 7.85 \times 10^{-5} \text{ cm}^2$$
この細胞の体積は
$$(4/3)\pi r^3 = 4/3 \times 3.14 \times (0.0025 \text{ cm})^3 = 6.5 \times 10^{-8} \text{ cm}^3$$

1個の K^+ の電荷（e）は，1 mol の K^+ が持つ電気量，9.65×10^4 C/mol（ファラデー定数）と 1 mol の分子数（アボガドロ数）6.02×10^{23} 個から計算できる．C：クーロン．
$$e = \frac{9.65 \times 10^4 \text{ C/mol}}{6.02 \times 10^{23}} = 1.6 \times 10^{-19} \text{ C}$$

通常の細胞の膜容量は 1 μF/V-cm² (10^{-6} C/V-cm²) 見積もられるので，1 cm² の膜を -80 mV まで帯電させるに必要なイオン数（n）は次のように計算できる．

$$n = \frac{10^{-6} \text{ C/V-cm}^2 \times 0.08 \text{ V-cm}^2}{1.6 \times 10^{-19} \text{ C}} = 5 \times 10^{11} \text{ 個}$$

この細胞では表面積が 7.85×10^{-5} cm² であるから，この面積を帯電させるに必要なイオン数は

$$5 \times 10^{11} \times 7.85 \times 10^{-5} \fallingdotseq 3.9 \times 10^7 \text{ 個}$$

一方，この細胞内の K^+ 濃度は 100 mM，この細胞体積は 6.5×10^{-8} cm³ であるから，1個の細胞に含まれている K^+ の総量は

$$(0.1 \text{ mM} \times 6.02 \times 10^{23}/1000 \text{ m}l) \times 6.5 \times 10^{-8} \text{ cm}^2 \fallingdotseq 3.9 \times 10^{12} \text{ 個}$$

したがって，この細胞を -80 mV 帯電させるために動いたイオン量は細胞内の K^+ の総量の 10 万分の 1 ということになる．

●巻末注2

現在ではパッチクランプ法などで興奮膜のイオンコンダクタンスを容易に計測することができる．したがって，3-5-1項に示した $I_{ion} = g_{ion}(V_m - E_{ion})$ の式から容易に静止膜電位や活動電位の大きさを算出することができる．

すなわち，K^+ によって運ばれる電流は $I_K = g_K(V_m - E_K)$，Na^+ によって運ばれる電流は $I_{Na} = g_{Na}(V_m - E_{Na})$．図 3-5 に示したように，静止膜電位や活動電位の最大値では I_{Na} と I_K の和が 0 になっているので，

$$I_{Na} + I_K = g_{Na}(V_m - E_{Na}) + g_K(V_m - E_K) = 0$$

したがって，

$$V_m = (g_K \times E_K + g_{Na} \times E_{Na})/(g_K + g_{Na})$$

となる．もし，それぞれのイオンについての静止時，活動時のコンダクタンスがわかれば，静止電位の値，活動電位の最大値を求めることができる．

たとえば，ある細胞の静止時の膜コンダクタンスが，$g_K = 0.57$ nS（シーメンス）；$g_{Na} = 0.11$ nS であ

り，K^+ の平衡電位 (E_K) $=-80$ mV；Na^+ の平衡電位 (E_{Na}) $=+50$ mV の場合，静止膜電位は次のように求められる．

$$V_{rest} = (0.57\times10^{-9}\,S\times(-80)\times10^{-3}\,V) + (0.11\times10^{-9}\,S\times50\times10^{-3}\,V)/$$
$$(0.57\times10^{-9}\,S + 0.11\times10^{-9}\,S) = -40.1 \div 0.68\times10^{-3}\,V = -58.97\times10^{-3}\,V$$

すなわちこの条件では静止膜電位は -58.97 mV である．

同様に活動電位が生じている際の膜の Na^+ コンダクタンスが静止時の 20 倍になったと考えると活動電位の最大値は次のように求められる．

$$V_{max} = (0.57\times10^{-9}\,S\times(-80)\times10^{-3}\,V) + (2.2\times10^{-9}\,S\times50\times10^{-3}\,V)/$$
$$(0.57\times10^{-9}\,S + 2.2\times10^{-9}\,S) = 64.4 \div 2.77\times10^{-3}\,V = +23.24\times10^{-3}\,V$$

すなわち，この場合の活動電位の最大値は $+23.24$ mV である．

参 考 文 献

〔洋書〕
1) Mark F. Bear, Barry W. Connors and Michael A. Paradiso "Neuroscience: Exploring the Brain" Williams & Wilkins (1996)
「はじめに」の中で紹介したように，英文も非常に読みやすく，非常にみごとな図が多い素晴らしい本である．特に，所々にちりばめられた研究のエピソードや神経科学者の研究の紹介がおもしろい．

2) Stanley Finger "Origins of Neuroscience" Oxford University Press (1994)
神経科学の歴史書．豊富な資料に基づいた神経科学の歴史が興味深く解説されている．この中にも幾度も引用されている Andreas Vesalius (1514-1564) の "De Humani corporis fabrica" の原著（初版本）を東京薬科大学の情報センターの稀覯本の中に見つけた時はひたすら感激した．

3) M. C. Diamond, A. B. Scheibel and L. M. Elson "The Human Brain Coloring Book" Harper Perennial (1985)
神経科学の「ぬりえ」である．実にみごとに神経系を図にしてある．右が文章，左が図となっており，文中の指示に従って，絵に色を付けていくうちにしっかりと理解することができる．学生の有志とともに約1年間，この本を使って勉強したが，みごとに簡素化されており，非常に素晴らしい本である．値段も安い．

4) Irwin B. Levitan and Leonard K. Kaczmarek "The Neuron: Cell and Molecular Biology" Oxford University Press (1991)
神経の電気生理学から，細胞内情報伝達さらに神経の可塑性，行動まで，基礎的な知識を非常に丁寧に説明した入門書としても極めてよい本である．

5) Gordon M. Sheperd "Neurobiology (3rd Ed.)" Oxford University Press (1994)
神経生物学の勉強には欠かせない参考書．極めて詳しいが読みやすく，非常によい本である．

6) Eric R. Kandel, James H. Schwartz and Thomas M. Jessell "Essentials of Neural Science and Behavior" Appleton & Lange (1995)
神経科学をめざす人の教科書として書かれたものであり，これも神経科学の勉強には欠かせない参考書（別売りで，関連問題集およびこの教科書に使われている図をスライドにしたものが入手できる）．

7) Eric R. Kandel, James H. Schwartz and Thomas M. Jessell "Principles of Neural Science (4th Ed.)" McGraw-Hill (2000)
神経科学の完全参考書．6) と同じ著者による．1400ページにも及ぶ．

8) Michael J. Zigmond, Floyd E. Bloom, Story C. Landis, James L. Roberts and Laeey R. Squire "Fundamental Neuroscience" Academic Press (1999)
これもまた神経科学の基礎としての参考書．非常にユニークなカラー図が多く，参考書としては7) と同様重要なもの．1600ページに及ぶ．CD-ROM が添付されたバージョンもある．

〔和書〕
1) 早石 修，伊藤正男編 「神経活動の流れを遡る」機能・構造・物質，メディカルジャーナル社 (1995)
脳科学をなるべくきれいな図で解説しようという目的で編集された．筆者も共同執筆者の一人として加わっているが，非常によい図が満載されている．見るだけでも勉強になる本．

2) F. デルコミン著/小倉明彦，富永恵子訳 「ニューロンの生物学」，南江堂 (1999)
Fred Delcomyn の著書 "Foundations of Neurobiology" の訳本．この本では哺乳動物の神経系ばかりではなく，必要に応じて，軟体動物から，昆虫，鳥類の神経系にもその解説を進めることによって，よりわかりやすく解説されている．図はすべてカラーで，非常にわかりやすいよい図である．何より訳本と思えないほどの

文章がよくこなれている名訳である．所々に訳者のコメントや注が付けられているのも非常によい．

3) 久野　宗監修　「脳を知る」，秀潤社（1999）

わが国の第一線の脳研究者による共同執筆であり，極めて新しい成果までが含まれており，現在の脳研究のトピックスを知る上でもとても有用な本である．カラー図がふんだんに使われており，是非，手元に一冊置きたい本である．

4) 高田明和編　「アトラスで学ぶ生理学」，丸善（1996）

本書と同じように左が文章，右が図という形でまとめられた生理学の教科書である．図が二色刷になっており，よく工夫されている．本書の執筆にも参考にさせていただいた．

5) NHK取材班編　「脳と心」第1集～第6集と別巻，ビジュアル版「脳と心」，「脳と心」CG図鑑，NHK出版（1993）

1993年にNHKで放送されたスペシャル番組「脳と心」の本．番組作製のために取材した豊富な資料を基に6冊にまとめてあるが，内容は非常に濃く，正確である．読み物として面白い．

和書も洋書もこのほかにもいろいろと出版されているので，本書で不明な点や不足な点はそれらの出版物を参考にしていただきたい．

索引

あ行

アイオドプシン 88
アイソトープ標識法 64
アクチン 104
アクティブゾーン 38, 48
アストログリア 22, 54
アセチルコリン 42, 44, 86
アセチルコリンエステラーゼ 54
アデニル酸シクラーゼ 60, 62
アデノシン 42, 46
アデノシン三リン酸 46
アドレナリン 44
アトロピン 64
アブミ骨 94
アフリカツメガエル 64
アマクリン細胞 88, 90
甘味 98
アミノ酸類 42
γ-アミノ酪酸 44, 58
アミン類 42
アメフラシ 114, 116
アラキドン酸 46, 120
アリストテレス 8
暗順応 88, 90
アンモン核 76

イオン感受性色素の応用 36
イオン駆動力 28
イオンチャンネル 26
イオンチャンネル仮説 36
イオンチャンネル活性化型 62
イオンチャンネル活性化型受容体 52, 56
イオンチャンネル連動型受容体 20, 56
イオンポンプ 26
意識レベル 76
Ia 求心性神経線維 106
Ib 求心性神経線維 106
一次感覚ニューロン 18
一次求心性神経終末脱分極 58
一次視覚野 92
一次聴覚領 96
一酸化炭素 46, 120
一酸化窒素 46, 120, 124
遺伝情報 6
イノシトール三リン酸 62
インジツハイブリダイゼーション 50
陰性電位 34

インドールアミン 54
インパルス 82

ウエルニケの言語野 70
うま味 98
ウミウシ 114
運動学習 78
運動記憶 78
運動性失語症 72
運動前野 110
運動単位 102
運動ニューロン 18, 24, 102
α-運動ニューロン 80, 102, 108
γ-運動ニューロン 106
運動ニューロンプール 102
運動野 68
運動ループ 74

液体クロマトグラフィー 52
エピネフリン 44
エムペドクレス 8
鰓 116
嚥下 76
エンケファリン類 46
延髄 66, 76
エンドサイトーシス 46

遅い筋肉 104
オーバーエクスプレッション法 4
オプシン 88
オリゴデンドログリア 22, 32
オリーブ核 96
温度受容器 84

か行

介在ニューロン 18, 24, 80
外耳 94
外耳道 94
外受容器 82
外側溝 68
外側膝状体 92
外側脊髄視床路 86
外側網様体-脊髄路 108
海馬 76, 114, 118
海馬歯状回 118
海馬台 76
海馬傍回 76
蓋膜 94

外有毛細胞 94
下オリーブ核 78, 124
化学シナプス 38
下丘 96
蝸牛核 96
蝸牛管 94, 96
蝸牛管直流電流 96
蝸牛神経 96
蝸牛神経核 96
蝸牛マイクロフォン電位 96
拡散 28
学習 56, 114
覚醒 76
角膜 88
下行性脊髄路 108
かご状神経系 2
可塑性 114
活動電位 24, 30, 58, 82
滑面小胞体 62
カテコールアミン 54
カテコールアミン作動性ニューロン 44
カハール 12
過分極応答 88
ガラス微小電極 34
カラム構造 68
カリジン 86
顆粒細胞 78, 124
ガル 10
ガルバニー 10
カルモデュリン 62
カルモデュリン依存性キナーゼ 120
感覚 82
　　──の投射 134
感覚器 82
感覚受容体 82, 136
感覚性失語症 72
感覚投射の法則 82
感覚野 68
眼窩前頭葉皮質 100
眼球運動 76
幹細胞 14
感作 116
管状神経系 2
杆体 88
間脳 66, 76
関連痛 86

記憶 56, 114

――の固定 112
――の座 122
――の成立 76
記憶学習行動実験 126
記憶局在説 112
記憶痕跡 112
記憶情報 134
疑似感覚 136
記述的記憶 112, 118
基底膜 94
キヌタ骨 94
キネシン 16
キネシン族タンパク質 16
機能局在説 10
機能的磁気共鳴画像 110
逆行性健忘症 126
逆行性軸索輸送 16
逆行性情報伝達物質 46
ギャップジャンクション 40
嗅覚受容体細胞 100
嗅関連皮質領域 100
嗅球 100
嗅細胞 100
嗅上皮 100
嗅神経 100
求心性神経線維 84
嗅線毛 100
旧脳 76
橋 66, 67
胸髄 80
協調運動 102
極性溶媒 26
棘突起 14, 20
巨大神経細胞 34
巨大神経線維 34
筋小胞体 104
筋紡錘 84, 106

屈筋 102, 106
くも膜 66
くも膜下腔 66
くも膜下出血 66
クラーレ 64
グリア細胞 14, 22
グリオーシス 22
グリシン 44
グルタミン酸 44, 54, 90
グルタミン酸受容体 56
グルタミン酸トランスポーター 54

蛍光インジツハイブリダイゼーション法 50
蛍光 Ca^{2+} 指示薬 36
蛍光ラベル 52
頸髄 80
血液脳関門 22
腱器官 106

言語運動中枢 138
言語感覚中枢 138
言語能力 138
腱受容器 84
顕微鏡画像処理法 120
効果器タンパク質 60
光感受性細胞 88
交感神経系 76
後根 80
後根電位 80
膠細胞 22
後索-内側毛帯路 86
高次運動野 110
後頭頂葉皮質 92
後頭葉 68
後脳 66
興奮 58
興奮-収縮連関 104
興奮性介在ニューロン 80
興奮性シナプス 30
興奮性シナプス後電位 30, 56, 58
興奮毒性 54
硬膜 66
交連線維 68
呼吸 76
黒質 74
黒質-線条体系 108
心の座 132, 138
鼓室階 94
古線条体 74
骨相学 10
コネキシン 40
コネクソン 40
鼓膜 94
固有受容器 82
コリンアセチルトランスフェラーゼ 44
コリントランスポーター 44
ゴルジ 12
――の腱器官 84
ゴルジ染色 12
コルチ器官 94
コンダクタンス 28

さ行

最終分化 14
細胞外液 26
細胞外マトリックス 40
細胞間情報 6
細胞体 14
細胞内液 26
細胞内 Ca^{2+} 濃度 36, 56
細胞内情報 6
細胞内情報伝達物質 6
細胞内二次情報伝達物質 60
サイレントシナプス 122
サブスタンスP 46

酸化還元電位法 52
酸化的エネルギー代謝 104
散在神経系 2
三叉神経系 86
酸味 98
三量体 G-タンパク質 100
ジアシルグリセロール 62
塩味 98
視蓋-脊髄路 108
視覚 88
視覚野 68
視覚連合野 92
閾値 30
糸球体 100
糸球体周囲細胞 100
軸索輸送 16, 46
視交叉 92
自己受容体 46
視細胞 88
視細胞電位 88
視索 92
視床 66
歯状回 76
視床下核 74
視床下部 66, 76, 130
視床下部ホルモン 76
耳小骨 94
視床上部 66, 76
視床背側核 74
視床腹部 66
視神経 88, 92
姿勢 76
膝蓋腱反射 80
失語症 72
シナプス 14, 20
――の可塑性 114
シナプス間隙 20, 40
シナプス小胞 20, 40, 42
シナプス前抑制 58, 80
シナプスボタン 20
シナプトタグミン 48
シナプトブレビン 48
視放線 92
ジャックナイフ反射 106
集合電位 34, 118
自由終末 24
重症筋無力症 102
自由神経終末 82, 86
終脳 66
周波数符号 82
終板 38, 104
終板電位 104
樹状突起 14, 32
主知覚核 86
受容器電位 82, 94, 96, 98, 106
受容体 20, 56

受容体サブタイプ　64
シュワン細胞　22, 32
順行性軸索輸送　16
順　応　82
上オリーブ核ニューロン　96
松果体　132
茸状乳頭　98
情　動　82, 128
小　脳　78, 106, 114
小脳回　78
小脳核　78
小脳脚　78
小脳半球　78
小胞SNAP受容体　48
植物人間　76
除脳固縮　108
自律神経中枢　76
侵害受容器　86
伸　筋　102, 106
神経筋接合部　20, 38, 52
神経軸索　14, 92
神経節細胞　88
神経線維　24
神経単位　12
神経単位学説　12
神経伝達物質　6, 20
神経伝達物質受容体　6, 40, 42, 56
神経突起　14
神経微小管　16
信号変換装置　82
新線条体　74
身体認識不能　70
ジーンターゲッティング　126
新皮質　68
深部(感覚)受容器　84, 106

随意運動　74
髄　液　66
水　口　116
錐　体　88
錐体外路　74, 108
錐体外路系　106
錐体細胞　18
錐体路　74, 108
錘内筋線維　106
水平細胞　88, 90
髄　膜　66
睡　眠　76
スライス標本　118

静止膜電位　24, 28
星状細胞　18
赤核-脊髄路　108
脊　髄　66, 80
脊髄外側索　86
脊髄外側切断術　86
脊髄神経　80

脊髄伝導路　86
脊髄反射　24, 80
脊髄反射電位　80
脊髄路核　86
接触盤　84
絶対不応期　30
セロトニン　44, 86
前　角　80, 102
前　根　80
線条体　74
仙　髄　80
前脊髄視床路　86
前側索　86
選択培養　50
先端糸　96
前庭階　94
前庭-脊髄路　108
前庭窓　94
前頭葉　68
前頭葉前部　110
前頭葉皮質　74, 128
前頭葉ロボトミー　130
前頭連合野　70, 96, 138

双極細胞　88
双極性ニューロン　18
相対不応期　30
相転移仮説　36
僧帽細胞　100
側頭・頭頂連合野　110
側頭連合野　70, 138

た　行

第一次運動野　110
第一次感覚細胞　82
第一次感覚ニューロン　82
体温のコントロール　76
第5野　110
代謝調節型受容体　60
帯状回　128
苔状(神経)線維　78, 124
体　性　84
体性感覚　82, 84
体性感覚野　68
第7野　110
第二次感覚細胞　82
第二次嗅覚ニューロン　100
ダイニン　16
大脳基底核　74, 106, 110
大脳-小脳通信系　78
大脳皮質　128
大脳皮質連合野　110
大脳辺縁系　76
第6野　74, 110
多極性ニューロン　18
多シナプス反射　80
脱感作　52

短期記憶　112
単極性ニューロン　18
単シナプス反射　80
単収縮　102
単純細胞　92
淡蒼球　74

知　覚　82
知覚神経線維　24
緻密層　40
中央階　94
中　隔　76
中間部　78
中　耳　94
中心オフ型　92
中心オン型　92
中心溝　68
中　脳　66, 76
虫　部　78
チューブリン　16
聴覚器官　94
聴覚伝導路　96
聴覚野　68
聴覚領　96
長期記憶　112
長期増強現象　76, 114, 118, 122
長期抑圧現象　122, 124
跳躍伝導　32
張　力　106
貯蔵顆粒　48
チロシン　44
チロシン水酸化酵素　44

痛覚受容器　82
痛覚受容体　24
痛覚伝導路　86
ツチ骨　94

抵　抗　28
デカルト　10
手続き記憶　112
デモクリトス　8
電位依存性イオンチャンネル　26
電位依存性Ca^{2+}チャンネル　48
電位依存性Na^+チャンネル　30, 32
電位感受性色素　36, 92
伝音系　94
電気シナプス　38, 40
電気生理学　32
電気的信号　134
電気ピンセット　10
伝達物質拮抗薬　52, 64
伝導性失語症　72
伝導速度　32
電場電位　28, 34

島　98

索引

投射性ニューロン 68
頭頂連合野 96, 138
特殊感覚 82
特殊感覚器 134
登上(神経)線維 78, 124
ドッキング 48
ドーパミン 44
トランスデューシン 88
トランスポーター 44
トリプトファン 44
トロポニン 104

な行

内在性ニューロン 68
内受容器 82
内臓感覚 82
内臓受容器 82
内側膝状体 96
内側毛帯 86
内側網様体-脊髄路 108
内有毛細胞 94
慣れ 116
軟膜 66

匂い記憶 100
苦味 98
二元説(論) 10, 132
ニコチン 64
ニコチン作動性アセチルコリン受容体 56, 64
二次伝達物質 20
偽の怒り 130
ニッスル染色 12
ニューロチューブル 16
ニューロフィラメント 16

脳幹 76
脳幹網様体 76
脳室 66
脳地図 66
脳定位固定装置 66
脳梁 68, 72
ノックアウト 114
ノックアウト法 4
ノルアドレナリン 44
ノルエピネフリン 44

は行

ハイブリドーマ 50
パーキンソン病 74, 108
はしご状神経系 2
パチニ小体 84
パッチクランプ法 34
発痛物質 86
発動器電位 30
八方迷路学習 114, 122
速い筋肉 104

反射運動 102
反射機械 10, 132

被殻 74
皮質-脊髄路 108
微絨毛 98
尾状核 74
微小管 16
微小透析法 52
ヒスタミン 86
微調整 106
ヒテッヒ 10
皮膚受容器 84
ヒポクラテス 8
表在性受容器 84
表情 128
微量電気泳動法 52
ピンカス小体 84

フェリエ 10
不応期 30
不活性化機構 30
副交感神経 76
複雑細胞 92
腹側基底核 86
不動毛 94
ブラジキニン 86
ブラトン 8
フリッツ 10
プルキンエ細胞 78, 124
ブローカ 10
　──の言語野 70, 72
プロテインキナーゼC 120
分散記憶仮説 112
分泌顆粒 40, 42
分離脳 72

平行線維 78, 124
平衡電位 28
ベサリウス 10
ヘテロ三量体G-タンパク質 60
ペプチド類 42
ペーペズ回路 130
辺縁系 128
扁桃核 76, 130

放出活性帯 48
歩行運動 76
ポジトロントレーサー 64
ポストゲノム計画 4
ホスホジエステラーゼ 88
ホスホリパーゼC 60, 62
補足運動野 110
ポリクローン抗体 50
ホールセルパッチ 34
翻訳後修飾 4

ま行

マイクロダイアライシス 52
マイスナー小体 84
マウス 114
膜電位固定 34
末梢感覚器 134
ミエリン鞘 22
ミオシン 104
味覚 98
味覚受容器細胞 98
味覚野I 98
味覚野II 98
ミクログリア 22
ミクロチューブル 16
ミクロフィラメント 16
味細胞 82, 98
水迷路学習 114, 122
味蕾 98
無酸素運動 104
無軸索ニューロン 18
無髄神経線維 14, 32
ムスカリン 64
ムスカリン作動性(アセチルコリン)受容体 44, 62, 64
名詞失語症 72
明順応 90
迷走神経物質 38
メルケル細胞 84
メルケル盤 84
免疫細胞化学的方法 50
網状説 12
毛盤 84
毛包受容体 84
網膜 88
モノアミンオキシダーゼ 54
モノクローン抗体 50

や行

有郭乳頭 98
有機リン化合物 54
融合細胞 50
有酸素運動 104
有芯顆粒 40, 48
有髄神経 32, 84
有髄神経線維 14
有毛細胞 82, 94
輸送用タンパク質 46

葉状乳頭 98
腰髄 80
陽電子放射断層写真 110
抑制性介在ニューロン 80

抑制性シナプス後電位　56, 58

ら　行

ライスナー膜　94
ラット　114
卵形窓　94
ランビエー絞輪　22, 32
卵母細胞　64

立体音　96

立体認識不能　70
量子　48
量子放出　48
菱脳　66
緑色蛍光タンパク質　4, 36
リン酸化　122
リン脂質二重膜　26

ルフィニー終末　84
ループ回路　74

レチナール　88
レチネン　88
連合線維　68
連合野　68, 138
レンズ　88
レンズ核　74

ロドプシン　88
ロボトミー　70, 138

AMPA　56
AMPA 受容体　120
ATP　42

Broca, Paul　10

C 線維　84
Ca^{2+}/カルモデュリン依存性プロテインキナーゼ　62
Ca^{2+} チャンネル　20
Ca^{2+} ポンプ　26
Cajal, Ramon y　12
cAMP 依存性キナーゼ　120
cAMP 依存性タンパク質リン酸化酵素　62
Cannon-Bard 学説　128
cell attached patch　34
cGMP　88

Dale の法則　42
Descartes, Rene　10

EAAC-1　54
EAT-1　54
EPSP　56

Ferrier, David　10
FISH 法　50
fMRI　126
Fritsch, Gustav　10
functional MRI　126

G-タンパク質活性化型受容体　56
G-タンパク質連動型受容体　20, 56
G-タンパク質連動チャンネル　60
GABA 受容体　56
Galen　8
Gall, Franz Joseph　10
Galvani, Luigi　10
GFP　36
GLT-1　54
Goldman and Katz の式　28
Golgi, Camillo　12
Golgi type Ⅰニューロン　18
Golgi type Ⅱニューロン　18
GTP アーゼ　60

Hitzig, Eduard　10

inside out patch　34
IPSP　56

James-Lange 学説　128

K^+ チャンネル　96

M 細胞　92
MAPs　16
Marr-Albus の運動学習学説　124
MST 野　92
MT 野　92

Na^+-K^+ ポンプ　26
Nernst の式　28

NMDA　56
NMDA 受容体　120, 122
NSF　48

OFF 細胞　90
ON 細胞　90
outside out patch　34
over shoot　30

P 細胞　92
PET　110

Schwann, Theodor　12
SNAP 受容体　48
SNAP-25　48
SNAPs　48

T-管　104
T-迷路学習　114

undershoot　30

V 2 野　92
V 3 野　92
V 4 野　92
Vesalius, Andreas　10

W 細胞　92

X 細胞　92

Y 細胞　92

著者略歴

工藤佳久（くどうよしひき）

1939年　愛知県に生まれる
1964年　名古屋市立大学薬学部卒業
現　在　東京薬科大学生命科学部教授
　　　　薬学博士

図説神経科学 1
神経生物学入門　　　　　　　　定価はカバーに表示

2001年 4月25日　初版第 1 刷
2016年 3月25日　　　第 9 刷

　　　　　　　　　著　者　工　藤　佳　久
　　　　　　　　　発行者　朝　倉　邦　造
　　　　　　　　　発行所　株式会社　朝倉書店
　　　　　　　　　　　　　東京都新宿区新小川町 6-29
　　　　　　　　　　　　　郵便番号　162-8707
　　　　　　　　　　　　　電話　03(3260)0141
　　　　　　　　　　　　　FAX　03(3260)0180
　　　　　　　　　　　　　http://www.asakura.co.jp
〈検印省略〉

Ⓒ 2001〈無断複写・転載を禁ず〉　　　中央印刷・渡辺製本

ISBN 4-254-17595-7　C 3345　　　　　Printed in Japan

JCOPY　<(社)出版者著作権管理機構　委託出版物>
本書の無断複写は著作権法上での例外を除き禁じられています．複写される場合は，そのつど事前に，(社)出版者著作権管理機構（電話 03-3513-6969, FAX 03-3513-6979, e-mail: info@jcopy.or.jp）の許諾を得てください．

好評の事典・辞典・ハンドブック

火山の事典（第2版）	下鶴大輔ほか 編　B5判 592頁
津波の事典	首藤伸夫ほか 編　A5判 368頁
気象ハンドブック（第3版）	新田 尚ほか 編　B5判 1032頁
恐竜イラスト百科事典	小畠郁生 監訳　A4判 260頁
古生物学事典（第2版）	日本古生物学会 編　B5判 584頁
地理情報技術ハンドブック	高阪宏行 著　A5判 512頁
地理情報科学事典	地理情報システム学会 編　A5判 548頁
微生物の事典	渡邉 信ほか 編　B5判 752頁
植物の百科事典	石井龍一ほか 編　B5判 560頁
生物の事典	石原勝敏ほか 編　B5判 560頁
環境緑化の事典	日本緑化工学会 編　B5判 496頁
環境化学の事典	指宿堯嗣ほか 編　A5判 468頁
野生動物保護の事典	野生生物保護学会 編　B5判 792頁
昆虫学大事典	三橋 淳 編　B5判 1220頁
植物栄養・肥料の事典	植物栄養・肥料の事典編集委員会 編　A5判 720頁
農芸化学の事典	鈴木昭憲ほか 編　B5判 904頁
木の大百科［解説編］・［写真編］	平井信二 著　B5判 1208頁
果実の事典	杉浦 明ほか 編　A5判 636頁
きのこハンドブック	衣川堅二郎ほか 編　A5判 472頁
森林の百科	鈴木和夫ほか 編　A5判 756頁
水産大百科事典	水産総合研究センター 編　B5判 808頁

価格・概要等は小社ホームページをご覧ください．